Bartus/Holder
Diabetes bei Kindern

Die Autoren

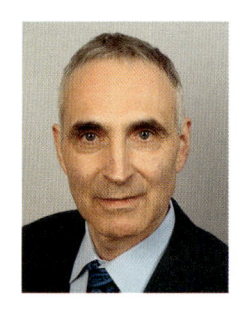

Diplom-Psychologe Béla Bartus ist Kinder- und Jugendlichen-Psychotherapeut und Fachpsychologe Diabetes. Im Olgahospital Stuttgart betreut und behandelt er Eltern und Kinder mit Diabetes und berät sie im Umgang mit der Erkrankung in ihrem Lebensalltag. Seine weiteren Arbeitsschwerpunkte sind Hypoglykämie-Trainings, Injektionsängste und psychische Probleme beim Diabetes.

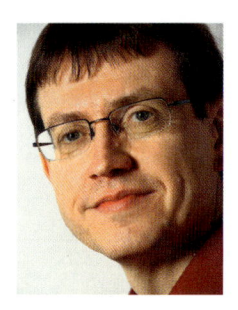

Dr. med. Martin Holder ist Leitender Oberarzt der Klinik für Allgemeine Pädiatrie, Infektiologie, Nephrologie, Endokrinologie, Diabetologie und Stoffwechselerkrankungen des Olgahospitals Stuttgart. Er ist Leiter der Schulungs- und Behandlungseinrichtung für Kinder und Jugendliche mit Typ-1 Diabetes/Pädiatrie (DDG) und Kinder-Endokrinologe, Kinder-Diabetologe sowie Kinder-Nephrologe. Er ist Weiterbildungsberechtigter für die Zusatzweiterbildung Pädiatrische Endokrinologie und -Diabetologie nach 2006. Zudem ist er derzeit Vorstandsmitglied der Arbeitsgemeinschaft für Pädiatrische Diabetologie.

Dipl.-Psych. Béla Bartus
Dr. med. Martin Holder

Diabetes bei Kindern

Mit Freude groß werden – sicher in Alltag, Schule und Freizeit

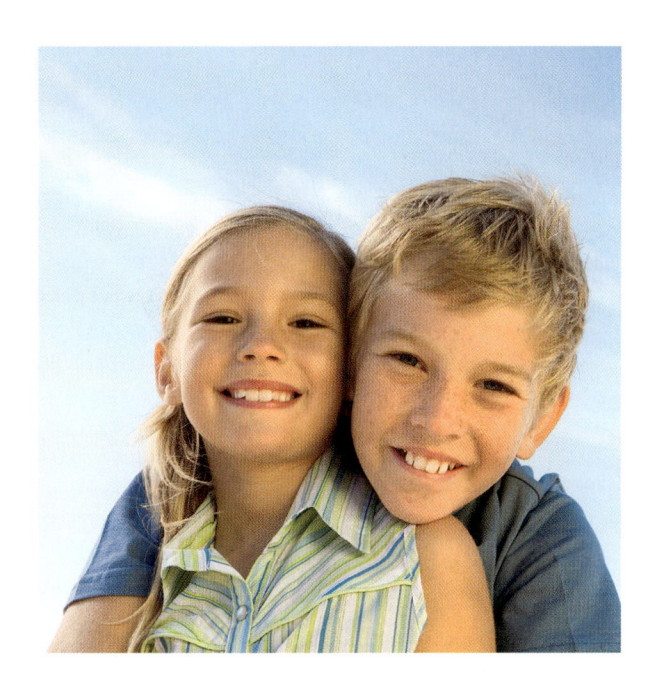

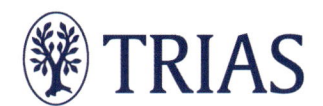

TRIAS

INHALT

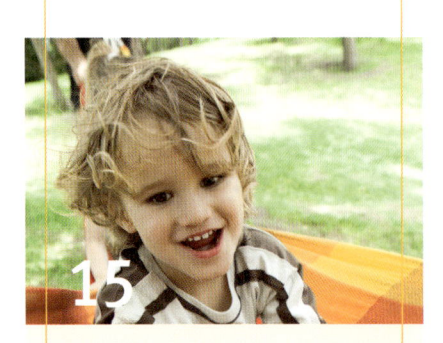

Die erste Begegnung mit Diabetes
Die Diagnose Diabetes mellitus tritt meistens unvermittelt ins Leben der betroffenen Kinder und ihren Familien.

Diabetes – was ist das?
In diesem Kapitel finden Sie Informationen über die Geschichte des Diabetes, die Rolle der Bauchspeicheldrüse sowie alles Wichtige zum Insulin.

10 **Vorwort zur zweiten Auflage**

12 **Würdigung**
Dr. Wolfgang Hecker

14 **Danksagung**

15 **Die erste Begegnung mit Diabetes**

16 **Sorgen, Ängste und viele Fragen**

18 **Der Krankenhausaufenthalt**

19 **Wieder zu Hause**

20 Alltagsleben mit Diabetes – wie ist das möglich?

21 **Wie geht es weiter?**

22 **Diabetes – was ist das?**

23 **Geschichte des Diabetes**

24 Die Rolle der Bauchspeicheldrüse (Pankreas)

26 **Wie wirkt Insulin im Körper?**

26 Insulin und seine »Gegenspieler«

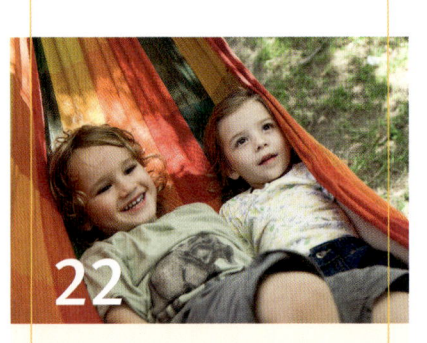

27 Woraus besteht eigentlich Insulin?

29 Muss Insulin wirklich immer gespritzt werden?

30 **Welche Formen des Diabetes gibt es?**

30 Diabetes mellitus Typ 1

31 Diabetes mellitus Typ 2

32 Weitere Formen des Diabetes (früher Diabetes mellitus Typ 3)

35 **Typische Anzeichen**

37 **Diabetes bei Kindern und Jugendlichen**

38 **Wie häufig kommt Diabetes bei Kindern eigentlich vor?**

40 Was hat Diabetes mit Vererbung zu tun?

41 Kann man den Diabetes verhindern?

42 Hat jemand Schuld am Diabetes?

43 **Die Remission – keine Erholung auf Dauer**

INHALT

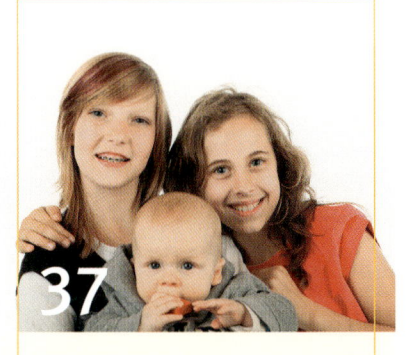

Diabetes bei Kindern und Jugendlichen
In diesem Kapitel möchten wir Ihnen grundlegende Informationen zum Thema Diabetes geben und erklären.

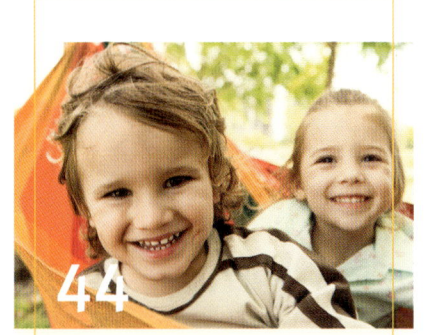

Behandlung und Therapieformen
In diesem Kapitel möchten wir Sie über den aktuellen Stand der Behandlungsmöglichkeiten informieren.

44 **Behandlung und Therapieformen**
45 **Insulinbehandlung allgemein**
45 Einteilung nach Herkunft der Insuline
46 Allgemeine Regeln zur Wirkung von Insulin
47 Einteilung nach Wirkung der Insuline
51 Konzentration der Insuline
53 Lagerung und Haltbarkeit des Insulins
53 Wie ziehe ich Insulin richtig auf?
60 Ab welchem Alter spritzen oder legen sich Kinder ihren Katheter selbst?
62 Die Angst vor der Insulinspritze
77 Insulinbedarf
79 **Die verschiedenen Therapieformen**
79 Konventionelle Insulintherapie
79 Intensivierte Insulintherapie

84 Insulinpumpentherapie
90 Praktische Tipps für die Pumpentherapie
93 Kontinuierliche Glukosemessung (CGM)
96 Orale Antidiabetika
98 Welche Behandlung für welches Kind?

100 **Ernährung bei Typ-1 Diabetes**
101 **Warum überhaupt »Diät«?**
102 Gesunde Ernährung am Beispiel der Ernährungspyramide
112 Mahlzeiten
115 Ernährung mit Gefühl und Verstand

124 **Selbstkontrolle und Kontrolle**
125 **Stoffwechseleinstellung**
125 Urintests
127 Blutzuckertests
132 Körperliche Entwicklung

INHALT

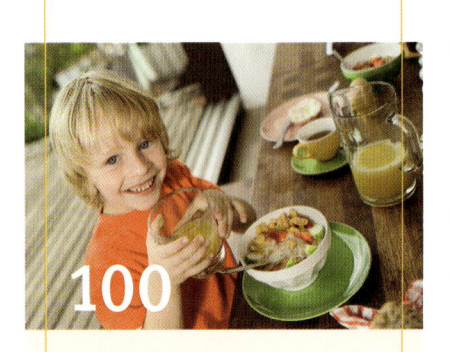

100 Ernährung bei Typ-1 Diabetes
Eine gesunde Ernährung für Kinder und Jugendliche mit Typ-1 Diabetes ist ein wichtiger Grundpfeiler der Gesamttherapie.

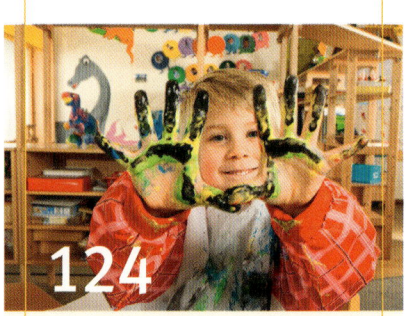

124 Selbstkontrolle und Kontrolle
Durch regelmäßige Kontrollen des Blutzuckers haben Eltern und ihre Kinder die Möglichkeit, Insulin, Essen und Bewegung den aktuellen Bedürfnissen anzupassen.

133 **Besonderheiten des Diabetes in der Pubertät**
134 **Mehr Insulin während der Pubertät**
135 Auswirkungen auf den Diabetes
138 Diabetes im Jugendalter
145 Die späte Jugendzeit (18 bis 23 Jahre)
146 Tipps für Eltern von Jugendlichen

152 **Hypoglykämie**
153 **Was bedeutet Hypoglykämie?**
153 Wie häufig kommt es zu einer Hypoglykämie?
154 Was sind die Anzeichen einer Hypoglykämie?
162 Unterzuckerungen im Vorschulalter
167 Alterstypisches Denken bei Vorschulkindern

169 **Unterzuckerungen bei Schulkindern und Jugendlichen**
169 Anzeichen richtig zuordnen
170 Schulkinder nicht überfordern
170 Besondere Situationen
171 Jugendliche und Unterzuckerungen
172 Unterzuckerungen: lästig oder bedrohlich?

173 **Die Angst vor Unterzuckerungen**
173 Der körpereigene Unterzucker-Alarm
174 Unterzuckerungsängsten offen begegnen
174 Was tun bei Unterzuckerungsängsten?
175 Hypoglykämie-Wahrnehmungs-Training
176 Wenn Anzeichen sich verändern
177 Wenn Anzeichen verschwinden

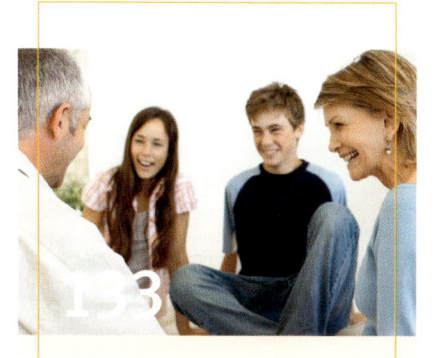

Besonderheiten des Diabetes in der Pubertät
Aus Kindern werden Leute – was passiert in der Pubertät?

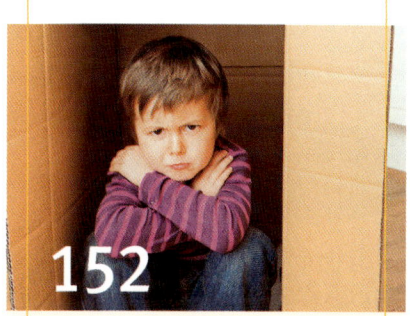

Hypoglykämie
Von einer Hypoglykämie – Unterzuckerung – sprechen wir, wenn der aktuelle Blutzucker unter 65 mg/dl liegt. Eine Unterzuckerung tritt meist plötzlich auf und wird von Kindern nicht immer zuverlässig bemerkt.

179 **Hyperglykämie**
180 Wie kann es zu einer Hyperglykämie kommen?
181 Anzeichen der Hyperglykämie

186 **Die Diabetes-Schulung**
187 Warum sind Diabetes-Schulungen so wichtig?
188 Besonderheiten bei Kleinkindern und sehr jungen Kindern
191 Die Kindergartenzeit
192 Die 1. und 2. Grundschulklasse
193 Die 3. und 4. Grundschulklasse
195 Die Weiterführende Schule
195 Die Pubertät

197 **Diabetes und seine Folgen**
198 Notwendigkeit der jährlichen Routineuntersuchungen
198 Diabetes und Schilddrüse
199 Diabetes und Zöliakie
201 Weitere Autoimmunerkrankungen
201 Folgeerkrankungen
209 Welche seelischen Belastungen können auftreten?
212 Psychosoziale Folgen

215 **Diabetes im Alltag des Kindes und der Familie**
216 Diabetes und Kindergarten
216 Worüber Erzieherinnen im Kindergarten informiert werden sollten
218 Diabetes und Schule
218 Sprechen Sie die Lehrer an
220 Essen im Unterricht?
220 Unterzuckerung in der Schule
221 Was Lehrer über Diabetes wissen sollten

Inhalt

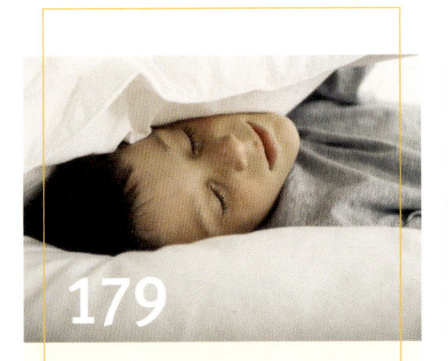

179 Hyperglykämie
Vorübergehend hohe Blutzuckerwerte ohne Stoffwechselentgleisung sind nicht gefährlich – über eine längere Zeit stellen sie aber eine ernsthafte Gefährdung dar. Was Sie bei Überzuckerung (Hyperglykämie) beachten sollten, wird in diesem Kapitel beschrieben.

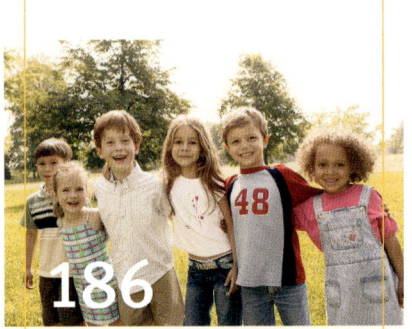

186 Die Diabetes-Schulung
Nachfolgend werden Sie einen Einblick in die Besonderheiten der Schulung von Kindern- und Jugendlichen mit Diabetes mellitus bekommen. Durch jahrelange Schulungstätigkeit und durch die Arbeit mit Familien sind diese Erfahrungen entstanden.

228 **Diabetes und Geschwisterkinder**
229 Schattenkinder?
232 Alter der Geschwisterkinder
233 Wenn Geschwister helfen
234 Geschwisterkinder sind besondere Kinder

235 **Diabetes und besondere Situationen**
236 **Diabetes und Sport**
237 Wann sollte bei Sport eine zusätzliche KHE/BE gegeben werden?
237 Sport und Pumpe
238 Sport und Diabetes: Risiken
239 Leistungssport und Diabetes
239 Skifahren und Diabetes
240 **Diabetes und Reisen**
240 Verhalten bei Flugreisen

241 Zeitverschiebung
242 **Operationen bei Kindern mit Diabetes – was ist zu beachten?**
243 Verhalten bei kleineren Operationen
244 Verhalten bei größeren Operationen
245 Mein Kind trägt eine Pumpe – was ist bei Operationen zu beachten?
246 Fazit
247 **Wenn Kinder erwachsen werden**
249 **Soziale Hilfen und Diabetes – was gibt es an Unterstützung?**
250 Schwerbehindertenausweis
251 Ohne das Merkzeichen H bleiben Jugendlichen und Erwachsenen noch folgende Vorteile

INHALT

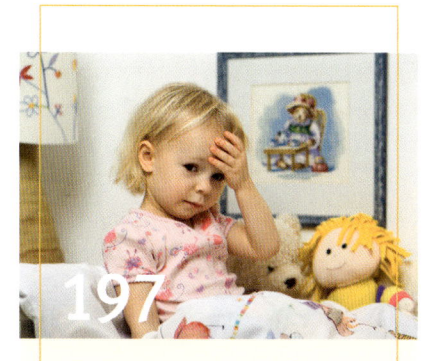

197 Diabetes und seine Folgen
Einmal im Jahr werden bei Ihrem Kind Routine-Untersuchungen durchgeführt. Weshalb sind sie notwendig? Diese Frage möchten wir auf den nächsten Seiten ausführlich beantworten.

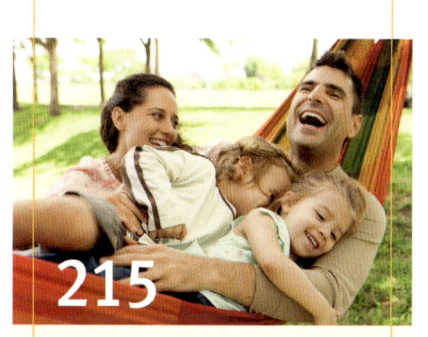

215 Diabetes im Alltag des Kindes und der Familie
In diesem Abschnitt möchten wir Ihnen Informationen und Tipps über den Umgang mit Diabetes in Kindergarten und Schule geben.

252 Rückgabe des Schwerbehindertenausweises
252 Vor- und Nachteile des Schwerbehindertenausweises
253 Pflegestufe
253 Führerschein
254 Berufswahl

SPECIAL
63 Was Sie über Angst wissen sollten
74 Fragebogen

255 Versicherungen
255 Zuzahlungen zur gesetzlichen Krankenversicherung
256 **Diabetes jetzt und in der Zukunft**

258 **Nützliches**
259 **Anhang**
262 **Glossar**
266 **Links**
268 **Literatur**
269 **Register**

VORWORT

Vorwort zur zweiten Auflage

Vieles hat sich getan und verändert in der Behandlung und Betreuung von Kindern und Jugendlichen mit Typ-1 Diabetes seit dem Erscheinen der ersten Auflage unseres Ratgebers vor zehn Jahren. Die Intensivierung der Insulintherapie ist in allen Altersgruppen weiter fortgeschritten. Schnell- und lang wirksame Insulinanaloga werden nun auch im Kindes- und Jugendalter verstärkt und erfolgreich eingesetzt. Auch die enorme Zunahme und Weiterentwicklung der Insulinpumpentherapie war vor zehn Jahren so nicht vorauszusehen. Wer hätte damals gedacht, dass heute die überwiegende Anzahl der Kleinkinder mit Typ-1 Diabetes bereits direkt nach dem Auftreten des Diabetes mit einer Insulinpumpe behandelt werden? Der technische Fortschritt hat also erfreulicherweise auch auf dem Gebiet der Kinder-Diabetologie nicht Halt gemacht. Mithilfe der kontinuierlichen Glukosemessung konnte die Diagnostik bzw. Kontrolle in bestimmten Situationen verbessert werden. Bei einer dauerhaften, regelmäßigen Anwendung dieser neuen Messmethode besteht die Möglichkeit, seine Stoffwechseleinstellung zu verbessern ohne Zunahme von Komplikationen wie zum Beispiel von Unterzuckerungen. Auch die Schulung und die psychosoziale Betreuung wurden stark ausgebaut und durch kindgerechte Materialien und psychologische Hilfen weiter verbessert.

Diese neuen Aspekte in der Behandlung und Betreuung von Kindern und Jugendlichen mit Typ-1 Diabetes werden Ihnen in ganz neu gestalteten Kapiteln ausführlich und verständlich erklärt. Sie erfahren, welche Vor- und Nachteile die jeweiligen Behandlungsformen haben und wie sie am besten anzuwenden sind. Neben ihren Fragen nach der richtigen Behandlung für Ihr Kind ist es genauso wichtig zu wissen, wie der Diabetes im Alltag Ihres Kindes zu handhaben ist. Dabei gibt es für uns, ein Kinderarzt und ein Kinderpsychologe, nur ein Ziel: Ihrem Kind ein so normales Leben wie möglich, quasi wie vor der Erkrankung, zu ermöglichen. Ihr Kind soll ein Kind wie jedes Andere sein trotz der Zuckerkrankheit. Deshalb wollen wir Sie gemeinsam über Alles informieren, was aus medizinischer und psychologischer Sicht wichtig ist zum besseren Verständnis des Diabetes ihres Kindes und zur Erleichterung des täglichen Umgangs mit der chronischen Erkrankung. Unterstützt werden wir dabei von unserem gesamten Diabetes-Team. Nur in Zusammenarbeit von Diabetes-Beraterinnen, Kinderkrankenschwestern, Diätassistenten, Sozialarbeitern und Lehrern ist eine umfassende Betreuung unserer Kinder und Jugendlichen mit Diabetes erst möglich.

Informationen über Inhalt, Sinn und Zweck von Schulungen über den Diabetes, abhängig vom jeweiligen Alter ihres Kindes, über die richtige Ernährung Ihres Kindes, über soziale Hilfen und über die Folgen des Diabetes, aus medizinischer, aber auch psychologischer Sicht wurden entweder neu oder komplett überarbeitet. Was ist zu tun bei Hypo- oder Hyperglykämien, was ist zu beachten im Kindergarten und in der Schule, bei Sport, auf Reisen oder bei Operationen? In leicht verständlicher Form werden Sie über diese Alltagsfragen informiert, aber auch über den Diabetes selbst, über dessen Häufigkeit und ob es Möglichkeiten gibt, den Diabetes zu verhindern.

Bekommt ein Kind bereits in jungen Jahren Diabetes, durchschreitet es, bis es erwachsen ist, viele verschiedene Altersphasen. Alle diese unterschiedlichen Entwicklungsstufen benötigen bezüglich des Umgangs mit dem Diabetes ihr eigenes, spezifisches Vorgehen. Denken Sie nur an die Pubertät, welche schon ohne Diabetes für die meisten Jugendlichen und deren Eltern eine »heiße« Zeit darstellt. Unser Ratgeber hilft Ihnen, über diese verschiedenen Lebensphasen besser informiert zu sein.

So hoffen wir, dass wir Ihnen mit diesem Ratgeber eine Hilfe im Umgang mit dem Diabetes ihres Kindes sein können. Wichtig für uns ist es, dass Sie sich selbst ein Urteil über die Vor- und Nachteile unterschiedlicher Behandlungen und über die jeweiligen Anforderungen an Sie und an Ihr Kind in bestimmten Situationen und Altersphasen bilden können. So werden Sie dann in der Lage sein, gemeinsam mit ihrem betreuenden Diabetes-Team Ziele und Vorgehensweisen bei der Behandlung Ihres Kindes abzustimmen.

Dipl.-Psych. Béla Bartus
Dr. med. Martin Holder

Würdigung
Dr. Wolfgang Hecker

Wir freuen uns sehr, Ihnen nach Erscheinen der ersten Auflage dieses Buches im Jahre 2002, jetzt zehn Jahre später, eine völlig neue überarbeitete Ausgabe vorlegen zu können. Allerdings wird diese Freude überschattet durch den Tod von Herrn Dr. Wolfgang Hecker, dem Initiator und Autor der ersten Auflage, im Jahre 2006.

Er wurde für uns alle völlig überraschend und unerwartet nach einer schweren und kurzen Krankheit aus seinem Leben, auch aus seinem Arbeitsleben, gerissen. Er hat die Kinder-Diabetologie am Olgahospital in den achtziger und neunziger Jahren aufgebaut und bis zu seinem Tode engagiert und unermüdlich weitergeführt. Neben einer umfassenden und sehr individuellen medizinischen Betreuung war es ihm besonders wichtig, den Eltern und Kindern mit Diabetes mit einem interdisziplinären Behandlungsteam zur Seite zu stehen. Entsprechend gab es am Olgahospital bereits Ende der achtziger Jahre ein Diabetes-Team bestehend aus Kinderarzt und Diabetologen, Diabetesberaterin, Ernährungsberaterin, Sozialarbeiter und Psychologen. Ebenso hat er die Schulung von Eltern und Kindern etabliert und vorangetrieben. Er war überzeugt davon, dass nur so der Diabetes bei Kindern und Jugendlichen mit all seiner Last und Problematik für die Familien adäquat behandelt werden kann.

Um den Eltern auch außerhalb der Klinik Hilfe an die Hand zu geben, hat er diesen Ratgeber geschrieben und war überzeugt, damit die Familien zu unterstützen. Dabei hat er als Mediziner auch die psychologischen Aspekte des Diabetes aktiv in die Behandlung integriert, was damals noch lange nicht selbstverständlich war.

Der Diabetes ist in seiner Gesamtheit eine komplexe Erkrankung, deren Behandlung vielfältiges Wissen und Können erfordert. Daher war es sein Ziel, einen Elternratgeber zu erstellen, der auf einfühlsame, verständliche und fundierte Weise den Diabetes und seine Behandlungsmöglichkeiten darstellt. Um es mit seinen Worten zu sagen, er wollte nicht nur einen Ratgeber, sondern ein »Elternfach-

WÜRDIGUNG

buch« schreiben, das auf wichtige medizinische, psychologische und soziale Fragen Antwort gibt. Das ist ihm bestens gelungen. Als psychologischer Co-Autor der ersten Ausgabe und langjähriges Mitglied im Diabetes-Team sowie als ärztlicher Mitarbeiter und oberärztlicher Kollege ist es uns eine große Freude und Ansporn, seine Arbeit und sein Werk in seinem Sinne fortzuführen.

Dipl.-Psych. Béla Bartus
Dr. med. Martin Holder

Danksagung

Dieses Buch ist aus der täglichen Behandlung und Betreuung unserer Kinder und Jugendlichen mit Diabetes heraus entstanden. Empfehlungen und Ratschläge sind das Ergebnis jahrelanger Erfahrungen. Wie schon mehrmals erwähnt, ist eine umfassende Behandlung und Betreuung von Kindern und Jugendlichen mit Diabetes nur im Team möglich. Deshalb möchten wir an erster Stelle unserem Team danken. Einzelne, spezielle Kapitel dieses Buches wurden von den folgenden Mitarbeitern neu geschrieben oder überarbeitet: Unsere Diabetes-Beraterinnen DDG Tanja Wadien und Ulrike Blank haben das Kapitel »Diabetes-Schulung« völlig neu gestaltet sowie viele Texte gegengelesen. Regina Hensler, unsere Diätassistentin, hat das Kapitel »Ernährung bei Diabetes« völlig neu überarbeitet. Neu erstellt wurde auch das Kapitel »Soziale Hilfen«, zusammen mit unserer Sozialarbeiterin, Gabriele Wuttke. Christine Jung, Lehrerin an unserer Schule für Kranke, verdanken wir die Mitgestaltung am Kapitel »Diabetes und Schule«. Zum Team gehören auch meine oberärztlichen Kollegen, Dr. Kirsten Timmermann und PD Dr. Martin Bald, für deren engagierte Mitarbeit wir uns ebenfalls bedanken möchten. Schlussendlich wurde dieses Buch nur möglich mit der Unterstützung unseres Ärztlichen Direktors der Abteilung, PD Dr. Heinz-Erich Leichter.

Das Erscheinen eines solchen Ratgebers, auch in zweiter Auflage, ist heute nicht mehr selbstverständlich. Auch in diesem Bereich hat der ökonomische Druck enorm zugenommen, unwirtschaftliche Projekte werden nicht mehr realisiert. So möchten wir uns an dieser Stelle ganz herzlich bei der Firma Lilly bedanken, ohne deren finanzielle Unterstützung die Neuauflage nicht möglich gewesen wäre. Dieses Engagement ist auch der Grund, warum unser Buch zu einem erfreulich guten Preis zu erwerben ist.

Zum Schluss möchten wir uns bei unseren Familien bedanken, für die Unterstützung und für die Zeit, die wir beim Schreiben am Buch und nicht mit Ihnen verbracht haben.

Dipl.-Psych. Béla Bartus
Dr. med. Martin Holder

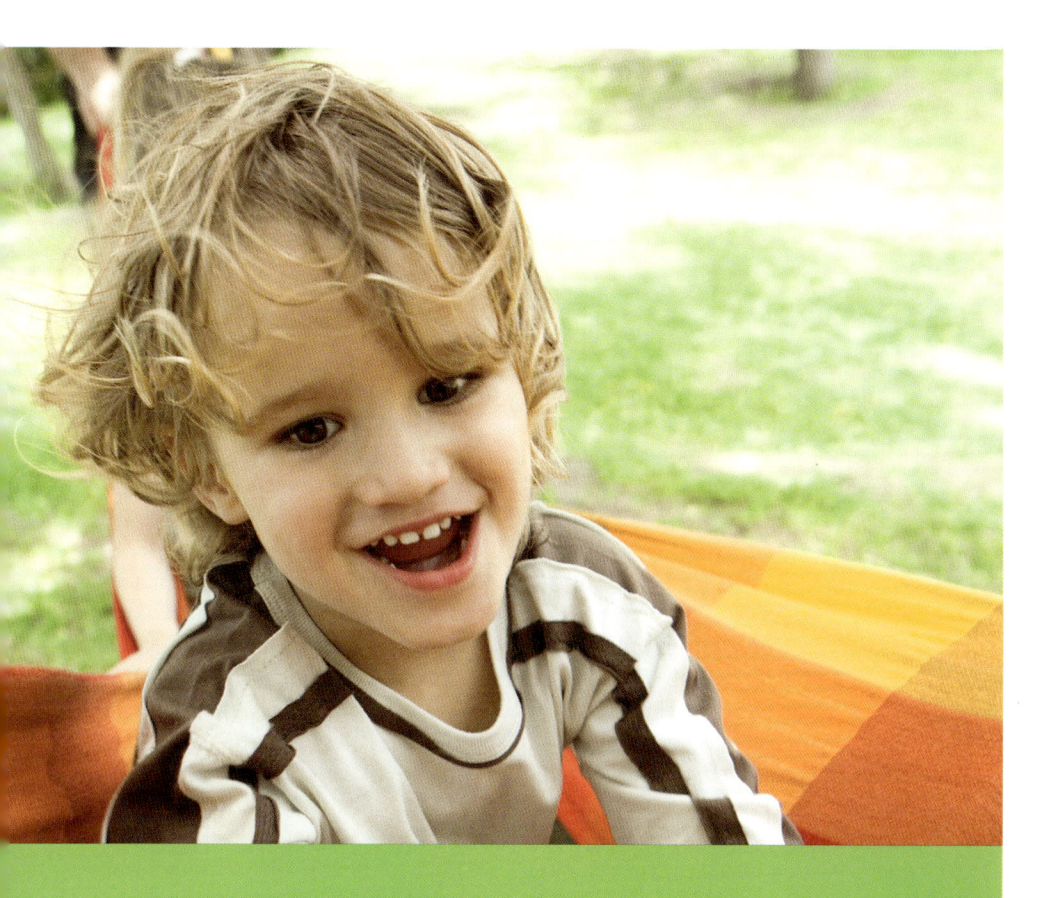

Die erste Begegnung mit Diabetes

Die Diagnose Diabetes mellitus tritt meistens unvermittelt ins Leben der betroffenen Kinder und ihren Familien.

Die erste Begegnung mit Diabetes

Sorgen, Ängste und viele Fragen

Als Lukas an Diabetes erkrankte, war er knapp acht Jahre alt. Er stellte seiner Mutter die folgenden drei Fragen: »Mama, ist das was ich habe ansteckend?« »Darf ich wieder in die Schule gehen?« »Werde ich noch Freunde haben?« Seiner Mutter kamen dabei die Tränen, denn sie selber wusste zu diesem Zeitpunkt noch überhaupt nicht, wie es weitergehen sollte. So unfassbar erschien ihr und ihrem Mann die Diagnose Diabetes. Sie haben ihr Kind liebevoll erzogen, normal und gesund ernährt und Diabetes gab es in ihrer ganzen Familie nicht. Warum also das jetzt bei Lukas? Zu den bohrenden Fragen nach den Ursachen gesellte sich auch Angst und Sorge um die Zukunft ihres Kindes. Wird er wieder gesund werden? Was kommt alles auf ihn zu? Was passiert mit uns, mit der Familie?

Jedes Kind, jede Familie erlebt die Diagnose des Diabetes ganz persönlich und muss sich der eigenen Betroffenheit stellen. Trotzdem gibt es auch zu Beginn erste Antworten, die eine Perspektive, einen Weg aufzeigen, der das Kind und die Familien aus dieser verzweifelten Situation herausführen kann.

Wir möchten Sie auf diesem Weg unterstützen und dieses Buch soll dabei helfen, Fragen die dabei auftreten zu beantworten. Der Typ-1 Diabetes ist eine chronische Erkrankung. Sie ist nicht heilbar. Aber sie gehört zu den Krankheiten, die man sehr gut behandeln kann und deren Verlauf die betroffenen Kinder und ihre Eltern direkt beeinflussen können. Das bedeutet, Sie können etwas tun. Sie können die Behandlung Ihres Kindes in die Hand nehmen und ihm ein gutes Beispiel sein, damit es lernt, seinen Diabetes selber zu versorgen, wenn es alt genug ist. Dafür ist es unumgänglich, sich mit dem Diabetes zu beschäftigen. Sie sollten wissen, wie der Typ-1 Diabetes bei Ihrem Kind entstanden ist, welche Möglichkeiten der Behandlung es gibt, wie diese Behandlung auch ganz praktisch durchgeführt wird und auf was sie dabei achten sollten. Das sind viele Aufgaben und die Eltern müssen sie bewältigen, wenn sie noch dabei sind, den Schock der Diagnose bei ihrem Kind zu begreifen. Aber Sie werden sehen, je mehr Sie über den Diabetes wissen und je besser Sie die Behandlung verstehen, umso mehr Kraft wird das Ihnen und Ihrem Kind geben mit der Situation fertig zu werden.

Genauso konnte die Mutter von Lukas schon bald nach dem sie mit den Ärzten gesprochen hat und von der Diabetesberaterin geschult wurde die Fragen ihres Sohnes beantworten: Natürlich ist der Diabetes nicht ansteckend und kein Grund zu Ausgrenzung. Und Kinder mit Diabetes nehmen die gleiche schulische Laufbahn wie ihre Altersgenossen und sie habe nicht mehr und nicht weniger Freunde als andere Kinder.

In unserem Buch finden sie einen Überblick über die neuesten Behandlungsmöglichkeiten des Diabetes sowohl aus medizinischer als auch aus psychologischer Sicht. Da der Diabetes bei Kindern immer von einem Team von Spezialisten betreut wird, haben wir auch die Erfahrungen unserer Diabetesberaterinnen, Ernährungsberaterin, Lehrerin und Sozialarbeiterin eingebracht, damit Sie ein möglichst umfassendes Bild bekommen. Die ersten Informationen und die Schulungen über den Diabetes werden Sie und Ihr Kind in der Klinik erhalten, in der Sie behandelt werden. Ihr Diabetologe bzw. Ihre Diabetologin und das jeweilige Diabetesteam sind für Sie beim Diabetes die wichtigsten Ansprechpartner. Das Buch ist als Ergänzung und Vertiefung gedacht und wir hoffen, Ihnen und Ihrem Kind damit beim Umgang mit dem Diabetes eine weitere Hilfestellung geben zu können.

Die erste Begegnung mit Diabetes

Der Krankenhausaufenthalt

Die ersten Tage im Krankenhaus nach Diagnose des Diabetes sind meist die beschwerlichsten, die eine Familie erlebt. Der gesundheitliche Zustand des Kindes kann zu diesem Zeitpunkt sehr unterschiedlich sein. Wenn der Diabetes sehr spät entdeckt wird, sind die Kinder bei Aufnahme sehr krank und schwach. Manche müssen sogar einige Tage auf der Intensivstation verbringen. Glücklicherweise ist das in den letzten Jahren sehr selten geworden, da die Kinderärzte den Diabetes immer früher diagnostizieren und auch das Wissen in der Bevölkerung zugenommen hat. In diesen ersten Tagen mit dem Diabetes haben Sie als Eltern drei große Aufgaben gleichzeitig zu bewältigen. Erstens müssen Sie mit Ihrer eigenen Betroffenheit und Ängsten fertig werden. Gleichzeitig braucht das Kind Ihre volle Unterstützung, um sich sicher zu fühlen und wieder Hoffnung und Zuversicht zu schöpfen. Drittens kommen auf Sie als Eltern eine Menge Informationen, Eindrücke und Aufgaben zu, die Sie bewältigen müssen. Sie werden sehen, dass je mehr Sie über den Diabetes und seiner Behandlung lernen, umso sicherer können Sie Ihr Kind unterstützen und seine Fragen beantworten. Im Krankenhaus werden Sie ein Diabetes-Team bestehend aus verschiedenen Berufsgruppen vorfinden, das Ihnen und Ihrem Kind von Beginn der Erkrankung an zur Seite stehen wird. Auf jeden Fall gilt für sie als Eltern und für ihr Kind: »Alle Fragen sind erlaubt!«

Wie schon kurz angesprochen, hängt es vom klinischen Zustand ihres Kindes ab, ob am Anfang eine Infusionstherapie notwendig ist oder nicht. Besteht bereits eine leichte oder sogar schwere Stoffwechselentgleisung (diabetische Ketoazidose), müssen das lebensnotwendige Insulin als auch die Flüssigkeit und die Elektrolyte zum Ausgleich der gleichzeitig bestehenden Wasser-Elektrolyt-Störungen als Infusionen über die Vene (intravenös) gegeben werden. Dabei müssen die Laborwerte engmaschig und regelmäßig kontrolliert werden. Ebenfalls wird darauf geachtet, dass sich die anfangs stark erhöhten Blutzuckerwerte langsam und nicht zu schnell normalisieren. Ist der Diabetes bei ihrem Kind früh erkannt worden und besteht bei ihrem Kind keine Stoffwechselentgleisung, kann mit der normalen Insulinbehandlung sofort begonnen werden.

Wieder zu Hause

Der körperliche Zustand Ihres Kindes wird sich recht schnell wieder bessern. Sie werden sehen, dass unter der Insulinbehandlung Ihr Kind bald an Kraft und Energie gewinnt und schnell wieder in »alter Form« erscheinen wird. Gleichzeitig wird auch die Diabetesschulung beginnen, die sowohl Sie als Eltern aber auch Ihr Kind mit der Diabetesbehandlung vertraut machen wird. Der Aufenthalt in der Klinik dient also erstens zur Erstbehandlung des Diabetes und zweitens damit Ihr Kind und Sie über die Behandlung zu Hause geschult werden. Zum Glück haben sich die Liegezeiten für Kinder mit Diabetes im Krankenhaus in den letzten Jahren verkürzt. So bleiben heutzutage Kinder und Jugendliche nach Entdeckung des Diabetes durchschnittlich 13 Tage in der Kinderklinik, während sie früher fast drei Wochen bleiben mussten. Der endgültige Entlassungstermin hängt davon ab, wie gut es Ihrem Kind wieder geht und wie zügig die Diabetes-Schulung vorangeht und *Sie* sich sicher fühlen.

Die Entlassung aus dem Krankenhaus kann unterschiedliche Gefühle auslösen. Die Kinder freuen sich auf zu Hause, auf ihr Spielzeug, das eigene Zimmer und ihre Freunde. Jedoch kann es vor allem bei kleineren Kindern vorkommen, dass sie nach der Ankunft enttäuscht sind, dass der Diabetes bzw. das Spritzen oder die Pumpe zu Hause nicht einfach verschwunden sind. Dachten sie doch, dass es sich mit dem Diabetes quasi wie im Urlaub verhält. Bei Rückkehr ist alles wie zuvor. Deshalb ist es wichtig, dass sie bereits im Krankenhaus ihr Kind auf die Rückkehr nach Hause vorbereiten. Dabei werden sie sicherlich vom Diabetes-Team ihres Krankenhauses unterstützt.

Bei Ihnen als Eltern kann manchmal jedoch noch Unsicherheit über den Umgang mit dem Diabetes zu Hause aufkommen. Eine Mutter sagte einmal am Entlassungstag zu unserer Diabetesberaterin: »Am besten ginge es mir, wenn Sie bei uns einziehen würden«. Aber das sind anfängliche Zweifel, die schnell verschwinden, wenn Sie merken, dass Sie sich durch die Schulung im Krankenhaus die notwendigen Kenntnisse und Fertigkeiten angeeignet haben, um den Alltag zu meistern. Das heißt nicht, dass alles sofort klappt, aber Sie werden Lösungen finden. Auch sind sie nicht alleine, da Sie bei Fragen oder Unsicherheiten jederzeit die Diabetes-Ambulanz Ihrer Klinik anrufen können. Der Beginn der Diabetes-Versorgung zu Hause ist ein bisschen wie das Autofahren nach der Führerscheinprüfung. Am Anfang sind wir sehr vorsichtig, überzeugen uns mehrmals, bis wir über die Kreuzungen fahren und meiden stark befahrene Strecken und verkehrsreiche Innenstädte. Außerdem halten wir uns sehr genau an die Verkehrsregeln. Mit der Zeit wagen wir uns dann auf neue Straßen und mit zunehmender Routine werden wir die Regeln etwas großzügiger auslegen und fühlen uns dadurch freier. Diese zunehmende Freiheit werden Sie und Ihr Kind auch erleben, je geübter Sie werden. Da Sie nach der Entlassung zunächst kurzfristige Termine in der Diabetes-Ambulanz haben werden, besteht oft Gelegenheit für Beratungsgespräche. Zögern Sie also nicht, immer wieder nachzufragen! Es ist besser, einmal mehr anzurufen, anstatt sich mit Unsicherheit zu quälen.

Alltagsleben mit Diabetes – wie ist das möglich?

Es gibt psychologische Untersuchungen dazu, wie Kinder und Eltern diese erste Zeit nach der Diagnose des Diabetes erleben. Es zeigt sich, dass die ersten acht bis zehn Monate nach der Erkrankung oft als eine sehr schwierige Zeitspanne empfunden werden. Die Diagnose, der Krankenhausaufenthalt und die erste Zeit zu Hause sind seelische und körperliche Belastungen, die nicht spurlos an der Familie vorbeigehen. Und die Diagnose bedeutet für viele Kinder einen erheblichen psychischen Stress. Zudem benötigen die Kinder Zeit, um sich an die Veränderungen zu gewöhnen. Deshalb ist es auch nicht verwunderlich, wenn Kinder und Jugendliche in dieser Anfangszeit öfter gereizter reagieren, schneller frustriert sind und sich manchmal auch etwas zurückziehen.

Meistens verschwinden diese »Anpassungs-Reaktionen« spätestens nach einem Jahr. Sollten Sie trotzdem das Gefühl haben, Ihr Sohn oder Ihre Tochter findet nicht so einfach in den Alltag zurück, sprechen Sie mit Ihrem Diabetes-Team darüber.

Irgendwann kommt aber ein Tag für die Familie, an dem mehr oder weniger unbemerkt der Diabetes an Bedeutung verliert. Plötzlich werden andere Ereignisse viel wichtiger als der Blutzucker oder das HbA1c. Der Diabetes »läuft« mit, aber sein Schatten wird geringer. Die Ernährung, die Insulingaben und die Blutzuckerbestimmungen werden zur Routine und spielen im Alltagtrubel der Familie immer weniger die Hauptrolle.

Wie geht es weiter?

Als Eltern wird Ihnen die Zukunft Ihres Kindes besonders am Herzen liegen. Sie möchten wissen: »Wie es mit der Schule weitergeht?« »Wie gut kann mein Kind mit den Anderen mithalten?« »Was wird später beruflich aus ihm werden?« »Ob es eine Familie haben wird?« Solche Fragen haben Eltern schon immer beschäftigt. Allerdings macht der Diabetes aus »Zukunftsfragen« oft »Zukunftssorgen«. Das ist normal und realistisch, denn das Leben mit Diabetes braucht immer ein wenig mehr Engagement, ein wenig mehr Aufmerksamkeit und ein wenig mehr Geduld. Sie können sich noch so anstrengen und mit Ihrem Arzt zusammenarbeiten, dennoch gibt es Zeiten mit »hohen Blutzuckerwerten« oder ungünstigen Ereignissen. Der Diabetes verläuft nicht immer vorhersagbar. Das Gleiche gilt auch für die Zukunft Ihres Kindes.

Allerdings sollten Sie wissen, dass nach unserer Erfahrung die Persönlichkeit und die Erziehung mehr Einfluss auf den Werdegang eines Kindes haben als der Diabetes. Wie der schulische Erfolg ausfällt, hängt mehr von der Begabung und den schulischen Umständen ab als vom Diabetes.

Auch im Umgang mit anderen Menschen spielt die eigene Persönlichkeit eine größere Rolle als der Diabetes. Bei der Berufswahl kommt es mehr auf die eigenen Fähigkeiten als auf den Diabetes an. Der Aufbau einer Partnerschaft oder einer Familie wird mehr von persönlichen Dingen beeinflusst als vom Diabetes.

Wenn Sie Ihr Kind mit genügend Selbstbewusstsein und mit einer unbefangenen Einstellung zum Diabetes erziehen, wird die Erkrankung nicht der ausschlaggebende Punkt für seine Zukunft sein.

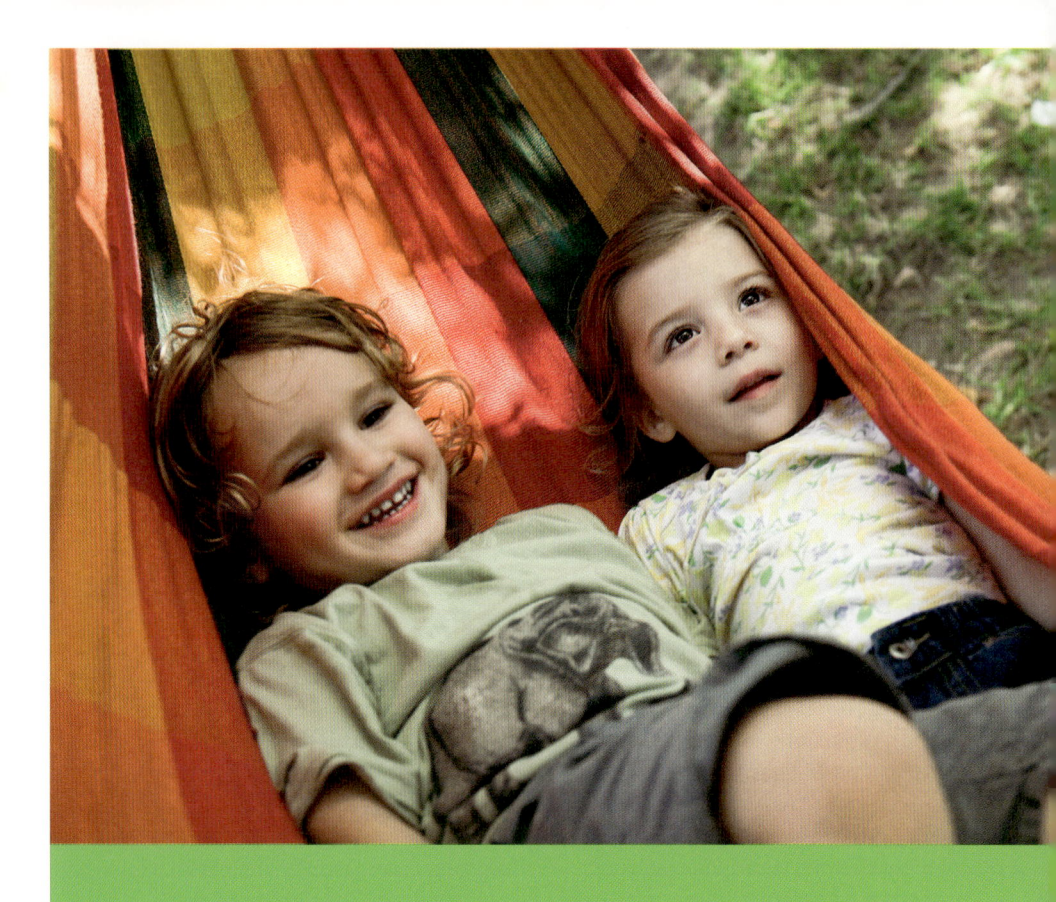

Diabetes – was ist das?

In diesem Kapitel finden Sie Informationen über die Geschichte des Diabetes, die Rolle der Bauchspeicheldrüse sowie alles Wichtige zum Insulin.

Geschichte des Diabetes

Diabetes ist keine Erkrankung unserer heutigen Zeit. Diabetes begleitet die Menschheit schon seit mehr als 3 500 Jahren.

Ein Rezept zur Behandlung dieser Erkrankung findet sich schon auf einem Papyrus aus der Zeit vor etwa 1500 vor Christi Geburt. Ein deutscher Forscher entdeckte dieses interessante Schriftstück im letzten Jahrhundert in Ägypten. Die erste ausführliche Beschreibung der Stoffwechselstörung stammt aus dem zweiten nachchristlichen Jahrhundert. Der griechische Arzt Aretaios – gebürtig aus Kappadozien in Kleinasien – verfasste in Rom eine Schrift über die Erkrankung. Der Begriff »Diabetes« leitet sich von einem griechischen Wort ab, das Hindurchfließen bedeutet. Das Wort »mellitus« kommt aus dem Lateinischen und heißt honigsüß.

Der Begriff »honigsüß« wurde allerdings erst 1796 hinzugefügt, als es üblich war, zur Krankheitsdiagnose nicht nur den Geruch, sondern auch den Geschmack des Urins zu beurteilen. Es dauerte dann noch bis in die zweite Hälfte des 19. Jahrhunderts hinein, bis klar wurde, dass in der Bauchspeicheldrüse bestimmte Zellen vorhanden sind, die das lebensnotwendige Hormon Insulin produzieren. Erst im Jahr 1922 konnte das aus solchen Zellen gewonnene Insulin zur Behandlung des Diabetes eingesetzt werden.

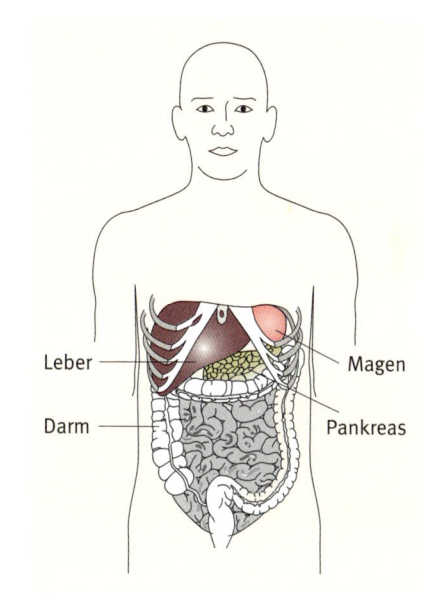

▶ Lage des Pankreas im Bauchraum

Diabetes – was ist das?

Die Rolle der Bauchspeicheldrüse (Pankreas)

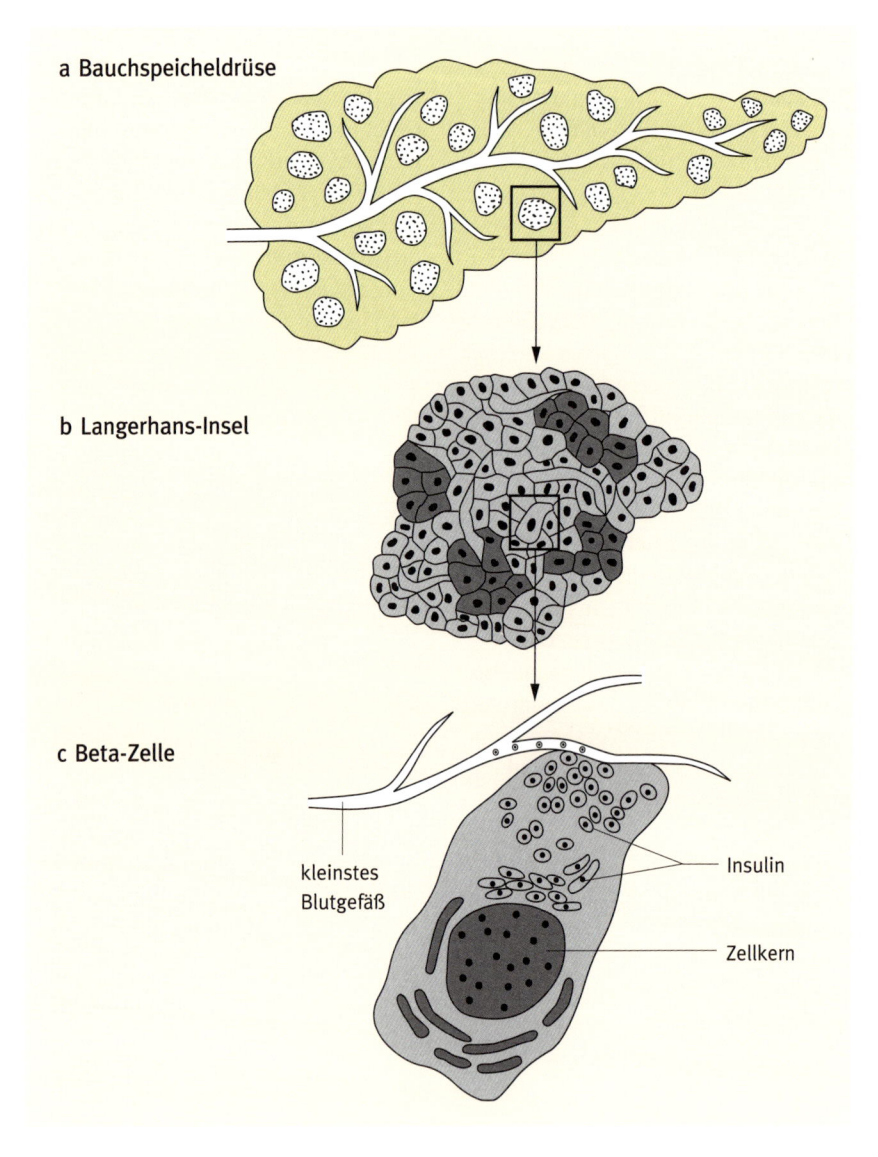

a Bauchspeicheldrüse

b Langerhans-Insel

c Beta-Zelle

kleinstes Blutgefäß

Insulin

Zellkern

▲ Pankreas, Langerhans-Insel, Beta-Zelle

In der Bauchspeicheldrüse, die auch Pankreas genannt wird, wird das zur Blutzuckerregulation notwendige Hormon Insulin gebildet. Das Organ liegt tief im Bauch quer hinter dem Magen zur linken Bauchseite hin reichend, oberhalb des Darms.

Die Pankreas ist beim Erwachsenen etwa 75 bis 150 g schwer. Die Hauptaufgabe der Bauchspeicheldrüse besteht, wie der Name schon sagt, darin, den Bauchspeichel zur Verdauung der Nahrung zu produzieren. Der Bauchspeichel fließt durch einen Hauptausführungsgang der Drüse in den Darm ab. Etwa 98 Prozent des Organs sind dieser Aufgabe gewidmet.

Innerhalb der Bauchspeicheldrüse befinden sich aber außerdem noch etwa ein bis zwei Millionen Zellgruppen – die Inselzellen, die keine Verdauungssäfte in den Darm abgeben, sondern unterschiedliche Botenstoffe ins Blut freisetzen. Diese Botenstoffe nennt man Hormone.

In den Alpha-Zellen wird das blutzuckersteigernde Hormon Glucagon produziert, in den Beta-Zellen wird das Insulin hergestellt, das den Blutzucker senkt.

Wie wirkt Insulin im Körper?

Insulin ist das einzige Hormon unseres Körpers, das den Blutzucker senken kann. Die Hauptwirkung des Insulins besteht unter anderem in seiner Schlüsselfunktion im Transport von Zucker (Glukose) aus dem Blut und aus der Gewebsflüssigkeit in das Zellinnere. Zucker ist unser wichtigster Energieträger und kann so mithilfe des Insulins in unsere Körperzellen eingeschleust werden. Vor allem die Leber- und Muskelzellen können in kurzer Zeit große Mengen von Zucker aufnehmen und ihn anschließend entweder in Form von Glykogen speichern oder in Energie umwandeln. Wenn zu wenig oder überhaupt kein Insulin mehr gebildet wird, kann kein Zucker mehr in unsere Körperzellen geschleust werden, sodass die Konzentration des Zuckers im Blut steigt.

Es entsteht dann der Zustand, den man im Volksmund »Zuckerkrankheit« nennt.

Der Ausfall des Insulins wirkt sich nicht nur auf den Zuckerstoffwechsel aus. Insulin hat noch andere wichtige Aufgaben, die beim Insulinmangel gestört sind bzw. nicht stattfinden. Insulin braucht der menschliche Körper nämlich auch zur Verwertung anderer Nahrungsbestandteile. Es fördert den Aufbau von Eiweiß und Zuckerreserven sowie den Aufbau von Muskeln und Fettdepots. Für das Längenwachstum ist Insulin deshalb unerlässlich. Ein ausreichender Insulinspiegel im Blut verhindert, dass unser Körper seine Energie aus dem Abbau der eigenen Fett- und Eiweißmasse bezieht. Genau das aber passiert bei Insulinmangel.

Insulin und seine »Gegenspieler«

Wie schon erwähnt, ist Insulin leider das einzige Hormon im Körper, das den Blutzucker senken kann, sein Ausfall führt also unweigerlich zum Blutzuckeranstieg. Seine Funktion kann nicht von anderen Hormonen übernommen werden. Im Gegenteil, das Insulin hat vier »Gegenspieler«: Das Wachstumshormon, das Cortisol, das Adrenalin und das Glucagon. Das Wachstumshormon fördert die Zellteilung und das Knochenwachstum, Cortisol wird vor allem bei Stress ausgeschüttet und dient der Energiebereitstellung für den Körper in Belastungssituationen und führt zu einer besseren Durchblutung der Arbeitsmuskulatur. Adrenalin kennen Sie von Ihrer eigenen Stressreaktion vom Zittern, den wackeligen Knien und dem Schweißausbruch. Glucagon ist das wichtigste Hormon, um den Blutzuckerspiegel anzuheben. Es wird ja wie Insulin auch in den Langerhans-Inselzellen der Bauchspeicheldrüse hergestellt. Die Hauptwirkung von Glucagon beruht auf dem Stärkeabbau und der Zuckerneubildung. Über Rezeptoren kann Glucagon direkt in die Leberzellen gelangen und mittels eines Enzyms die Insulinwirkung aufheben. Stärke (Glykogen) wird dann in einzelne Zuckerbestandteile aufgespalten. Zucker wird neu über den Zuckerstoffwechsel gebildet und ins Blut abgegeben. Nur die Leber kann genügend Zucker neu bilden und freisetzen.

Bei Kindern und Jugendlichen mit Diabetes mellitus kann deshalb Glucagon als Medikament gespritzt werden, wenn eine schwere Unterzuckerung (Hypoglykämie) auftritt, die mit Traubenzucker oder schnell resorbierbaren Nahrungsmitteln nicht mehr beherrschbar ist. Diese Spritze heißt auch Glucagon-Notfallspritze und wird allen Eltern und Patienten bei der Erstschulung nach dem Auftreten ihrer Erkrankung gezeigt. Ausführliche Informationen über die Notfallspritze finden sie auch im Kapitel »Hypoglykämie«.

Die gegen das Insulin gerichtete Wirkung wird auch mit dem lateinischen Begriff »kontrainsulinär« bezeichnet. Normalerweise befinden sich das Insulin und seine vier Gegenspieler im Gleichgewicht.

Woraus besteht eigentlich Insulin?

Das Hormon Insulin wird selbstständig im Körper produziert und automatisch je nach Blutzuckerhöhe in die Blutbahn abgegeben. Normalerweise muss es also nicht von außen zugeführt werden. Es ist aus 51 Aminosäuren, den Eiweißbausteinen, aufgebaut, die sich auf zwei miteinander verbundene Ketten verteilen.

Der Körper produziert zunächst eine Vorstufe des Insulins, das sogenannte Proinsulin. Das ist eine bandförmig aufgerollte Kette aus 84 Aminosäuren. Aus dieser wird ein Mittelstück – das C-Peptid (connecting peptide) – abgespalten und so entsteht das Insulin. Die biologische Wirkung dieses C-Peptids ist noch nicht eindeutig klar, es scheint einen gefäßschützenden Charakter zu haben. Es wird über das Blut im Urin ausgeschieden. In diesen beiden Körperflüssigkeiten kann man das C-Peptid auch messen.

Wenn Sie wissen wollen, wie viel eigenes Insulin Ihr Kind noch produziert, obwohl es schon mit Insulin behandelt wird, hilft eine Messung des Insulinspiegels nicht weiter. Es ist unmöglich, eigenes und gespritztes Insulin zu unterscheiden. Das C-Peptid aber befindet sich nicht in der Insulinflasche. Es kann also nur aus dem Körper Ihres Kindes stammen. Zur Bestimmung der Restaktivität der Beta-Zellen wird das C-Peptid gemessen.

Diabetes – was ist das?

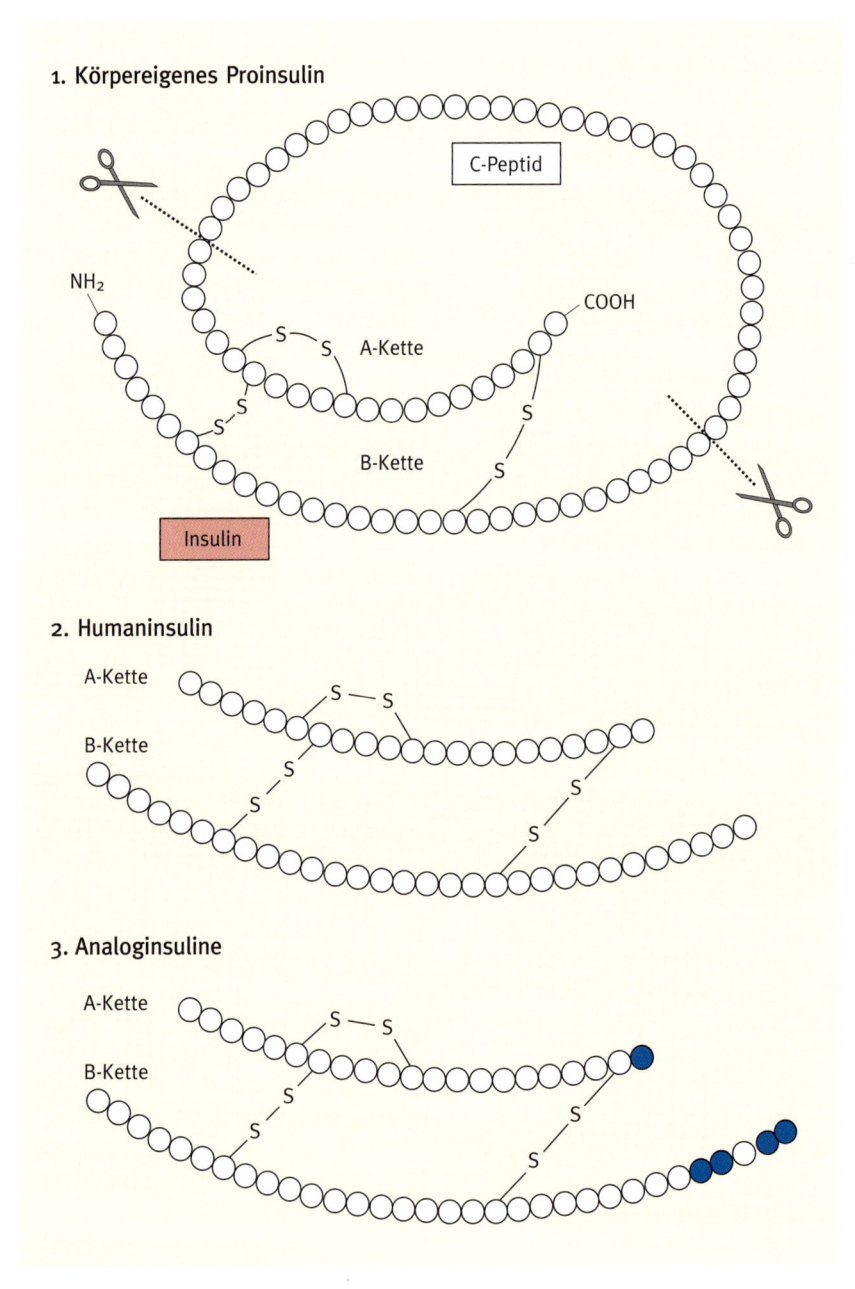

1. Körpereigenes Proinsulin

NH₂
C-Peptid
COOH
A-Kette
B-Kette
Insulin

2. Humaninsulin

A-Kette
B-Kette

3. Analoginsuline

A-Kette
B-Kette

▲ Darstellung des körpereigenen Proinsulins und Insulins sowie der Analoginsuline mit entsprechenden Veränderungen am Insulinmolekül.

Muss Insulin wirklich immer gespritzt werden?

Insulin muss auch heute noch grundsätzlich gespritzt werden. Als Medikament geschluckt würde es – wie jedes andere Eiweiß auch – vom Magensaft in kleine Einzelbestandteile zerlegt und verdaut werden. Das Insulin in Form von Kapseln, deren Inhalt sich erst im Dünndarm löst, an der Magensäure »vorbeizuschmuggeln«, bringt leider auch nicht den gewünschten Erfolg. Hier würde es wie jedes andere Eiweiß auch vom Bauchspeichel verdaut. Versuche, Insulin in Zäpfchenform, als Nasenspray oder über ein Hautpflaster in den Körper zu bringen, sind bislang an der fehlenden Steuerbarkeit gescheitert. Intensiv wird an einem Insulin zum Inhalieren gearbeitet. Es gab bereits schon ein Produkt auf dem Markt, das aber wegen Nebenwirkungen wieder eingezogen werden musste. Bislang gibt es also keine andere Möglichkeit, das Insulin in den Körper zu bringen als durch Injektion mithilfe von Spritzen, Pens oder Pumpen.

Welche Formen des Diabetes gibt es?

Diabetes mellitus Typ 1

Bei Kindern und Jugendlichen liegt in ca. 95 Prozent der Fälle ein insulinpflichtiger Diabetes mellitus vor. Bei dieser Form wird Insulin nicht mehr im ausreichenden Maße produziert, es besteht ein absoluter Insulinmangel. Im englischen Sprachraum heißt deshalb diese Form der Erkrankung »insulinpflichtiger Diabetes« (insulin dependent diabetes mellitus = IDDM).

In Deutschland und auch in anderen Ländern wird die Bezeichnung »Diabetes mellitus Typ 1« verwendet. Diabetes mellitus Typ 1 ist eine Autoimmunerkrankung, deren Ursache trotz intensiver Forschungen bis heute noch nicht geklärt ist. Es kommt zu einer langsam voranschreitenden Zerstörung der insulinproduzierenden Zellen in den Langerhansschen Inseln der Bauchspeicheldrüse. Der Typ-1 Diabetes hat nichts mit der Lebensführung oder dem Gewicht des Betroffenen zu tun. Kinder und Jugendliche mit Typ 1-

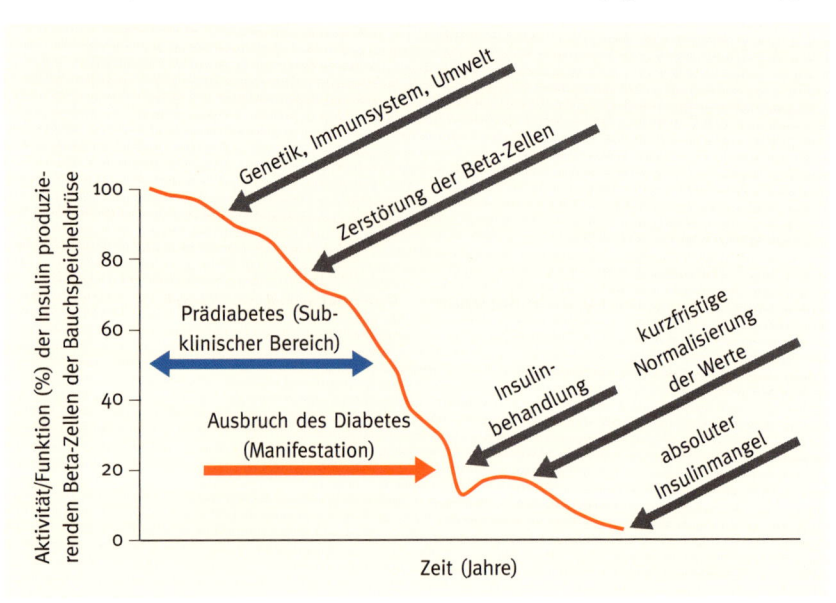

▼ **Zeitliche Entwicklung des Diabetes mellitus Typ 1 bis zum Ausbruch der Erkrankung.**

Diabetes und Sie als Eltern können nichts für diese Erkrankung, Sie trifft keine Schuld!

So finden sich bei den Kindern mit neu entdecktem Diabetes mellitus Typ 1 in den meisten Fällen sogenannte Auto-Antikörper, das heißt Antikörper, die gegen den eigenen Organismus gerichtet sind. Nachweisen kann man Auto-Antikörper gegen Inselzellen, gegen verschiedene Zellbestandteile der Beta-Zellen als auch gegen das Insulin selbst. Zusätzlich spielen bei der Entstehung eines Typ-1 Diabetes noch genetische und Umweltfaktoren eine Rolle. Oft tritt kurz vor Ausbruch der Erkrankung eine Infektion auf, häufig eine Virusinfektion mit Enteroviren, die möglicherweise als Trigger fungiert.

GAD- und IA-2-Auto-Antikörper richten sich gegen Zellbestandteile der Beta-Zellen, relativ neu ist die Möglichkeit Antikörper gegen einen Zinktransporter zu bestimmen. Leider macht sich die Selbstzerstörung an den Inselzellen erst dann bemerkbar, wenn bereits 80 bis 90 Prozent vernichtet sind. Bis dahin versucht der Körper selbst, gegen die Krankheit anzukämpfen. Intensiv wurde darüber geforscht, ob man nicht wenigstens

> **WICHTIG**
>
> **Diabetesspezifische Auto-Antikörper**
>
> In ungefähr 90 bis 95 Prozent können bei Manifestation Diabetes-typische Auto-Antikörper nachgewiesen werden:
> - Inselzellantikörper (ICA)
> - Insulin-Auto-Antikörper (IAA)
> - Auto-Antikörper gegen Glutamat-Decarboxylase der Beta-Zelle (GADA)
> - Auto-Antikörper gegen Tyrosinphosphatase der Beta-Zelle (IA-2)
> - Auto-Antikörper gegen den Zinktransporter ZnT8 in der Beta-Zelle

diesen Zerstörungsprozess rechtzeitig aufhalten kann. Leider sind alle bisherigen Studien zu keinem signifikanten Ergebnis gekommen. Heutzutage geht man davon aus, dass der autoimmunologische Prozess dauerhaft stattfindet. Einige Studien beschäftigen sich aktuell damit, wie durch immunmodulatorische Substanzen entweder die Manifestation des Typ-1 Diabetes verhindert oder nach Auftreten die Remissionsphase deutlich verlängert werden kann.

Diabetes mellitus Typ 2

Bei dieser Form der Zuckerkrankheit produziert der Körper zu Beginn noch genügend Insulin. Anders als beim Typ-1 Diabetes besteht kein Insulinmangel. Im Verlauf der Erkrankung reagieren die Körperzellen jedoch nicht mehr auf das Insulin, es kann deshalb kein Zucker in die Körperzellen geschleust werden (sogenannte Insulinresistenz). Der Zuckergehalt im Blut steigt deshalb ebenso an wie bei Typ-1 Diabetes und führt schließlich zu den gleichen Symptomen.

In 80 bis 90 Prozent handelt es sich bei den Menschen mit Typ-2 Diabetes um Personen mit Übergewicht. Ein ungesunder Lebensstil mit Fehl- bzw. Überernährung und Bewegungsmangel kann also der Auslöser sein. Deshalb besteht die Behandlung dieser Diabetes-Form zunächst darin, durch eine gesunde, gewichtsreduzierende Ernährung und mehr Bewegung die Blutzuckerwerte zu normalisieren. Reichen diese Maßnahmen nicht aus, können zunächst Medikamente eingesetzt werden, die auch »orale Antidiabetika« genannt werden (s. auch Therapieformen). Der lateinische Ausdruck »oral« bedeutet dabei, dass die Medikamente über den Mund eingenommen werden.

Weltweit hat das Risiko, an einem Diabetes mellitus Typ 2 zu erkranken bei übergewichtigen Kindern und Jugendlichen zugenommen. Daten einer großen nationalen Studie zur Gesundheit von Kindern und Jugendlichen in Deutschland, die sogenannte KIGGS-Studie, haben gezeigt, dass 15 Prozent, das heißt jedes 6. bis 7. Kind bzw. Jugendlicher in Deutschland übergewichtig ist. Zusätzlich spielen für das Auftreten eines Typ-2 Diabetes noch genetische Faktoren eine Rolle. Ein Typ-2 Diabetes tritt sehr viel häufiger bei Mitgliedern bestimmter ethnischer Gruppen auf, zum Beispiel. bei Jugendlichen indianischer, afrikanischer, asiatischer und hispanischer Herkunft in den USA, aber auch in Japan.

Neben dem Übergewicht, genetischen und ethnischen Faktoren sind Mädchen mehr gefährdet einen Typ-2 Diabetes zu entwickeln als Jungen. Kinder, die zu klein oder zu leicht für ihr Geburtsgewicht auf die Welt kommen und Kinder von Müttern mit einem Diabetes während der Schwangerschaft (Gestationsdiabetes) sind ebenfalls mehr gefährdet.

Weitere Formen des Diabetes (früher Diabetes mellitus Typ 3)

Neben dem Diabetes mellitus Typ 1 und 2 gibt es bei Jugendlichen und jungen Erwachsenen noch andere, sehr seltene Erkrankungen, die mit einer gestörten Zuckertoleranz oder Diabetes assoziiert sind.

Andere Erkrankungen der Bauchspeicheldrüse

Mittelmeerblutarmut (Thalassämie). Sie beruht auf einer Störung in der Produktion des roten Blutfarbstoffes. Folge ist eine zum Teil massive Blutarmut, die durch wiederholte Bluttransfusionen behandelt werden muss. Das hierbei gehäuft anfallende Eisen lagert sich bevorzugt in inneren Organen ab, so auch im Pankreas und kann im Laufe der Jahre zum Funktionsverlust führen.

Mukoviszidose (CF = Cystische Fibrose). Sie ist eine Stoffwechselstörung mit einer gestörten Schweißproduktion, die neben Verdauungsstörungen zu einer schweren Lungenerkrankung führt. Bei mehr als 30 Prozent aller Patienten mit Mukoviszidose im Alter von 15 Jahren entwickelt sich aufgrund von Umbauprozessen in der Bauchspeicheldrüse eine Zuckerstoffwechselstörung. Manchmal findet sich auch gleichzeitig ein Verlust der Alpha-Zellen, in denen Glucagon – einer der erwähnten Gegenspieler des Insulins – produziert wird. Diese Umbauprozesse gehen langsam vonstatten, sodass der Diabetes oft erst nach der Pubertät auftritt. In den letzten Jahren hat man erkannt, dass beim Auftreten eines Diabetes bei Mukoviszidose frühzeitig mit Insulin behandelt werden sollte.

Genetische Defekte der Betazellfunktion. Moderne molekulargenetische Methoden haben gezeigt, dass nicht durch Auto-Antikörper verursachte, sondern molekulargenetisch bedingte Formen des Diabetes bei Kindern und Jugendlichen häufiger sind als früher angenommen.

Besondere Bedeutung kommt dem Maturity-Onset Diabetes of the Young, dem MODY-Diabetes, zu. Dabei handelt es sich um angeborene, genetisch bedingte Störungen der Funktion der Beta-Zellen in der Bauchspeicheldrüse. Je nach Veränderung, kommt es zu einer verminderten Bildung und Ausscheidung von Insulin. Die Insulinwirkung ist dabei nur wenig oder überhaupt nicht gestört. Durch die verminderte Insulinausschüttung kommt es vor allem nach dem Essen zu höheren Blutzuckerwerten (Hyperglykämien). Im Prinzip funktioniert bei diesen Defekten der »Zuckersensor« nicht normal und je nach zugrundeliegender Störung kommt es zu unterschiedlich ausgeprägter Hyperglykämie. Die häufigsten MODY-Formen sind der Typ 2 und Typ 3. Beim MODY 2 besteht meist nur eine milde Hyperglykämie, die sich im Verlauf nicht verschlechtert. Oft ist keine Behandlung erforderlich. Beim MODY 3, aber auch bei den anderen, selteneren Formen kommt es relativ rasch zu stärkeren Hyperglykämien sowie zur klinischen Verschlechterung. In diesen Fällen muss relativ früh zunächst medikamentös, später mit Insulin therapiert werden.

Aktuell sind zwölf verschiedene MODY-Formen bekannt. Jedoch werden in Zukunft sicherlich noch weitere Defekte nachgewiesen. Auf jeden Fall sollte man an eine solche Erkrankung denken, wenn im Kindes- und Jugendalter, sowie im jungen Erwachsenenalter hohe Blutzuckerwerte, vor allem nach dem Essen ohne die typischen klinischen Hinweise für einen Diabetes und ohne Bildung von

Ketonkörper (Ketoazidose), auftreten. Kein Nachweis Diabetes-spezifischer Auto-Antikörper, ungewöhnlich geringer Insulinbedarf auch nach längerer Diabetes-Dauer, eine lang anhaltende Remissionsphase oder wenn mehrere Familienmitglieder betroffen sind, können weitere Hinweise auf eine MODY-Erkrankung sein.

Diabetes bedingt durch Medikamente oder Chemikalien

Dies ist erfreulicherweise im Kindes- und Jugendalter eine absolute Rarität. Im Rahmen von Behandlungen mit hochdosierten Glukokortikoiden (Kortison) über eine längere Zeit, zum Beispiel bei Tumorpatienten, sehen wir gelegentlich anhaltend hohe Blutzuckerwerte, die mit Insulin behandelt werden müssen. Diese diabetische Stoffwechsellage ist nur vorübergehend. Die Blutzuckerwerte normalisieren sich langsam nach Ausschleichen des Medikamentes und die Insulininjektionen können beendet werden.

Andere genetische Erkrankungen, die gelegentlich mit Diabetes einhergehen

Kinder mit Down-Syndrom, der Trisomie 21, haben ein etwas höheres Risiko an Diabetes zu erkranken. Ebenfalls besteht bei Kindern mit anderen genetischen Erkrankungen wie dem Turner-Syndrom, Klinefelter-Syndrom, Bardet-Biedl-Syndrom oder dem Prader-Willi-Syndrom, um einige der häufigeren zu nennen, ein erhöhtes Risiko.

Das **Wolfram-Syndrom** ist ein sehr seltenes, familiär auftretendes Krankheitsbild. Die betroffenen Kinder haben neben einem Diabetes mellitus einen Diabetes insipidus, eine durch einen bestimmten Hormonmangel entstandene Krankheit, bei welcher der Körper große Mengen an Flüssigkeit verliert. Außerdem bekommen die Kinder erhebliche Schwierigkeiten mit dem Sehen durch Veränderungen am Sehnerv. Deshalb wurde das Krankheitsbild in früheren Jahren auch DIDMOAD-Syndrom genannt, wobei die Buchstaben für die einzelnen Symptome stehen. Das für diese komplexe Störung verantwortliche Gen wurde vor einigen Jahren entdeckt.

Regelmäßige Kontrolluntersuchungen und die Durchführung eines sogenannten oralen Glukosetoleranztest im jährlichen Abstand werden bei diesen seltenen Erkrankungen empfohlen, um rechtzeitig einen Diabetes zu erkennen und behandeln zu können.

Typische Anzeichen

Wie bereits beschrieben, braucht Ihr Kind Insulin, um den aus der Nahrung aufgenommenen Zucker aus dem Blut zur Energiegewinnung in die Zellen zu transportieren. Fehlt das Insulin, steigt die Blutzuckerkonzentration an. Wenn ein Wert von etwa 160 bis 180 mg% überschritten wird, versucht der Körper, den überschüssigen Zucker über die Nieren »loszuwerden«. Diesen Blutzuckerbereich nennt man deshalb auch »Nierenschwelle«.

Eines der ersten Symptome ist deshalb häufig der **erhöhte Flüssigkeitsverlust**. Zur Ausscheidung wird der Zucker im Urin gelöst und da wegen des Insulinmangels viel Zucker anfällt, produziert Ihr Kind täglich mehrere Liter Urin, deutlich mehr als sonst. Das ständige »Laufen auf die Toilette« – die Mediziner sprechen von **Polyurie** – hat Sie vielleicht schon an eine Harnwegsinfektion denken lassen. Auch nachts müssen die Kinder »raus«. Das Fremdwort dafür lautet Nykturie. Mitunter können sie aber gar nicht mehr die großen Harnmengen halten und es kommt zum nächtlichen Einnässen, der Enuresis nocturna. Dies kann selbst bei älteren Kindern, die schon seit Jahren nachts »trocken« sind, passieren. Um die Flüssigkeitsverluste auszugleichen, trinken die Kinder ungewöhnlich viel. Selbst nachts stellen sie sich eine Sprudelflasche ans Bett. Der Fachausdruck dafür heißt **Polydipsie**. Vermehrt anfallende Ketonkörper führen zur Übersäuerung des Blutes. Infolge des Insulinmangels kommt es zu einem vermehrten Fettabbau, der Körper geht an seine Reserven. Die im Fettabbau anfallenden Stoffwechselprodukte sind die Ketonkörper. Ketonkörper lassen sich mit entsprechenden Teststreifen im Urin nachweisen, da sie ebenfalls zum Teil über die Niere ausgeschieden werden. Ebenso wie beim Zucker gelingt diese Ausscheidung aber auch nur bis zu einem gewissen Grade. Sie steigen deshalb im Blut an.

Ketonkörper, von denen Aceton der bekannteste ist, gehören zu den organischen Säuren. Durch ihre Anhäufung im Blut kommt es deshalb allmählich zu einer Übersäuerung des Blutes. Diese Situation bezeichnet man als **ketoazidotische Stoffwechsellage**. Sie können das Aceton in der Ausatemluft wahrnehmen – es riecht süßlich-faul wie ganz gewöhnlicher Nagellackentferner. Durch eine vertiefte Atmung versucht der Körper der Übersäuerung entgegenzusteuern. Vor allem bei jungen Kindern denken Sie vielleicht in einer solchen Situation am ehesten an eine Lungenerkrankung, denn an Diabetes wird oft erst zu spät gedacht. Hausmittel helfen jedoch in dieser Situation nicht. Solange kein Insulin zugeführt wird, steigen der Zucker und die Ketonkörper unaufhaltsam

Diabetes – was ist das?

weiter an. Bei vielen Kindern kommt es zu einem regelrechten Heißhunger. Die Kinder versuchen unbewusst, durch vermehrtes Essen die Kalorienverluste durch den Insulinmangel auszugleichen. Ärzte bezeichnen dieses Symptom als Polyphagie. Die Zuckerausscheidung nimmt dadurch jedoch nur weiter zu, es ist wie eine Spirale ohne Ende. Ein letztes und gefürchtetes Symptom ist das Koma. Bis zum Eintritt dieser gefürchteten Komplikation vergeht jedoch eine ganze Zeit. Zunächst klagen die Kinder über Kopfschmerzen, werden ganz matt, müde und schläfrig. Wird jetzt nicht schnellstens gehandelt, führen die zunehmende Übersäuerung des Blutes und der durch noch so viel Trinken nicht mehr aufzufangende Wasserverlust schließlich zum Stadium des diabetischen Komas. Wenn bis dahin der Diabetes nicht erkannt und eine entsprechende Behandlung eingeleitet wurde, hilft jetzt nur noch schleunigst die Einweisung in die Klinik, wo das Koma auf der Intensivstation behandelt werden muss. Die wichtigsten Anzeichen für einen Diabetes mellitus Typ 1 sind also vermehrtes Trinken, vermehrte Urinausscheidung und Gewichtsverlust. Wird bei diesen Symptomen dann noch ein Blutzucker von größer als 200 mg% gemessen, ist die Diagnose Diabetes eigentlich sicher.

Als Eltern denkt man beim Auftreten solcher klinischer Veränderungen zunächst an das Häufigste: eine Infektion der Harnwege, im Sommer zu heißes Wetter, eine Bronchitis oder eventuell beginnendes Asthma, vielleicht psychische Probleme, zum Beispiel Schulstress etc. Deshalb ist es wichtig, diese typischen Anzeichen für einen Diabetes zu kennen und rechtzeitig die entsprechenden Untersuchungen durchzuführen. Da immer mehr auch sehr junge Kinder einen Typ-1 Diabetes bekommen, ist die Kenntnis darüber für eine frühe Diagnosestellung enorm hilfreich.

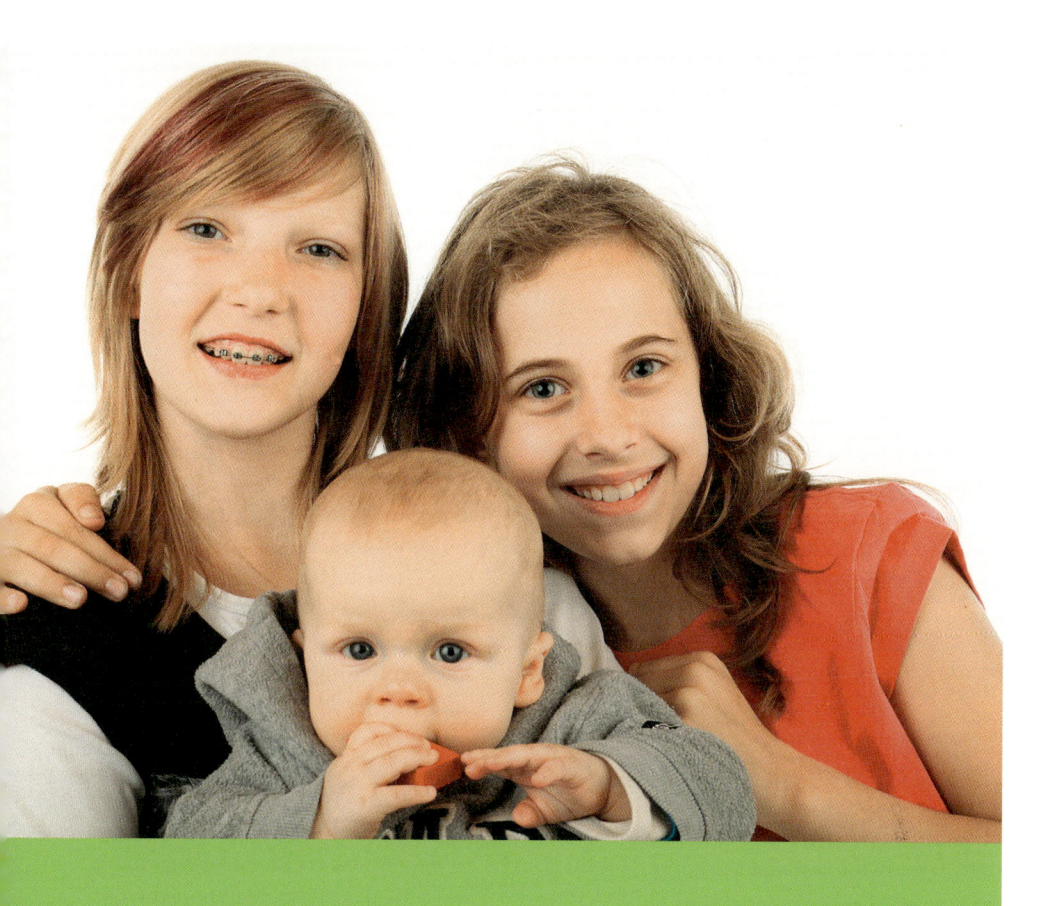

Diabetes bei Kindern und Jugendlichen

In diesem Kapitel möchten wir Ihnen grundlegende Informationen zum Thema Diabetes geben und erklären.

DIABETES BEI KINDERN UND JUGENDLICHEN

Wie häufig kommt Diabetes bei Kindern eigentlich vor?

Der Typ-1 Diabetes ist die häufigste Stoffwechselerkrankung im Kindesalter. Nach aktuellen Schätzungen leben in Deutschland derzeit ca. 15 000 Kinder und Jugendliche bis zu einem Alter von 14 Jahren mit Typ-1 Diabetes.

Unter 20 Jahren sind aktuell etwa 25 000 Kinder, Jugendliche und junge Erwachsene betroffen. In den letzten 20 Jahren hat sich die Zahl der Neuerkrankungen bei Typ-1 Diabetes für 0 bis 14-Jährige verdoppelt. Darüber hinaus konnte eine Vorverlagerung des Krankheitsbeginns in jüngere Lebensjahre, vor allem in die ersten vier, festgestellt werden.

In Baden-Württemberg wurde Ende der achtziger Jahre an der Universitäts-Kinderklinik Tübingen ein Diabetes-Register ins Leben gerufen. Ziel des Registers ist es u. a. alle Diabetes-Neuerkrankungen im Kindesalter in anonymisierter Form zu erfassen und zu registrieren. Alle Kinderkliniken des Landes Baden-Württemberg und eine Diabetes-Fachklinik beteiligen sich an diesem Projekt. Das Register ist derzeit das größte in Europa sowie weltweit das viertgrößte und von der World Health Organisation (WHO) anerkannt.

▼ Inzidenzraten nach Jahren

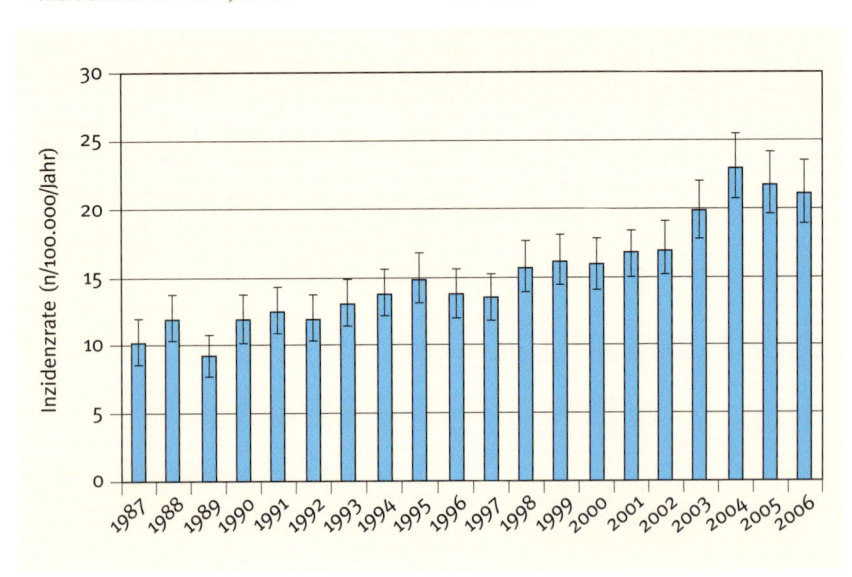

Wie häufig kommt Diabetes bei Kindern eigentlich vor?

Die derzeitige Inzidenzrate, das heißt die Anzahl der Neuerkrankungen in Baden-Württemberg beträgt 19,4 neue Typ-1 Diabetes-Fälle pro 100 000 Personen im Jahr. Dies bedeutet, dass derzeit 1 Kind von 800 an einem Typ-1 Diabetes erkrankt. Wie Sie aus der Abbildung unschwer erkennen können, kam es in den letzten 20 Jahren zu einer kontinuierlichen Zunahme der Diabetes-Neuerkrankungen. Die Krankheitshäufigkeit (Prävalenz) wird nach den neuesten Berechnungen bei Kindern unter 15 Jahren bis 2020 um 70 Prozent steigen.

In allen Altersgruppen wird es also zu einer Zunahme des Typ-1 Diabetes kommen. In 20 Jahren wird also etwa jedes 400. Kind an einem Typ-1 Diabetes erkranken. Am stärksten davon betroffen sind die jungen Kinder unter zehn Jahren, wie Sie der Abbildung entnehmen können.

In Europa haben die skandinavischen Länder, insbesondere Finnland und Schweden, die höchste Anzahl von Typ-1 Diabetes-Erkrankungen. Entwicklungen in diesen Ländern waren bisher den mitteleuropäischen Trends immer etwas voraus. Die aktuellen Zahlen des schwedischen Kinder-Diabetes-Registers zeigen nun zum ersten Mal einen leicht rückläufigen Trend. Ob die berichtete Tendenz aus Schweden anhält oder nur vorübergehend ist, wie gegen Ende der 1980er-Jahre und ob dies dann in einigen Jahren auch für Deutschland gilt, bleibt abzuwarten.

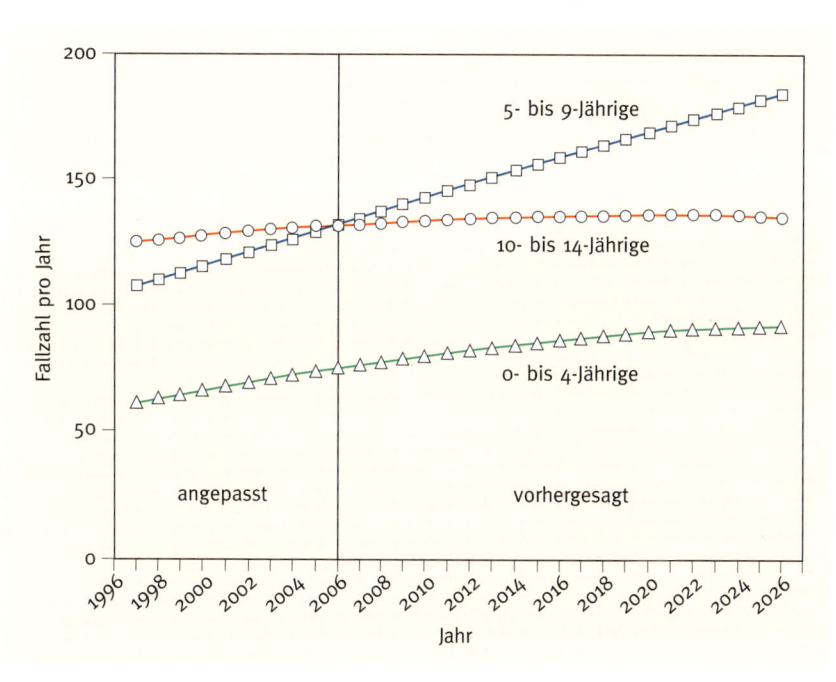

▼ **Fallzahlen nach Altersgruppen**

Parallel zum Anstieg von Übergewicht und Adipositas im Kindes- und Jugendalter hat auch die Häufigkeit des Typ-2 Diabetes in dieser Altersgruppe zugenommen. Die Adipositas (krankhaftes Übergewicht, Fettleibigkeit) ist die häufigste chronische Erkrankung im Kindes- und Jugendalter geworden. Erfreulicherweise sind es aber noch wenige Kinder und vor allem Jugendliche, die einer intensiven Insulintherapie bedürfen. Bisher sind rund 600 Kinder und Jugendliche mit Typ-2 Diabetes in den beiden bundesweiten Datenbanken DPV und APV registriert. Man schätzt, dass gegenwärtig ca. 200 Jugendliche und junge Erwachsene im Alter von 12 bis 19 Jahren in Deutschland jährlich an Typ-2 Diabetes erkranken. Ungefähr gleich häufig sind die Kinder und Jugendliche mit genetischen Defekten der Beta-Zellen (MODY Diabetes).

Ein besonderes Problem dürfte sein, dass übergewichtige und adipöse Kinder und Jugendliche aus Migrantenfamilien deutlich stärker betroffen sind als Kinder und Jugendliche deutscher Abstammung.

Was hat Diabetes mit Vererbung zu tun?

In den meisten Fällen kommt die Diagnose Diabetes wie aus heiterem Himmel. In der gesamten Verwandtschaft findet sich überhaupt kein Fall von Diabetes. Bei entsprechenden Nachforschungen müssen Sie obendrein zwischen Typ 1 und Typ 2 unterscheiden. Jedoch ist bekannt, dass zehn bis 15 Prozent aller Kinder und Jugendlichen unter 15 Jahren mit einem Typ-1 Diabetes erstgradige Verwandte mit einem Diabetes haben. Man spricht dann von einer positiven Familienanamnese. Das Risiko, einen Diabetes zu entwickeln, ist für Kinder mit einem an Diabetes erkrankten Vater dreifach höher, als für Kinder mit einer an Diabetes erkrankten Mutter.

Von Verwandten der Kinder und Jugendlichen mit Typ-1 Diabetes werden wir häufig nach einem Screening, insbesondere für die Geschwister von an Diabetes erkrankten Kindern gefragt. Wenn die Erkrankung bei Ihrem jüngsten Kind aufgetreten ist, ist die Wahrscheinlichkeit, dass die älteren Geschwister einen Diabetes entwickeln, kleiner als umgekehrt. Wenn Ihr Sohn die Stoffwechselstörung hat, liegt sein Risiko, dass seine Kinder diese Krankheit bekommen, bei etwa acht Prozent. Hat Ihre Tochter einen Diabetes, so liegt das Risiko nur bei etwa drei Prozent. Dabei besteht der Diabetes aber nicht von Anfang an, sondern wird – wenn überhaupt – zum üblichen Zeitpunkt auftreten, zu dem auch sonst Kinder und Jugendliche erkranken: am häufigsten kurz vor Eintreten in die Pubertät.

Die Bestimmung der Erbanlage wird HLA-Typisierung genannt. Damit lassen sich Eigenschaften auf dem Chromosom 6 – einem Träger der Erbanlage – nachweisen, welche die Entwicklung eines Diabetes begünstigen. Da es bisher nicht möglich ist, den Ausbruch eines Diabetes zu verhindern oder zu verzögern, wird auch für Personen mit erhöhtem Diabetes-Risiko kein generelles Screening empfohlen. Innerhalb von kontrollierten Studien kann ein Screening bestimmter Bevölkerungsgruppen sinnvoll sein. Das Screening kann die Messung des Nüchtern-Blutzuckers, die Bestimmung diabetesspezifischer Antikörper oder auch die HLA-Typisierung umfassen.

Kann man den Diabetes verhindern?

Natürlich sind in den letzten Jahren alle möglichen Versuche unternommen worden, Auto-Antikörper gegen Inselzellen zu unterdrücken und dadurch einen sich anbahnenden Diabetes bei Kindern und Jugendlichen mit positivem Befund für die diabetes-spezifischen Auto-Antikörper zu verhindern. Eingeteilt werden die verschiedenen Studien zur Verhinderung des Diabetes (Prävention) nach dem Krankheitsstadium: Bei erblich veranlagten Personen, die bisher noch keine Diabetes-Auto-Antikörper aufweisen, spricht man von primärer Prävention. Studien bei Risikopatienten mit positivem Nachweis von Typ-1 Diabetes spezifischen Auto-Antikörpern wird sekundäre Prävention genannt. Studien bzw. Interventionen nach Diabetes-Beginn heißen tertiäre Prävention.

Finnische Untersuchungen haben gezeigt, dass Kinder mit einem hohen genetischen Risiko durch zu frühe Kuhmilchgabe häufiger Diabetes bekommen haben. Somit scheint Stillen bei diesen Kindern einen vorbeugenden Effekt zu haben. Wichtig scheint auch der Zeitpunkt der Exposition von Nahrungsmitteln zu sein. Studien konnten nachweisen, dass bei Säuglingen, die abweichend von den üblichen Ernährungsempfehlungen bereits in den ersten drei Lebensmonaten glutenhaltige Cerealien gefüttert bekamen, häufiger Auto-Antikörper gegen Inselzellen festzustellen waren.

In Amerika und Deutschland wurden Studien mit vorbeugendem Schlucken oder Spritzen von Insulin durchgeführt. Auch hochdosierte Gaben von Vitamin B (Nicotinamid) wurden getestet. Bisher haben derartige Versuche, den Diabetes zu verhindern, noch keine Erfolge gezeigt.

Nach Beginn der Insulintherapie setzt bei vielen Kindern und Jugendlichen eine Erholungs- oder Remissionsphase ein. Während dieser Zeit wird relativ wenig Insulin von außen gebraucht und trotzdem ist der Blutzucker gut eingestellt. Mithilfe von starken, das eigene Immunsystem unterdrückenden Medikamenten wurde versucht, diese Remissionsphase zu verlängern bzw. den Immunprozess aufzuhalten. Die dafür eingesetzten Medikamente konnten den Diabetes bestenfalls kurzfristig aufhalten, hatten aber dafür sehr häufige und teils erhebliche Nebenwirkungen. Aktuell wird versucht, bei Neudiagnose mithilfe von sogenannten immunmodulatorischen Substanzen den Immunprozess zu stoppen, um so länger die körpereigene Teilproduktion an Insulin bei den Betroffenen zu erhalten.

Bevor Sie sich zur Teilnahme an solchen Studien mit ihrem Kind entschließen, sollten Sie sich die psychologischen Auswirkungen überlegen. Sie müssen Ihr Kind zunächst einer Antikörperbestimmung unterziehen. Im Falle eines positiven Befundes sind Sie möglicherweise nicht mehr so unbefangen wie vor dem Nachweis. Jede Veränderung im Befinden Ihres zu diesem Zeitpunkt noch gesunden Kindes könnte Sie verunsichern. Jedoch gibt es immer wieder Eltern, die genau wissen möchten, was auf sie zukommt. Deshalb sollten Sie sich vor einer möglichen Studienteilnahme überlegen, wie Sie auf einen positiven Befund ihres bisher nach außen noch völlig gesunden Kindes reagieren werden.

Hat jemand Schuld am Diabetes?

Da man die genaue Ursache dieses Selbstzerstörungsprozesses, der zum Diabetes führt, nicht kennt, wodurch er ausgelöst und wie er in Gang gehalten wird, kann es auch keine klare Schuldzuweisung für die Entstehung des Diabetes geben. Sicher waren es nicht die Süßigkeiten, ein zu großes Verwöhnen oder unser moderner Lebensstil! Denken Sie daran, dass der Diabetes schon im Altertum bekannt war, als es noch keinen weißen Zucker oder Limonaden gab. Die Forschung geht weiter, und so bleibt die Hoffnung, dass die Ursache gefunden wird und damit vielleicht bald eine Heilung möglich ist.

Die Remission – keine Erholung auf Dauer

Wie im Kapitel »Diabetes verhindern« bereits kurz erwähnt, kommt es oft nach der Diagnosestellung noch im Krankenhaus zu einer spürbaren Verbesserung der Situation. Die Blutzuckerwerte normalisieren sich, obwohl das Kind etwa ab der zweiten Woche nach der stationären Aufnahme weniger Insulin braucht. Statt die Dosis entsprechend der Gewichtszunahme zu steigern, ist jetzt eine rasche Reduzierung der von außen zugeführten Insulinmenge angezeigt. Zum ersten Mal wird Ihr Kind wahrscheinlich auch eine Unterzuckerung verspüren. Deshalb muss schneller als sonst die Dosis angepasst werden. Diese Phase stellt die Regel und nicht die Ausnahme dar. Gut 90 Prozent aller neu erkrankten Kinder und Jugendlichen erleben sie. Während dieser Zeit, die man Erholungs- oder Remissionsphase oder englisch »honeymoon period« (Flitterwochen) nennt, ist eine sehr gute Stoffwechseleinstellung ohne größere Schwierigkeiten möglich. Eltern und Kinder lernen, mit der Erkrankung umzugehen.

Von einer teilweisen Remission sprechen wir, wenn die Kinder weniger als 0,5 Einheiten Insulin pro Tag für jedes Kilogramm Körpergewicht brauchen (s. auch Kapitel »Therapieformen – Insulinbedarf«). Ganz selten ist die Erholungsphase sogar so stark ausgeprägt, dass die Kinder für einige Zeit kein Insulin mehr benötigen. Wir sprechen in diesem Fall von vollständiger Remission. Leider kommt es aber bei allen Kindern und Jugendlichen zu einem Nachlassen der Eigenproduktion und zum Ende ihrer Remissionsphase mit wieder steigendem Insulinbedarf. In den letzten Jahren haben wir praktisch keinen Patienten mit vollständiger Remission mehr gesehen.

Die Remissionsphase ist also keine Erholung auf Dauer. Der Diabetes ist chronisch und bislang unheilbar! Spätestens nach ein bis zwei Jahren ist selbst bei einem optimalen Verlauf eine Situation erreicht, in der kein eigenes Insulin mehr produziert wird und die ganze Menge von außen zugeführt werden muss. Gerade in dieser Zeit kommt es oftmals zu starken Schwankungen des Blutzuckers. Wichtig ist, dass Sie wissen, dass beim Aufhören der Remissionsphase Ihr Kind wieder mehr Insulin braucht und dies ein ganz normaler Verlauf darstellt und nicht bedeutet, dass sich der Stoffwechsel bei Ihrem Kind verschlechtert hat. Nach einiger Zeit werden Sie merken, wie der anfänglich scheinbar nicht in den Griff zu bekommende Diabetes nun – ohne dass Sie es gemerkt haben – für Sie alle zum gewohnten Alltag geworden ist.

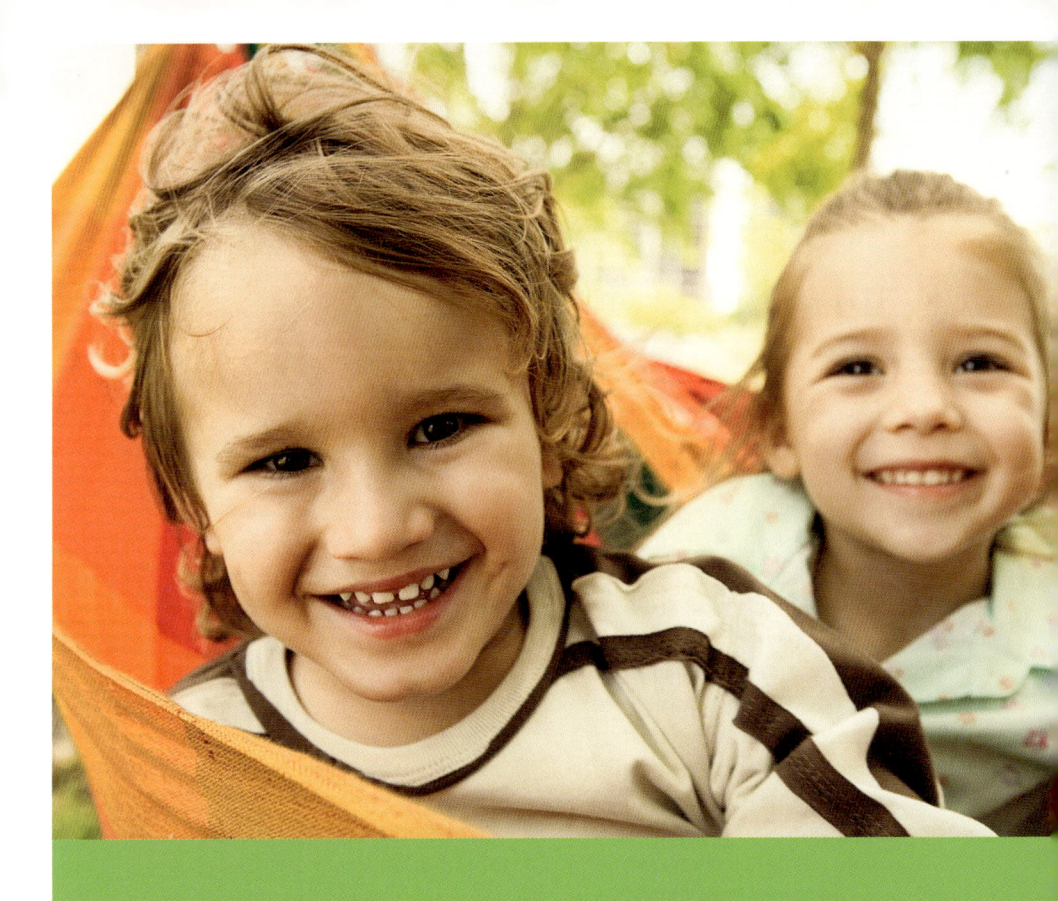

Behandlung und Therapieformen

In diesem Kapitel möchten wir Sie über den aktuellen Stand der Behandlungsmöglichkeiten informieren.

Insulinbehandlung allgemein

Wie bereits beschrieben, gibt es bisher leider keine andere zuverlässige Möglichkeit, Insulin zuzuführen, als es zu spritzen oder über einen Insulinkatheter bei der Pumpe abzugeben.

Egal, ob Spritzen, »Pens« oder Pumpen, gepikst werden muss immer!

Ob nun Spritze, Pen oder Pumpe, wichtig ist es zunächst für Sie zu wissen, welche Insuline es überhaupt gibt und wie sie wirken.

In Deutschland ist eine breite Palette verschiedener Insuline mehrerer Hersteller erhältlich. Neben der unterschiedlichen Herkunft unterscheiden sich die Insuline durch ihre unterschiedliche Wirkung.

Wir wollen Ihnen im Folgenden die verschiedenen Insuline vorstellen.

Einteilung nach Herkunft der Insuline

Vor der Einführung des rein gentechnisch hergestellten Humaninsulins gab es lange Zeit nur Insuline von Schlachttieren (Rinder- und Schweineinsulin). Neben der begrenzten Verfügbarkeit, waren die Antikörperbildung und die Gefährdung durch irgendwelche Rückstände oder Erreger die größten Probleme.

Heute erhalten die Kinder von Anfang an nur noch menschliches Insulin, das Humaninsulin und dessen Weiterentwicklungen. Die Herstellung von Humaninsulin erfolgt heute ausschließlich biosynthetisch durch gentechnologische Verfahren. In die Erbinformation von bestimmten Bakterien oder auch von Bierhefe wird das Molekül Insulin eingegeben. Die Bakterien, bzw. die Hefe vermehrt sich bei entsprechender Temperatur. Durch Abkühlung wird dieser Prozess gestoppt. Das Insulin wird aus der Erbinformation herausgetrennt und steht dadurch in großen Mengen zur Verfügung.

Weiterentwicklungen der gentechnologischen Verfahren haben zur Herstellung sogenannter **Insulinanaloga** – dem menschlichen Insulin ähnliche Insuline – geführt. Unter einem solchen Insulin versteht man eine Substanz, die zwar ihrer Herkunft und Wirkung nach, aber nicht im chemischen Aufbau dem Insulin entspricht. Mit dem bereits oben geschilderten Verfahren der Gentechnologie kann der Aufbau des Insulinmoleküls so

BEHANDLUNG UND THERAPIEFORMEN

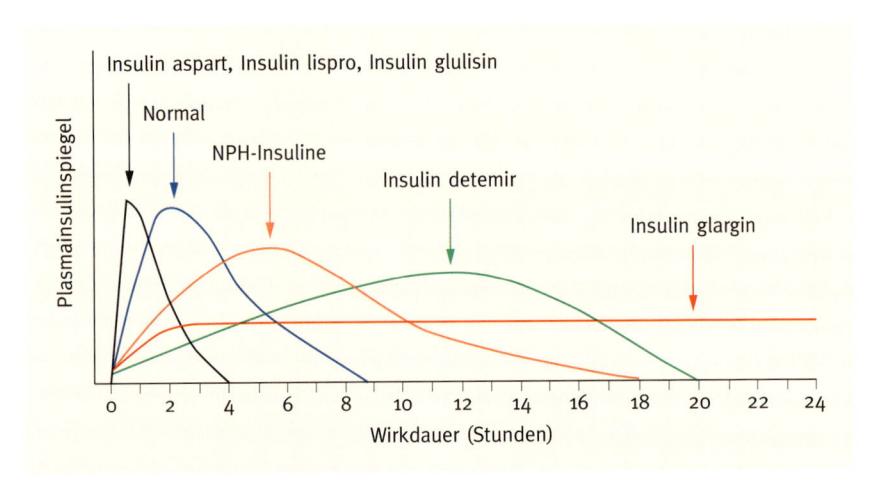

▲ Übersicht über die verschiedenen Insuline und deren Wirkdauer

verändert, dass die Wirkung entweder stark verkürzt – sogenannte schnell wirksame Insulinanaloga oder »Turbo-Insuline« – oder künstlich verlängert wird – sogenannte lang wirksame Insulinanaloga oder kurz Langzeit- oder Basalinsuline. (s. auch Abbildung S. 28 im Kapitel »Diabetes – was ist das«).

Allgemeine Regeln zur Wirkung von Insulin

Je größer die Insulindosis ist, umso länger hält die Wirkung an. Bei der Berechnung des Wirkeintritts muss man den Injektionsort berücksichtigen! Am schnellsten wird das Insulin freigesetzt, wenn es unter die Bauchhaut gespritzt wird. In der Reihenfolge Oberarm, Oberschenkel und schließlich Gesäß nimmt die Geschwindigkeit der Aufnahme des Insulins in die Blutbahn ab. Dies bedeutet in aller Regel, dass die Kinder zwischen dem Spritzen und dem Essen länger warten müssen.

Auch die Temperatur ist wichtig für die Insulinfreisetzung vom Injektionsort. Nimmt Ihre Tochter noch ein Vollbad zwischen dem Spritzen und Essen oder duscht Ihr Sohn nach dem Spritzen noch schnell heiß oder war er gerade in der Sauna, so müssen Sie mit einer Unterzuckerung rechnen, da durch die Wärme die Durchblutung verbessert wird und das Insulin deshalb sehr viel schneller anflutet.

Das gleiche gilt aber auch nach dem Sport. Eine Fahrradtour am Nachmittag und dann schnell das Insulin in das Fettgewebe am Oberschenkel gespritzt, lässt das Insulin rascher in die Blutbahn übertreten.

Übersicht über die verschiedenen Insulinarten

Insulinart	Wirkeintritt	Zeitpunkt der maximalen Wirkung	Wirkdauer
Normal (Alt-) Insulin	Nach 20–30 Min.	1–3 Std.	4–6 Std.
Schnell wirksame Insulinanaloga	Sofort	Nach 1 Std.	2–3 Std.
NPH-Insuline	Nach 90 Min.	4–6 Std.	8–12 Std.
Lang wirksame Insulinanaloga			
Glargin	Nach 2–3 Std.	Gleichmäßig	Bis zu 24 Std.
Detemir	Nach 1–3 Std.	Nach 6–10 Std.	Bis zu 16 Std.

Am meisten verändert sich aber die Insulinwirkung, wenn versehentlich in den Muskel gespritzt wurde, was vor allem bei Injektionen am Arm vorkommen kann. So können immer wieder schwere Unterzuckerungen durch die deutlich schnellere Insulinfreisetzung auftreten. Deshalb empfehlen wir schon seit einigen Jahren nicht mehr, den Oberarm als regelmäßige Injektionsstelle zu benutzen. Bei Kälte oder auch bei der schweren Überzuckerung, der diabetischen Ketoazidose, sieht es genau anders aus, hier kann es sehr lange dauern, bevor das Insulin überhaupt wirkt. Deshalb wird bei einer diabetischen Ketoazidose in der Klinik das Normalinsulin nicht mehr unter die Haut (subkutan) gespritzt, sondern mit einer großen Perfusor-Spritze langsam direkt in die Vene (intravenös) gepumpt. Man spricht dann auch von einem Insulin-Bypass.

Einteilung nach Wirkung der Insuline

Normal (Alt) Insulin

Normalinsulin ist ein schnell wirkendes Humaninsulin ohne Verzögerungseffekt. Diese Art von Insulin hat man lange Zeit als Altinsulin bezeichnet, weil es als erstes hergestellt wurde, bevor die Insulinanaloga zugelassen wurden. Sein Wirkeintritt liegt bei den Produkten aller Hersteller bei etwa 20 bis 30 Minuten. Daraus erklärt sich übrigens auch der bekannte Spritz-Ess-Abstand, nämlich die Zeit zwischen dem Spritzen und dem Essen, auf den wir später noch ausführlich eingehen. Das Normalinsulin wirkt nach ein bis drei Stunden am stärksten, nach vier bis fünf Stunden praktisch nicht mehr.

Behandlung und Therapieformen

Wird bei einem Kind oder Jugendlichen ein Typ-1 Diabetes neu festgestellt, beginnen wir die Behandlung – sei es subkutan oder bei Ketoazidose zunächst über die Vene – immer erst mit Normalinsulin. Erst wenn in der Schulung Sie und Ihr Kind über die gentechnisch veränderten Insuline informiert worden sind und Sie Ihre Zustimmung zu deren Einsatz gegeben haben, setzen wir diese Insuline bei Bedarf ein.

Schnell wirksame Insulinanaloga (»Turbo«-Insuline)

Lis-Pro-Insulin (Handelsname Humalog®) ist das erste in Deutschland 1996 zugelassene Präparat. Es weist einen Austausch der beiden Aminosäuren Lysin und Prolin auf, daher der Name Lis-Pro-Insulin. Dies bewirkt die gegenüber dem Normalinsulin völlig veränderte Wirkung. Beim normalen Humaninsulin lagern sich sechs Moleküle Insulin um ein Zink-Molekül und ergeben so ein recht großes Gesamtmolekül. Wenn Insulin gespritzt wird, müssen am Injektionsort erst einmal diese »6er-Packs« – wie der Begriff Hexamer aus der Fachsprache salopp übersetzt wird – in jeweils drei »2er-Packs« bzw. sechs Einzelmoleküle gespalten werden, damit sie in die winzigen Blutgefäße übertreten können. Dies dauert etwa 20 Minuten und erklärt den Spritz-Ess-Abstand. Durch den Austausch der Aminosäuren bei dem gentechnologisch veränderten Lis-Pro-Insulin lagert sich das Insulin nicht wie gewohnt zusammen. Es liegt als Einzelmolekül am Injektionsort vor und wird deshalb sofort aufgenommen. Dafür hält die Wirkung nur zwei bis drei Stunden an.

Insulin Aspart (Handelsname Novo-Rapid®), ein weiteres ultrakurz wirksames Insulinanalog wurde 1999 in Deutschland zugelassen. Bei diesem Produkt ist die Aminosäure Prolin gegen die Aminosäure Aspart ausgetauscht worden.

Insulin Glulisin (Handelsname Apidra®) ist ebenfalls ein schnell wirksames Insulinanlog, welches 2004 zugelassen wurde. Der Austausch der Aminosäure Asparagin durch Lysin sowie von Lysin durch Glutaminsäure führt bei diesem Insulin zu einer schnellen Aufnahme. Zusätzlich ist das Insulin Glulisin das erste Insulin, das auf Grund seiner Struktur auf Zink als Stabilisator verzichten kann. Dies soll unabhängig vom Körpergewicht des Patienten eine rasche Wirkung bewirken.

Die Anwendung schnell wirksamer Insulinanaloga stellt ein wichtiger Bestandteil der sogenannten intensivierten konventionellen Insulintherapie, kurz ICT dar. Auch für die Pumpentherapie mit seinem Basis-Bolus-Konzept ist die Verwendung der schnell wirksamen Insulinanaloga enorm wichtig. Ausführlicher Informationen finden Sie auch im Kapitel »Therapieformen – Insulinpumpentherapie«.

Verzögerungsinsulin (NPH)

NPH-Insuline sind Verzögerungsinsuline. Sie werden eingesetzt, um den Basalinsulinbedarf des Körpers zu decken.

»N« steht dabei für neutral, das bedeutet, dass das Insulin, anders als die früher produzierten Insuline, dem Säuregrad der Körperflüssigkeit angepasst ist. »P« ist die Abkürzung für Protamin, ein Fischeiweiß, welches das Insulin bindet und so den Verzögerungseffekt ausmacht. Der Buchstabe »H« steht schließlich für den dänischen Arzt Dr. Hagedorn, der in den 30-er Jahren dieses Verfahren entwickelt hat. Das Insulin liegt also in präzipitierter Form, das heißt als Suspension, vor. Eine Suspension (lat.: suspendere »aufhängen«; in der Schwebe lassen) ist ein Stoffgemisch aus einer Flüssigkeit und darin fein verteilten Festkörpern. Es muss daher vor Gebrauch sorgfältig durchmischt werden. Im Ausland finden Sie manchmal das Verzögerungsinsulin Ihres Kindes unter diesem Begriff wieder und nicht unter dem Ihnen vertrauten Namen.

Die NPH-Insuline entwickeln ihre Wirkung etwa 90 Minuten nach Injektion. Ihren Wirkgipfel haben sie nach vier bis sechs Stunden, die Wirkung lässt nach 12 Stunden schon deutlich nach, 20 Stunden später ist sie nicht mehr vorhanden. Bei jüngeren Kindern ist mitunter zu beobachten, dass das NPH-Insulin noch kürzer wirkt. Neben dem Alter des Kindes spielt auch die kleinere Dosis eine Rolle.

NPH-Insulin lässt sich mit Normalinsulin und schnell wirksamen Insulinanaloga in jedem Verhältnis stabil mischen. Daher gibt es auf dem Markt eine Vielzahl von Kombinationsinsulinen mit einer konstanten, festen Mischung. Bei Kindern und Jugendlichen mit Typ-1 Diabetes wird in der Regel eine freie Mischung von NPH- und Normalinsulin in einer Spritze unmittelbar vor der Injektion benutzt, vereinzelt – vor allem morgens – kann auch ein »Cocktail« aus Normalinsulin, »Turbo-Insulin« und NPH-Insulin zur Anwendung kommen. Kombinationsinsuline finden in der Therapie von Kindern und Jugendlichen mit Typ-1 Diabetes kaum noch Anwendung.

Lang wirksame Insulinanaloga

Glargin (Handelsname Lantus®), seit Sommer 2000 in Deutschland auf dem Markt, ist ein Insulinanalog mit verlangsamter Aufnahme und langer Wirkungsdauer (bis zu 24 Stunden). Das Präparat hat gegenüber dem Humaninsulin an der B-Kette eine Verlängerung um zwei Arginin-Aminosäuren erhalten. Darüber hinaus erfolgte an der A-Kette ein Austausch der Aminosäure an der Position 21 durch Glycin. Durch diese Veränderungen fällt beim Injizieren im Unterhautfettgewebe die klare Substanz des Glargins – das Wort setzt sich aus Glycin und Arginin zusammen – kristallin aus und erzeugt so die gewünschte, sehr lange, fast 24-stündige Wirkung. Es ist also die ideale Ergänzung zu den drei schnell wirksamen Insulinanaloga und wesentlicher Bestandteil der flexiblen ICT-Therapie. Die Kinder und Jugendlichen müssen sich nur noch einmal am Tag, in der Regel am Abend, das Glargin spritzen, was zu einer deutlichen Vereinfachung des Insulinregimes führt. Glargin darf nicht mit einem anderen Insulin gemischt werden. Es ist darauf zu achten, dass die Injektionsspritzen keine Spuren eines anderen Materials enthalten. Deshalb wird Glargin meistens mit einem speziellen Pen extra gespritzt.

Ein weiteres lang wirksames Insulinanalog ist das Detemir (Handelsname Levemir®), welches 2004 zugelassen wurde. Beim Detemir wurde eine Fettsäure an das Ende der B-Kette des Insulinmoleküls angekoppelt. Der Verzögerungseffekt entsteht dadurch, dass das lösliche Insulinanalog nach relativ schneller Aufnahme im Blut über die Fettsäure an Albumin, ein Körpereiweiß, gebunden wird. Erst nach verzögerter Freisetzung aus der Albumin-Bindung kommt es zur Insulinwirkung. Wenn Detemir mit anderen Insulinarten gemischt wird, verändert sich das Wirkprofil einer oder beider beteiligter Komponenten. Das Mischen von Detemir mit einem schnell wirksamen Insulinanalog wie Insulin aspart führt zu einer veränderten Wirkung mit einer geringeren oder verzögerten Maximalwirkung, verglichen mit Einzelinjektionen. Deshalb ist das Mischen von schnell wirksamen Insulinen mit Detemir zu vermeiden.

Über die Anwendung der lang wirksamen Insulinanaloga in der Behandlung von Kindern und Jugendlichen mit

Übersicht über die aktuellen Insuline für Kinder und Jugendliche

Insulinart	Sanofi-Aventis	Lilly	Novo Nordisk	Berlin-Chemie
Normal (Alt) Insulin	Insuman® Rapid U100 und U40 Insuman® Infusat (U100 Lösung für Pumpe)	Huminsulin® Normal U100	Actrapid® U100	Normal® U100
Schnell wirksame Insulinanaloga	Glulisin (Apidra®) U100	Lispro (Humalog®) U100	Aspart (Novorapid®) U100	Lispro (Liprolog®) U100
NPH-Insuline	Insuman® Basal U100 und U40	Huminsulin® Basal U100	Protaphane® U100	Basal® U100
Lang wirksame Insulinanaloga	Glargin (Lantus®) U100		Detemir (Levemir®) U100	

Insulinbehandlung allgemein

Typ-1 Diabetes und über unsere eigenen Erfahrungen mit diesen Insulinen können Sie im Kapitel Therapieformen Insulinbehandlung nachlesen.

In der Entwicklung befinden sich sehr lang und sehr kurz wirksame Insulinanaloga, sogenannte ultralong und ultrashort acting Analoginsuline. Eines davon ist das noch nicht zugelassene, sehr langwirksame Insulinanalog Degludec. Seine verzögerte Wirkung ist durch Multi-Hexamer-Bildungen und die Bindung an Albumin (Eiweiß) bedingt. Erste Untersuchungen an Kindern und Jugendlichen zeigten, dass die Maximalwirkung nach 11–15 Stunden erreicht ist und das Insulin noch bis zu 3 Tage nachweisbar ist. Erste Studien vor allem an Erwachsenen mit Typ-2 Diabetes zeigten eine geringere Variabilität und weniger Hypoglykämien.

Konzentration der Insuline

Im Gegensatz zu den USA und den meisten europäischen Staaten gab es in Deutschland die Insuline mit zwei unterschiedlichen Konzentrationen auf dem Markt, in U-40 und U-100. Aktuell sind nur noch zwei Insuline in Deutschland mit diesen beiden Konzentrationen erhältlich. Dementsprechend gibt es auch noch U-40- und U-100- Spritzen. Die meisten der heute bei Kindern und Jugendlichen eingesetzten Insuline werden jedoch nur noch in U-100 Konzentrationen hergestellt.

U-40 Insulin

Eingesetzt wird dieses Insulin bei sehr jungen Kindern, bei denen sehr kleine Mengen Insulin gespritzt werden müssen. Durch die Verdünnung können auch winzige Insulin-Einheiten zum Beispiel in ¼-Schritten injiziert werden. Durch den vermehrten Einsatz der Pumpentherapie mit einem rasch wirksamen Insulinanalog bei den sehr jungen Kindern ist die Anwendung dieses Insulins deutlich zurückgegangen. U-40 bedeutet, dass 40 Einheiten in 1 ml enthalten sind. Die dafür vorgesehenen Insulinspritzen sind entsprechend markiert.

U-100 Insulin

Die üblichen Insuline werden unverdünnt, in einer Konzentration von U-100 angeboten. Dabei sind 100 Einheiten in 1 ml Insulin enthalten. U-100 Insulin kann entweder mit einer U-100 Spritze oder einem Pen injiziert werden. Die Insulinpatronen für den Pen enthalten 3 ml, was 300 Einheiten Insulin entspricht. Für den Pumpengebrauch gibt es von den schnell wirksamen Insulinanaloga jeweils 10 ml-Fläschchen zum Aufziehen der Insulinbehälter. Dabei entsprechen

BEHANDLUNG UND THERAPIEFORMEN

10 ml 1 000 Einheiten Insulin. Es gibt noch ein spezielles Normalinsulin-Produkt, welches für die Anwendung in einer Insulinpumpe zugelassen ist Dabei handelt es sich um das Insuman Infusat®.

Die U-100 Spritzen finden ihre Anwendung besonders bei jungen Kindern, die noch nicht mit dem Pen spritzen können oder möchten. Sie werden auch eingesetzt, wenn sie zwei Insuline mischen möchten, weil ihr Kind noch nicht zweimal mit dem Pen spritzen will. Wir betreuen auch größere Kinder und Jugendliche mit Typ-1 Diabetes, die trotz der Vorteile bewusst nicht Pens, sondern Spritzen zu den Injektionen benutzen. Es ist empfehlenswert, U-100 Spritzen für den Notfall bereit zu halten, falls alle Pens versagen oder verlegt sind oder falls die Pumpe ausfällt.

Es gibt die U-100-Spritzen in den Größen:
0,3 ml = 30 Einheiten »Demi«
0,5 ml = 50 Einheiten
1 ml = 100 Einheiten.

Falls Sie noch U-40 Insulin bzw. Spritzen verwenden, müssen Sie vorsichtig beim Wechsel auf U-100 Insulin sein.

Gefährlich ist es nämlich, eine Pen-Patrone (U-100) mit normalen U-40-Spritzen anzustechen! Dies führt zu starken Dosierungsfehlern! Immer wieder kam es zu schweren Unterzuckerungen, weil bei Ausfall des Pens trotz dringender Warnung das 2,5-fach höher konzentrierte U-100-Insulin mit einer U-40-Spritze injiziert wurde. Deshalb sollte beim Wechsel auf U-100 alle früheren U-40 Spritzen ausgetauscht werden.

Im Rahmen der europäischen Vereinheitlichungsbestrebungen ist es wahrscheinlich nur noch eine Frage der Zeit, wann auch in Deutschland generell auf U-100-Insuline umgestellt wird und damit Verwechslungen nicht mehr möglich sind. Der Umsatz des in Flaschen abgefüllten Insulins sinkt stetig. Andererseits bietet das U-40-Insuline für kleine Kinder einen deutlichen Dosierungsvorteil. Bei Verwendung von U-100-Insuline ist es ausgesprochen schwer, eine halbe Einheit Insulin genau aufzuziehen. Das Aufziehen von ¼ Einheiten ist nur mit U-40 Insulin möglich. Auf der anderen Seite bedeutet U-100 Insulin, dass infolge der stärkeren Konzentration kleinere Insulinmengen gespritzt werden müssen.

Lagerung und Haltbarkeit des Insulins

Das Insulin, das Sie ständig benutzen, brauchen Sie nicht im Kühlschrank zu lagern. Es ist für den Temperaturbereich zwischen 0 und 40 Grad Celsius ausgelegt. Allerdings darf es nicht der prallen Sonne ausgesetzt sein, es würde sich zu stark erwärmen und dann nicht mehr richtig wirksam sein. Der gerade nicht benötigte Vorrat gehört in den Kühlschrank. Legen Sie ihn keineswegs ins Tiefkühlfach, weil das Insulin durch das Gefrieren und Auftauen seine Eigenschaften ändert. Sie können die Wirkung dann wegen des Aktivitätsverlustes nicht mehr richtig steuern.

Schauen Sie, bevor Sie das Insulin aufziehen wollen, zunächst einmal, ob das Insulin entsprechend dem Aufdruck auf der Ampulle noch verwendet werden darf. Zwar ist das Insulin viel länger wirksam als es dem Haltbarkeitsdatum entspricht, dennoch sollten Sie eine überalterte Flasche oder Patrone nicht mehr benutzen. Wenn eine Flasche oder Patrone einmal benutzt ist, sollte sie in 30 Tagen aufgebraucht werden, am besten machen Sie sich deshalb eine Notiz in Ihrem Blutzucker-Tagebuch oder schreiben Sie das Datum einfach auf das Etikett.

Wie ziehe ich Insulin richtig auf?

U-40 Insulin

Zu Beginn legen Sie das Zubehör zum Aufziehen des Insulins bereit. Bevor Sie U-40 Insulin in die Spritze aufziehen, nehmen Sie die Insulinampulle mit dem Verzögerungsinsulin (NPH-Insulin) in die Hand und rollen es ca. 20-mal zwischen den Handflächen. Dies ist nur beim Verzögerungsinsulin, jedoch nicht beim Normalinsulin erforderlich. Die Lösung mit dem Verzögerungsinsulin sollte nämlich einheitlich durchgemischt sein, damit das Insulin richtig wirken kann. Bitte nicht schütteln, sonst schäumt es und macht Ihnen das Aufziehen sehr schwer.

Als nächsten Schritt sollten Sie zuerst den Gummi-Stopfen der Insulinampulle mit einem Alkohol-Tupfer bzw. alkoholgetränkter Watte abwischen. Sie verhindern dadurch, dass durch eindringende Erreger das Insulin verdirbt. Manche Ärzte halten diese Maßnahme nicht mehr für zeitgemäß, da alle Insuline Konservierungsstoffe enthalten. Wenn Sie einen Tropfen Insulin auf Ihre Finger bekommen, haben Sie den eigentümlichen Geruch bemerkt, er kommt von den Konservierungsstoffen. Trotz des jahrelangen Spritzens hat sich übrigens glücklicherweise kein Schaden durch diese Substanzen eingestellt. Damit bei der Entnahme des Insulins nicht nach und

BEHANDLUNG UND THERAPIEFORMEN

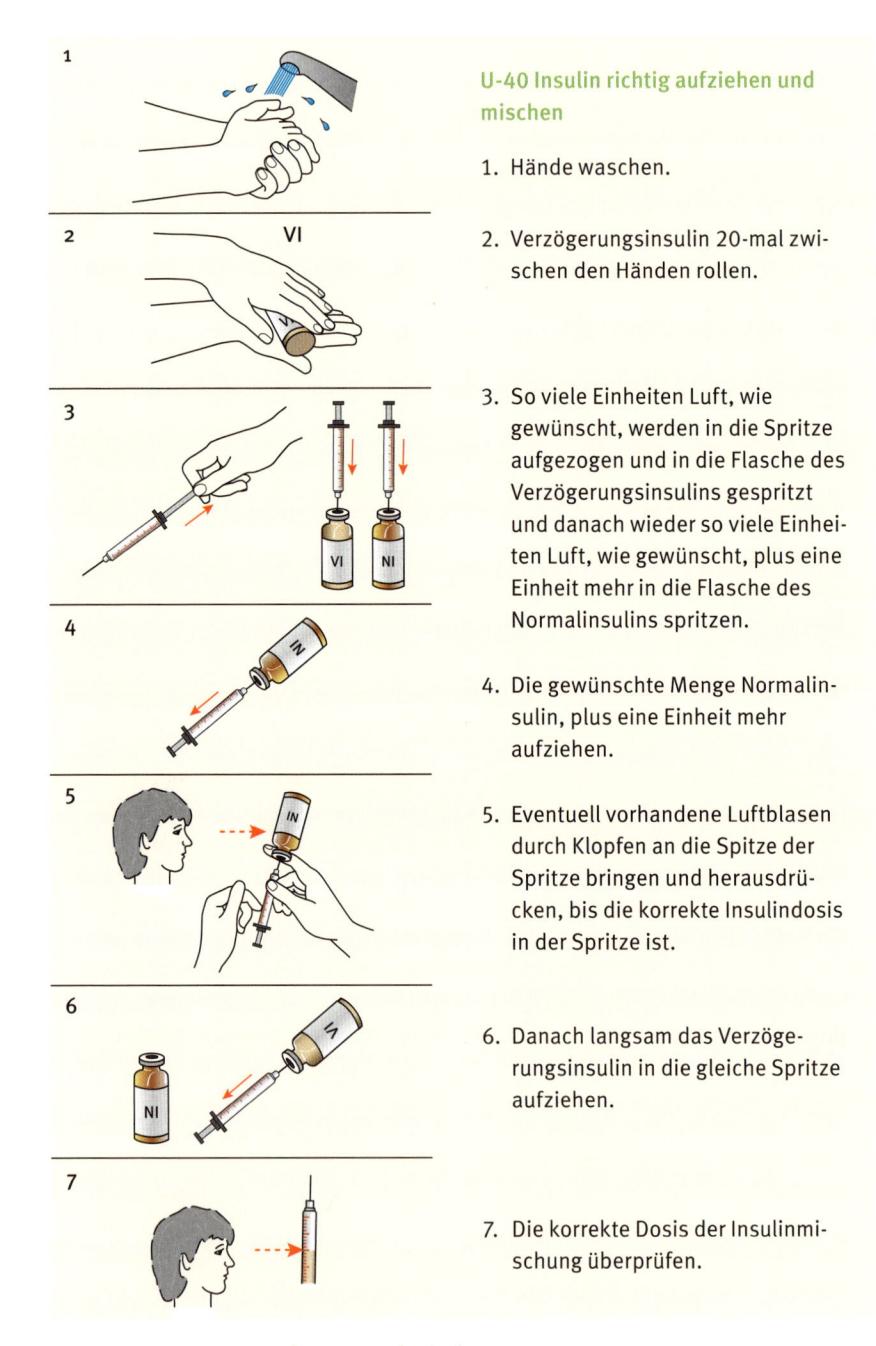

U-40 Insulin richtig aufziehen und mischen

1. Hände waschen.

2. Verzögerungsinsulin 20-mal zwischen den Händen rollen.

3. So viele Einheiten Luft, wie gewünscht, werden in die Spritze aufgezogen und in die Flasche des Verzögerungsinsulins gespritzt und danach wieder so viele Einheiten Luft, wie gewünscht, plus eine Einheit mehr in die Flasche des Normalinsulins spritzen.

4. Die gewünschte Menge Normalinsulin, plus eine Einheit mehr aufziehen.

5. Eventuell vorhandene Luftblasen durch Klopfen an die Spitze der Spritze bringen und herausdrücken, bis die korrekte Insulindosis in der Spritze ist.

6. Danach langsam das Verzögerungsinsulin in die gleiche Spritze aufziehen.

7. Die korrekte Dosis der Insulinmischung überprüfen.

▲ U-40 Insulin richtig aufziehen und mischen

Insulinbehandlung Allgemein

nach ein Unterdruck in der Ampulle entsteht, spritzen Sie jedes Mal so viel Luft in das Fläschchen, plus einer Einheit mehr, wie Sie an Einheiten entnehmen wollen. Dann drehen Sie die Insulinflasche um und ziehen das Insulin in die Spritze auf. Bringen Sie evtl. vorhandene Luftblasen durch Klopfen an die Spitze der Spritze und drücken sie heraus, bis die korrekte Insulindosis in der Spritze ist.

U-100 Insulin

Bevor Sie U-100 Insulin in die Spritze aufziehen, schwenken Sie das Verzögerungsinsulin ca. 20-mal. Säubern Sie den Gummistopfen der Insulinpatrone wieder mit einem Alkoholtupfer. Ziehen Sie nun so viele Insulin-Einheiten, plus einer Einheit mehr, wie gewünscht werden in der Spritze auf. Eventuell vorhandene Luftblasen bringen Sie durch Klopfen an die Spitze der Spritze und drücken sie und überschüssiges Insulin heraus, bis die korrekte Insulindosis in der Spritze ist. Normalinsulin und die Insulinanaloga brauchen Sie nicht zu schwenken, da sie in einer einheitlichen Lösung vorliegen.

Wie »mische« ich Insuline richtig?

Zunächst verfahren Sie wie oben gerade geschildert. Sie spritzen so viel Luft in die NPH-Verzögerungsinsulin-Ampulle wie Sie an Einheiten von diesem Insulin spritzen wollen. Anschließend spritzen Sie so viel Luft in die Normalinsulin-Ampulle, wie Sie an Einheiten von diesem Insulin spritzen wollen. Dann ziehen Sie aus der Ampulle die gewünschte Menge an Normalinsulin auf. Anschließend wird die vorgesehene Menge an Verzögerungsinsulin aufgezogen. Wichtig ist, dass die lang wirksamen Insulinanaloga nicht mit anderen Insulinen gemischt werden sollten. Sie müssen getrennt entweder mit dem Pen oder der U-100 Spritze injiziert werden.

Wie spritze ich Insulin richtig?

Spritzen mit der Spritze

Da Sie bei jüngeren Kindern nur kleine Insulinmengen benötigen, ist es wichtig, genau zu dosieren. Sie sollten deshalb entweder die kleinen U-40 Spritzen mit 0,5 ml = 20 Einheiten mit U-40 Insulin verwenden oder die kleinen U-100 Spritzen mit 0,3 ml = 30 Einheiten »Demi« mit U-100 Insulin verwenden. »Demi« bedeutet, dass auch bei U-100 Spritzen eine Dosierung in halbe Einheiten möglich ist. Die Dosier-Genauigkeit ist deshalb entscheidend, da bei Kindern mit einem Gewicht unter 20 kg Körpergewicht schon 0,5 Einheiten den Blutzucker um etwa 50 mg% absenken. Daher sind die meisten derzeit verfügbaren Pens für jüngere Kinder auch nicht geeignet, da sie das Insulin in 1-Einheit- oder gar in 2-Einheiten-Schritten abgeben. Manche Eltern sind im Lauf der Jahre so gewandt im Aufziehen, dass sie das Insulin in Viertel-Einheiten-Schritten mit den U-40 Spritzen dosieren, selbst

Behandlung und Therapieformen

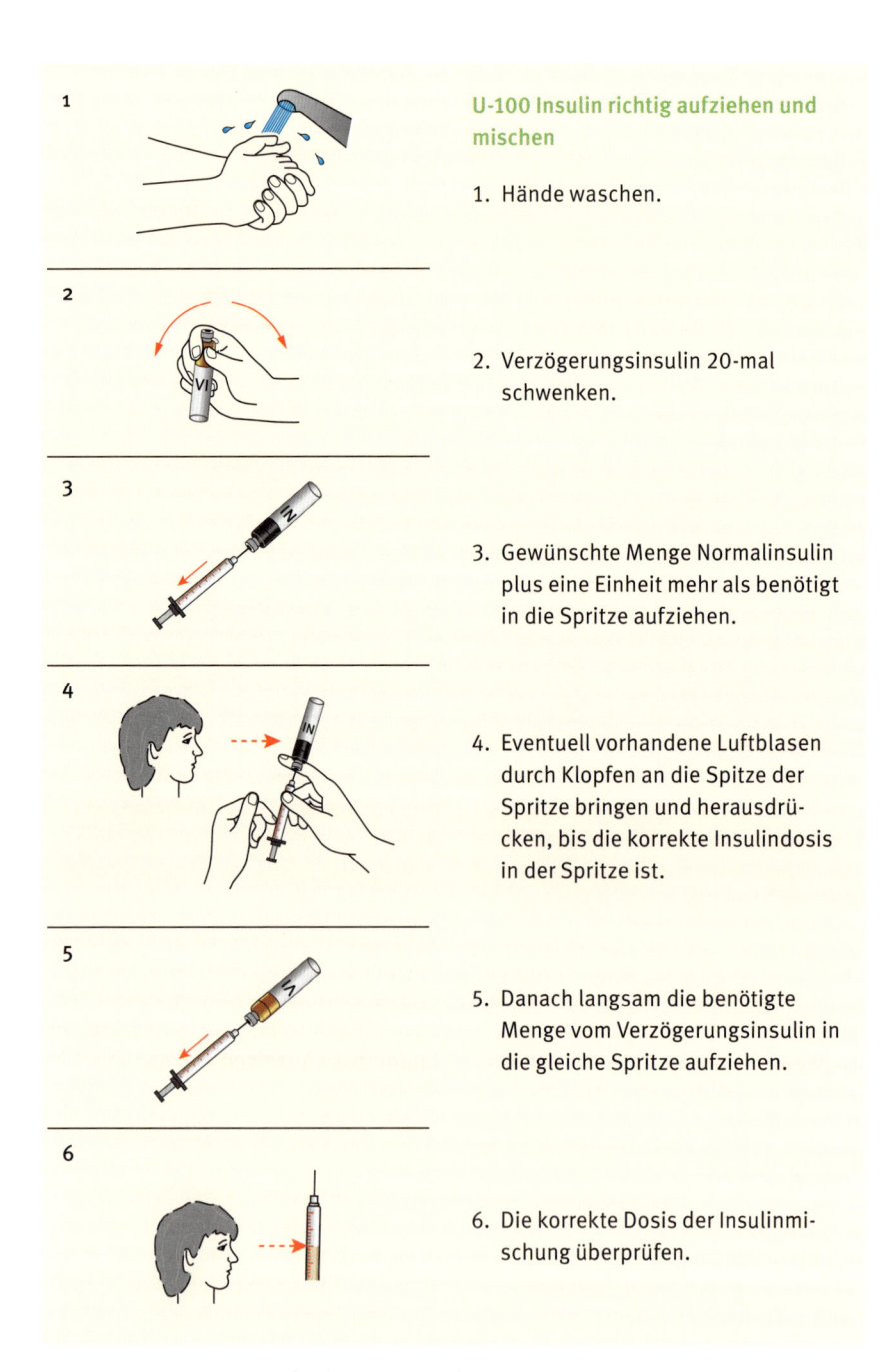

U-100 Insulin richtig aufziehen und mischen

1. Hände waschen.

2. Verzögerungsinsulin 20-mal schwenken.

3. Gewünschte Menge Normalinsulin plus eine Einheit mehr als benötigt in die Spritze aufziehen.

4. Eventuell vorhandene Luftblasen durch Klopfen an die Spitze der Spritze bringen und herausdrücken, bis die korrekte Insulindosis in der Spritze ist.

5. Danach langsam die benötigte Menge vom Verzögerungsinsulin in die gleiche Spritze aufziehen.

6. Die korrekte Dosis der Insulinmischung überprüfen.

▲ U-100 Insulin richtig aufziehen und mischen

Insulinbehandlung allgemein

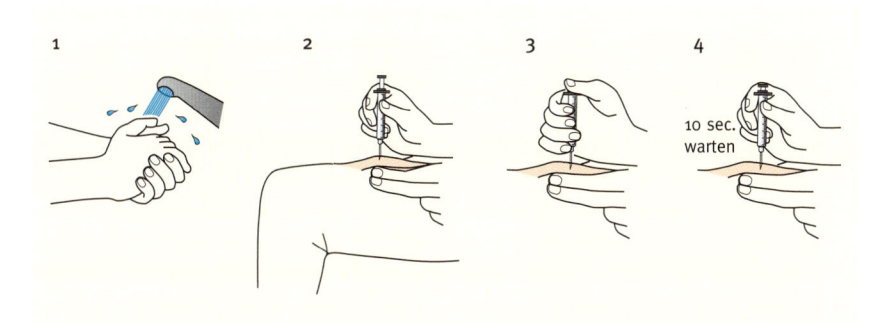

▲ **Insulin richtig spritzen**

wenn dies von den Herstellern der Spritzen gar nicht vorgesehen ist.

Achten Sie nach dem Aufziehen des Insulins immer darauf, dass Sie durch Schnippen mit dem Zeigefinger an die Spritze alle kleinen Luftblasen nach oben »rausklopfen«. Bei den kleinen Mengen, die ein junges Kind an Insulin braucht, können solche Luftblasen die Dosis ganz erheblich verändern. Dann nehmen Sie eine Hautfalte an Oberschenkel, Gesäß oder Bauch, damit Sie sicher das Insulin ins Unterhautfettgewebe spritzen. Anschließend stechen Sie die Nadel senkrecht durch die Haut. Sie warten einige Sekunden und lassen dann die Hautfalte zeitgleich los, wenn Sie die Spritze oder den Pen herausziehen. So kann vermieden werden, dass Insulin aus dem Stichkanal zurückläuft. Die Insulinspritzen sind für den einmaligen Gebrauch vorgesehen. In Ausnahmefällen können sie aber auch mehrfach verwendet werden, wenn zum Beispiel im Urlaub der Vorrat nicht mehr ausreicht. Nach etwa dem fünften Gebrauch wird das Stechen allerdings zunehmend schwieriger werden. Die Kanülen sind so dünn, dass sie sich durch das Durchstechen durch die Haut zurückbiegen und kleine Widerhaken bilden, die beim Herausziehen schmerzen. Wichtig ist auch eine korrekte Entsorgung der Spritze. Kappe wieder draufsetzen, aber Vorsicht dabei, dass Sie sich nicht stechen.

Spritzen mit dem »Pen«

Das Insulin mit einem »Pen« zu spritzen, ist einfacher. Wie ein Füller in der Schule, von dem sich ja auch das englische Wort Pen ableitet, besteht ein solches Gerät aus nur wenigen Einzelteilen. Es gibt mittlerweile viele verschiedene Pen-Modelle auf dem Markt. Sie werden ständig weiterentwickelt und verfügen teilweise über modernste Anzeigen und Memory-Funktionen. Ihr Diabetes-Team wird

> **TIPP**
>
> **Immer beachten!**
>
> Jedes Kind hat seine eigene Spritze. Keine gebrauchte Spritze oder einen benutzten Pen weitergeben lassen!

BEHANDLUNG UND THERAPIEFORMEN

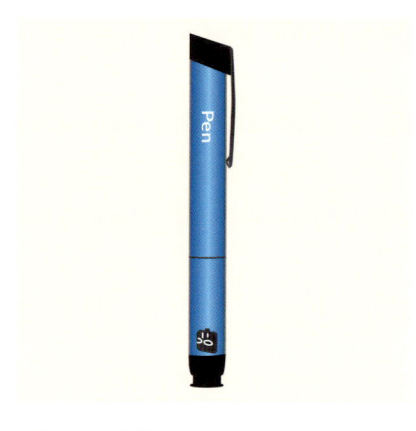

▲ Pen-Modell

Sie bei der Auswahl beraten und in den Gebrauch gründlich eingewiesen haben. Allen Pens gemeinsam ist, dass Sie zuerst Ihren Pen auseinanderschrauben und dann die für das jeweilige Gerät passende Insulin-Patrone einlegen müssen. Das Gestänge, das den Gummistopfen am Ende der Patrone vorwärts treibt, muss dazu so zurückgedreht oder geschoben werden, dass das Gerät wieder zusammengedreht werden kann. Damit das Insulin gespritzt werden kann, müssen Sie jetzt nur noch die Pen-Kanülen aus den Kappen, die wie kleine »Hütchen« aussehen, herausholen. Die Papier- oder Alu-Membran wird abgezogen und der Inhalt dieses »Hütchens« auf das Gewinde am Ende des Pens aufgeschraubt. Wenn Sie die Schutzkappe von der Nadel ziehen, ist das Gerät einsatzbereit. Sie stellen am Dosier-Knopf die gewünschte Zahl der Einheiten ein, bilden die Hautfalte und können dann mit dem Pen ins Unterhautfettgewebe stechen. Hierzu muss der Pen senkrecht zur Hautfalte gehal-

ten werden. Ein Druck auf den Knopf oder den manchmal seitlich angebrachten Auslöser und das gesamte Insulin wird in einem Strahl abgegeben. Jeder Pen besitzt eine Sichtanzeige der Insulindosis. Es gibt verschiedene Längen für die Kanülen der jeweiligen Pen-Firmen, sie sind so dünn, dass wie bei der Spritze der Einstich kaum gespürt wird. Die Pen-Kanülen sind wie die Spritzen für den einmaligen Gebrauch bestimmt, viele Jugendliche wechseln aber die Pen-Kanüle nur einmal am Tag, ohne dass sich hieraus Probleme entwickelt haben. Das Verabreichen des Insulins geht mit einem Pen viel schneller und einfacher als mit den herkömmlichen Spritzen.

Häufige Injektionen im Rahmen einer ICT-Therapie können damit viel leichter durchgeführt werden. Wenn Sie Verzögerungsinsulin im Pen benutzen, sollten Sie bitte daran denken, den Pen vorsichtig ca. 20-mal hin und her zu schwenken, damit das Verzögerungsinsulin in der Patrone gut durchgemischt wird.

Warum braucht man überhaupt noch Spritzen?

Wenn Ihr Kind morgens und abends jeweils Normal- und Verzögerungsinsulin oder sogar bei U-100 eine Mischung aus Normal-, Verzögerungsinsulin und schnell wirksamen Insulinanalog erhält und sich nicht jeweils mehrmals mit dem Pen spritzen möchte, so können Sie die Insuline in einer Spritze aufziehen. Gebrauchen Sie einen Pen, dann müssen Sie für jede Sorte einen Pen nehmen. Da

INSULINBEHANDLUNG ALLGEMEIN

> **TIPP**
>
> **Funktionsfähigkeit des Pens**
>
> Vergewissern Sie sich jedes Mal vor dem Injizieren, ob Ihr Pen überhaupt funktionstüchtig ist, indem Sie ein oder zwei Einheiten Insulin in die »Luft« spritzen. Dies hilft gleichzeitig, die Luftblase in der Pen-Patrone zu entfernen.

Kinder und teilweise auch noch die Jugendlichen relativ stark mit ihrem Blutzucker auf bereits eine Einheit Insulin mehr reagieren, sollten Sie sich deshalb prinzipiell für einen Pen entscheiden, bei dem das Insulin mit 1-Einheit-Schritten dosiert werden kann. Pens mit Abstufungen der Dosis in Halbe-Einheiten-Schritten sind vor allem eine Erleichterung, wenn Ihr Kind noch recht wenig Insulin benötigt. Auch an dieser Stelle möchten wir an das Schwenken des Pens erinnern, damit das Verzögerungsinsulin in der Patrone gut durchgemischt ist. Beim Normal-Insulin oder Insulinanalog brauchen Sie den Pen nicht schwenken.

Spritz-Ess-Abstand bei Normalinsulin

Bei einem Blutzucker (BZ) unter 60 mg% empfehlen wir Ihnen: Spritzen Sie sofort und lassen Sie Ihr Kind nicht mit dem Essen warten! Noch sicherer ist es, vor dem Spritzen etwas Saft gegen die Unterzuckerung zu geben. Vor allem wenn die Mahlzeit fettreich ist, wie eine Pizza, lassen Sie Ihr Kind erst nach dem Essen spritzen.

Bei einem BZ-Wert von 60 bis 80 mg% kommen Sie mit einem Spritz-Ess-Abstand von nur fünf bis zehn Minuten gut klar.

Liegt der BZ in einem Bereich von 80 bis 100 mg% reichen 15 Minuten Wartezeit vor dem Essen.

Bei einem BZ über 100 mg% können Sie die üblichen 20 bis 30 Minuten Spritz-Ess-Abstand einhalten.

Spritzt ihr Kind schnell wirksames Insulinanalog (»Turbo-Insulin«) muss kein Spritz-Ess-Abstand eingehalten werden.

Wechsel der Injektionsstellen

Gespritzt wird Insulin am besten am Bauch, Oberschenkel und Gesäß. Die Stellen für die Injektionen des Insulins sollten regelmäßig abgewechselt werden. Wenn Insulin immer an den gleichen Ort gespritzt wird, bilden sich Stellen heraus, die wie Beulen aussehen. Man spricht dann auch von Verdickungen des Unterhautfettgewebes, hypertrophen Injektionsstellen oder Lipohypertrophien. Das Gewebe in diesen Bezirken ist verhärtet und geschwollen, weswegen es dort beim nächsten Einstich weniger schmerzt. Kinder neigen deshalb dazu, immer wieder in bereits verhärtete Stellen zu spritzen oder sich beim Injizieren

BEHANDLUNG UND THERAPIEFORMEN

> ### TIPP
>
> **Spritzstellen**
>
> An geraden Kalendertagen lernen bei uns die Kinder in das Unterhautfettgewebe der rechten Körperseite zu spritzen. An ungeraden Tagen injizieren sie in die Injektionsstellen der linken Körperseite. Am Oberschenkel hält Ihr Kind jeweils etwa vier Finger breit Abstand von der Leiste und vom Knie.
>
> Wichtig ist es auch die Injektionsstellen »etagenweise« zu wechseln. Ein paar Tage am Oberschenkel, dann einige Zeit am Bauch. Am Bauch halten Sie zwei Finger breit vom Nabel, der Leiste und dem Rippenbogen Abstand. Am Gesäß geht es meist am besten. Jedoch wollen viele ältere Kinder oder Jugendliche sich nicht mehr am Gesäß spritzen oder spritzen lassen.
>
> Abschließend noch ein wichtiger Hinweis: Durch Injektion in »schnellere« und »langsamere« Stellen, auf die wir im Abschnitt Normalinsulin schon hingewiesen haben, kann die Wirkung des Insulins ganz wesentlich beeinflusst werden. Wechseln Sie die Injektionsstellen deshalb möglichst gezielt und nicht zufällig.

in die entsprechende Richtung zu »dirigieren«. Da aber die Freisetzung des Insulins aus den betroffenen Injektionsorten verändert ist, können die Blutzuckerwerte enorm schwanken.

Dies lässt sich vermeiden, indem die Kinder von Anfang an lernen, die Injektionsstellen konsequent abzuwechseln.

Ab welchem Alter spritzen oder legen sich Kinder ihren Katheter selbst?

Auf diese Frage gibt es keine pauschalen Antworten. Einerseits sind die meisten Kinder von ihren Fertigkeiten betrachtet schon sehr früh in der Lage, bei der Diabetesbehandlung mitzuhelfen. Auf der anderen Seite sind sie aber verspielt und können schnell frustriert sein, wenn sie bei der Insulininjektion oder beim Katheterlegen zu früh »in die Pflicht« genommen werden. Das wichtigste Ziel bei Kindern bis zum sechsten Lebensjahr ist, dass sie die Injektionen gut tolerieren. Natürlich können Sie sie auch schon früher zum mitmachen einladen und animieren, aber erwarten sie keine konstante Mitarbeit, sondern haben Sie Geduld und führen Sie Ihr Kind langsam an diesen Schritt heran. Lassen Sie sich zunächst helfen, die Hautfalte zu bilden, der nächste Schritt wird sein, den Stempel der Spritze runter zu drücken.

INSULINBEHANDLUNG ALLGEMEIN

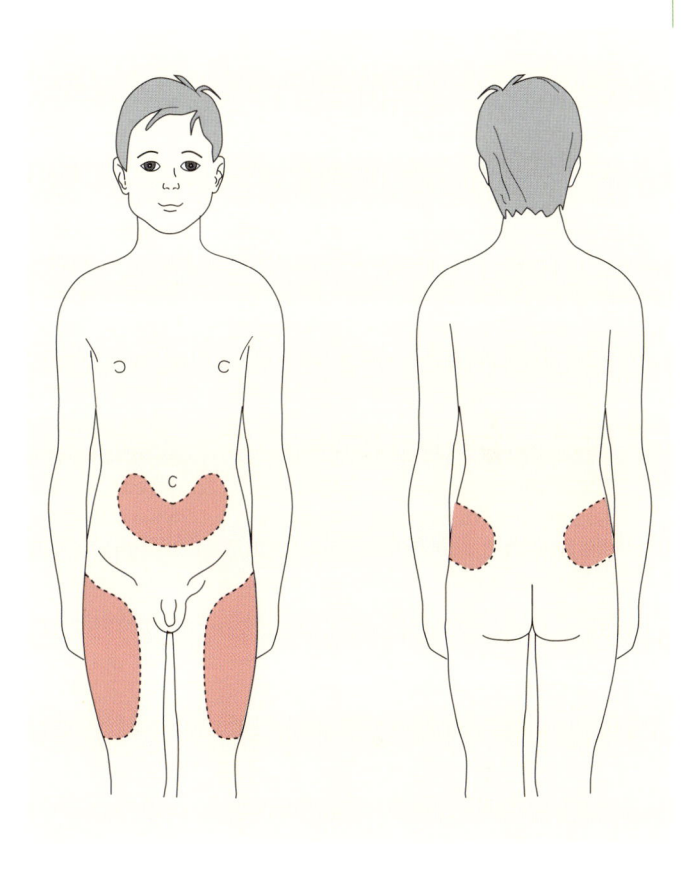

▶ Bevorzugte
Einstichstellen

Die Spritze durch die Haut zu «piksen» ist dann die schwierigste Stufe. Dies erfordert am meisten Überwindung. Der Umgang mit einer Insulinspritze oder einem Insulinpen stellt auch Anforderungen an die Feinmotorik, weswegen die Kinder dies in der Regel erst ab einem Alter von acht Jahren verlässlich schaffen. Hier ist es auch wichtig, die Vorgehensweise und die Auswahl der Injektionshilfen mit der Diabetesberaterin zu besprechen. So schaffen es Kinder bei einem etwas größeren, klobigen Gerät kaum, den Insulinpen injektionsbereit mit dem Daumen auf dem Dosierknopf mit der Kanüle in das Unterhautfettgewebe zu stechen. Sie fassen das Gerät stattdessen mehr in der Mitte und müssen sich dann zum Dosierknopf «hochhangeln». Dabei kann der Insulinpen verrutschen und es kommt zu Schmerzen beim Einstich. Sich selber in den Bauch zu spritzen, fällt Kindern dieser Altersgruppe noch sehr schwer.

Auch das selbstständige Katheterlegen bei der Pumpe benötigt Zeit und Geduld. Bevor die Kinder selbst den Katheter legen, können sie bereits mithelfen, die für den Katheter-Wechsel notwendigen Materialien zusammenzustellen. So werden sie in den Ablauf des Katheter-Wechsels mit ein bezogen und werden zur gegebenen Zeit auch dann selbst den Katheter legen können.

Drängen Sie nicht zu früh auf das selbstständige Spritzen oder Katheter legen. Ihr Kind muss von sich aus bereit sein, sich dafür zu interessieren.

Wenn Sie mit anderen betroffenen Eltern sprechen, werden Sie unterschiedliche Erfahrungen hinsichtlich der Mitarbeit von Kindern bei der Insulingabe hören. Orientieren Sie sich an Ihrem eigenen Kind und lassen Sie ihm Zeit, mit der Insulingabe vertraut zu werden. Generell ist eine verlässliche Selbstbehandlung der Kinder vor dem 12. Lebensjahr nicht zu erwarten.

Im anschließenden psychologischen Abschnitt über das Spritzen können sie nachlesen, wie Sie auf Schwierigkeiten bei der Insulingabe reagieren können. Das selbstständige Spritzen lernen die Kinder meist am schnellsten bei einer Gruppenschulung. Sie sehen dann auf der Station oder auch in Feriencamps andere Kinder, die bereits ihre Zurückhaltung abgelegt haben. Beherrschen sie erst einmal die Technik, werden sie ab 12 Jahren auch bei der Dosisanpassung aktiv mitwirken können.

Die Angst vor der Insulinspritze

Fragt man Eltern und Kinder nach den unangenehmen Seiten des Diabetes, so steht die Insulinspritze häufig an erster Stelle. Vor allem zu Beginn der Behandlung kostet es viel Überwindung, das eigene Kind zu spritzen. Den Kindern fällt es ebenfalls schwer, ihre Hemmung und ihre Angst vor dem Piks zu verlieren. Manchmal können beim Spritzen ernsthafte Probleme auftreten: Viele Kinder haben keine Lust, Ihre Spritzstellen regelmäßig zu wechseln; sie spritzen immer in die gleichen, alten »Spritzbeulen«; es gibt Kinder, die sich vor dem Spritzen ängstigen und solche, die sich stark dagegen wehren. In diesem Kapitel wollen wir zeigen, wie diese unterschiedlichen Probleme entstehen und welche Lösungsmöglichkeiten es dafür gibt.

Was Sie über Angst wissen sollten

Bevor wir im Einzelnen auf die Probleme beim Spritzen und Katheterlegen eingehen, wollen wir uns damit beschäftigen, wie Angst entsteht und wie Kinder damit umgehen. Wenn wir überhaupt keine Angst hätten, würden wir gefährlichen Situationen nicht aus dem Weg gehen und uns vielen Gefahren aussetzen.

Menschen mit zu wenig Angst sind nicht immer mutig. Sie sind häufig nicht in der Lage, die Gefährlichkeit einer Situation realistisch einzuschätzen. Angst hat also eine durchaus nützliche Eigenschaft, indem sie uns vor Gefahren warnt. Wenn die Angst allerdings zu groß ist, kann sie im Alltag hinderlich sein.

Um festzustellen, wann die Angst unangemessen ist, sind zwei Fragen zu beantworten:
1. Wer oder was löst die Angst aus?
2. Wie stark ist die Angstreaktion und wie lange hält sie an?

Für Sie als Eltern, aber auch für die medizinischen Betreuer ist es wichtig zu wissen, dass die Angst der Kinder vor einer Spritze, einer Nadel oder einem Katheter eine normale und natürliche Reaktion ist. Die Angst, gepikst zu werden ist sozusagen angeboren. Nur das Ausmaß der Angstreaktionen ist von Mensch zu Mensch beziehungsweise von Kind zu Kind unterschiedlich. Auch bei uns Erwachsenen ist die Spritzenangst eine bekannte Erscheinung, nur dass wir uns eher beherrschen und die Angst besser verbergen können als Kinder. Da die Insulinspritze bis heute ein unersetzbarer Teil der Diabetesbehandlung ist, müssen wir dem Kind die Angst davor nehmen.

> **WICHTIG**
> **Was macht Kindern Angst?**
>
> Bei Kindern sind Ängste ein Teil ihrer normalen Entwicklung. Aus psychologischen Untersuchungen wissen wir, was bei Kindern zwischen fünf und zwölf Jahren am meisten Angst auslöst:
> 1. Übernatürliche Ereignisse und Dinge (Geister, Hexen, Spukschlösser)
> 2. Dunkelheit und unbekannte Orte (Waldrand, fremde Räume, Wartezimmer)
> 3. Von fremden Gestalten oder wilden Tieren angegriffen zu werden
> 4. Wunden, Blut, Operationsschmerzen und ärztliche Instrumente

Damit helfen wir nicht nur dem Kind, sondern auch der restlichen Familie, die ebenfalls oft unter den Spritzenproblemen mit zu leiden hat. Übrigens ist die Spritzenangst nicht nur auf die Spritze oder auf den Insulinpen beschränkt, sondern betrifft auch die Blutentnahme und natürlich auch den Katheter, der bei der Insulinpumpe gelegt wird und bei vielen Kindern mit Angstreaktionen einhergehen kann.

Angst wird häufig erlernt

Eine Spritze ist ein Gegenstand, der beim Menschen leicht Angst oder starkes Unbehagen auslösen kann. Damit besitzen Spritzen die Eigenschaft, »Angst machen zu können«. Es gibt Dinge, die viel und solche, die wenig Angst hervorrufen. So gibt es zum Beispiel die weit verbreitete »Spinnenangst«. Dagegen ist eine »Schmetterlingsangst« äußerst selten. Ebenso leiden viele Menschen unter der wirklich unangenehmen »Höhenangst«, aber es gibt kaum jemanden mit einer »Wiesenangst«.

Die Angst besteht oft schon vor der »ersten Insulin-Spritze«

Wenn ein Gegenstand, der ohnehin eine gewisse Angst auslösen kann, tatsächlich bedrohlich wird, lernt ihn der Mensch besonders zu fürchten. Wenn ihr Kind bereits vor dem Diabetes schmerzhafte Bekanntschaft mit einer Spritze gemacht hat, wird diese Erfahrung durch die Insulininjektion wieder hervorgerufen. Häufig braucht es nicht einmal eigene Erfahrungen dazu. Wenn etwa Ihr Kind im Fernsehen oder woanders beobachtet hat, dass jemand beim Spritzen ängstlich reagierte, wird diese »fremde Erfahrung« übernommen. Ihr Kind hat damit eine Angstreaktion erlernt. Die Spritzenangst des Kindes ist häufig ein solches, bereits vor dem Diabetes gelerntes« Vermeidungsverhalten«.

Das Ergebnis ist etwas sehr Menschliches: Wir versuchen, Dingen oder Ereignissen aus dem Weg zu gehen, die uns früher Angst oder Schmerz zugefügt haben oder von denen wir glauben, dass sie es tun könnten.

▼ Ursache der Spritzenangst.

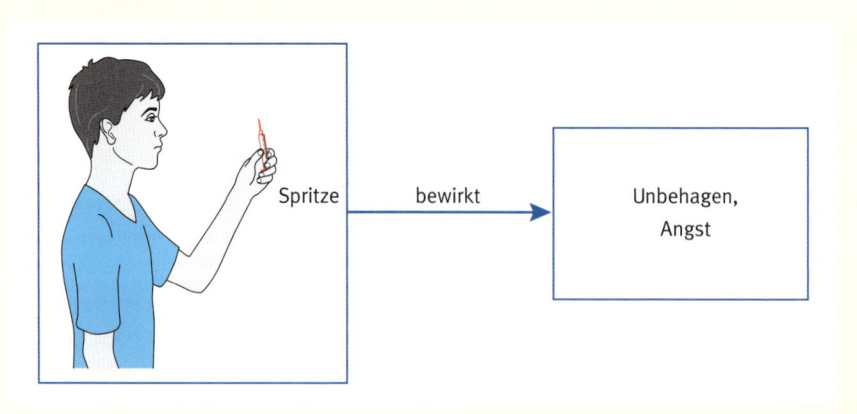

Was Sie über Angst wissen sollten

Manchmal reicht die erste Spritze, um die Angst auszulösen. Wenn der Diabetes entdeckt wird, kommt es im Krankenhaus zu den ersten Erfahrungen mit der Insulinspritze. Dabei ist ihr Kind sowohl körperlich als auch seelisch stark belastet. Die fremde Atmosphäre und die Bedrohung durch eine noch nicht einschätzbare Krankheit tragen zur Verunsicherung des Kindes bei. Dadurch steigt die Bereitschaft zu Angst und zu Panikreaktionen stark an. In dieser Situation wirkt die ohnehin schon angstmachende Spritze noch stärker auf Ihr Kind ein. Das Gleiche gilt natürlich auch für andere medizinische Instrumente, die zur Anwendung kommen, wie etwa der Katheter bei der Insulinpumpe.

Eine Spritzenangst muss nicht immer zu Beginn der Insulinbehandlung auftreten. Oft zeigen sich solche Angstreaktionen erst im Verlauf des Diabetes. Manchmal reicht eine ungeschickt gegebene Spritze aus, um beim Kind für Wochen eine Abwehrhaltung gegen die Spritzen hervorzurufen. Es gibt aber auch Spritzenängste, die plötzlich und scheinbar ohne besonderen Grund auftreten. Oft führt auch das Wechseln der Spritzstellen zu Angst- und Schmerzreaktion. Dies ist meistens der Fall, wenn ihr Kind immer nur in die gleiche Stelle spritzt oder den Katheter an der gleichen Körperstelle gelegt haben möchte. Es kommt zu einer gewissen Unempfindlichkeit an dieser Stelle. Und das Kind hat sich daran gewöhnt, dass man sich dieser Stelle zuwendet. Wenn Ihr Kind dann die Spritzstelle wechseln soll, erscheint die neue Stelle im Vergleich zur alten als viel schmerzhafter. Aus diesem Grund sollte man möglichst von Beginn an auf einen stetigen Wechsel der Spritzstellen achten und diesen Rhythmus auch beibehalten. Manchmal reagieren Kinder abweisend auf die Spritze, wenn es ihnen insgesamt nicht gut geht. Bei Problemen in der Schule oder wenn sie sich krank oder überfordert fühlen, sinkt ihre Belastbarkeit, und sie werden gegenüber dem Spritzen empfindlicher.

Bevor Sie Ihrem Kind über eine bestehende Spritzen- oder Katheterangst

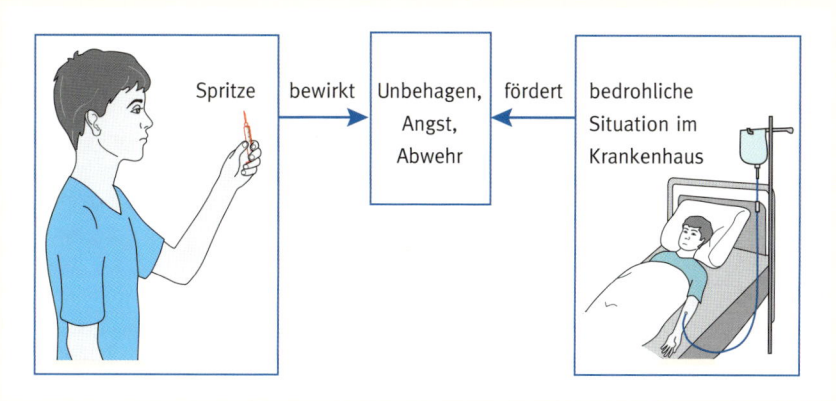

▼ Situationsabhängigkeit der Spritzenangst.

Spritze → bewirkt → Unbehagen, Angst, Abwehr ← fördert ← bedrohliche Situation im Krankenhaus

hinweghelfen, sollten Sie das Problem mit dem Diabetes-Team ansprechen. Dabei werden die Spritzstellen angeschaut und Sie können mit der Diabetesberaterin Ihre eigene Injektionstechnik überprüfen. Auch beim Katheterlegen ist die eigene Routine Grundvoraussetzung für die ruhige Durchführung. Es ist auch nützlich, in der Familie über mögliche Ursachen von Spritzproblemen nachzudenken.

Auch Angst kann verlernt werden
Es gibt zwei hauptsächliche Möglichkeiten, etwas zu verlernen:
1. indem man vergisst,
2. indem man etwas Neues dazulernt.

Beide Möglichkeiten können wir nutzen, um bestehende Spritzen- und Katheterängste abzubauen.

Die folgenden fünf Punkte dienen als Leitfaden für die Einleitung der Insulinspritze bei ängstlichen Kindern. Je nach Alter können die Methoden unterschiedlich eingesetzt werden. Wichtig ist eine gründliche Vorbereitung Ihres Kindes auf die bevorstehende Insulingabe.

Beruhigen Sie Ihr Kind rechtzeitig. Etwa eine halbe Stunde vor der Spritzzeit oder dem Katheterlegen sollte Ihr Kind nicht mehr übermäßig körperlich und emotional aufgedreht sein. Wildes herumtoben, Streitereien mit Geschwistern und andere Tätigkeiten, die zu Aufregung führen, sind zu vermeiden. Durch dieses »Zur-Ruhe-kommen« Sorgen Sie dafür, dass die Aufregung nicht von einer Situation auf die andere übertragen wird. Beispielsweise kann der Streit um ein Spielzeug vor der Insulingabe dazu führen, dass diese Aufregung sich später bei der Insulinspritze entlädt. Vorteilhaft ist es, wenn Ihr Kind sich eine halbe Stunde vor dem Spritzen mit weniger aufregenden Aktivitäten wie Puzzlelegen oder Malen beschäftigt.

Locken sie Ihr Kind rechtzeitig aus seiner Beschäftigung. Häufig entstehen Aufregung und Streit, wenn ihr Kind wegen der Insulingabe interessante Tätigkeiten oder Spiele plötzlich unterbrechen muss. Die Abwehrhaltung gegen die Spritze oder das Katheterlegen kann in diesem Fall durch den Frust über die Unterbrechung noch stärker werden. Es ist besser, das Kind rechtzeitig aus interessanten Betätigungen herauszulösen. Die Spritze soll nicht als der »Feind« gesehen werden, der einen am Spielen hindert und dazu noch Angst macht. Wenn Ihr Kind frühzeitig auf die Unterbrechung vorbereitet wird, ist es gegenüber Erklärungen aufgeschlossener und weniger gereizt. Wenn es geht, sollten Sie ihrem Kind immer klarmachen, dass es seine Beschäftigung nach dem Spritzen wieder fortsetzen kann.

Gewöhnen Sie Ihr Kind an den Ablauf des Insulinspritzen und des Katheterlegens. Viele Ereignisse verlieren ihre Bedrohlichkeit, wenn wir im Umgang mit ihnen einen bestimmten Ablauf festlegen. Kinder mögen solche« Rituale« besonders gern. Dazu zählen Gute-Nacht-Geschichten genauso wie das »Pusten« der Mutter auf eine kleine Wunde als Schmerzlinderung. Blutzuckertests und Spritzen sollten zuhause möglichst immer am gleichen Ort stattfinden. Als

Behälter für Spritzen, Tupfer und andere benötigte Dinge kann man bunte Täschchen oder lustige Schachteln benutzen. Auch das Spritzen kann durch immer gleiche Handlungen von seiner Bedrohlichkeit befreit werden. Die Rituale helfen ihrem Kind, den Ablauf der Situation vorauszusehen. Außerdem entsteht so das Gefühl, die einzelnen Schritte kontrollieren oder beeinflussen zu können. Damit diese Vorgehensweisen helfen können, brauchen Sie eine gewisse Vorlaufzeit. Seien Sie nicht ungeduldig, auch wenn Sie Ihr Kind verständlicherweise so schnell wie möglich von diesen Ängsten befreien möchten.

Treffen Sie mit Ihrem Kind Abmachungen. Vor dem Insulinspritzen oder Katheterlegen können Sie mit Ihrem Kind bestimmte Abmachungen treffen. Dazu zählt die Zusicherung, dass Spiele oder Tätigkeiten, die durch das Spritzen unterbrochen wurden, danach weitergeführt werden dürfen. Angstlösend wirken sich auch kleine Abmachungen zum Ablauf des Spritzens aus. Beispielsweise darf Ihr Kind – je nach Alter – mithelfen oder einige der Vorbereitungen übernehmen. Die schrittweise Einbeziehung des Kindes und die Belohnung von solchen Tätigkeiten ist die Grundlage der kommenden Eigenständigkeit und senkt dabei die Angstgefühle. Kleine Belohnungen für eine gelungene Insulinspritze helfen Ihrem Kind, sich auf etwas zu freuen, und verdrängen die aufsteigende Angst. Abmachungen sollten rechtzeitig vor dem Spritzen getroffen werden und dürfen danach auf keinen Fall in Vergessenheit geraten.

Entspannen Sie Ihr Kind beim Spritzen oder beim Katheterlegen. Wenn Ihr Kind über längere Zeit die Spritze verweigert oder sich dagegen wehrt, dass ein Katheter gelegt wird, wühlt das auch Ihre Gefühle auf. Häufig haben Sie Mitleid mit Ihrem Kind und möchten ihm helfen. Gelegentlich mag Sie aber auch die Wut packen, denn sie wollen sich nicht wie eine Mutter oder ein Vater fühlen, die oder der das eigene Kind quält. Gleichzeitig wissen Sie, dass es ohne Insulin nicht geht. Oft schwanken Sie daher zwischen Mitgefühl und schlechtem Gewissen und würden es am liebsten haben, wenn Sie nicht mehr spritzen müssten. Diese Empfindungen sind allesamt berechtigt und Sie teilen sie mit vielen anderen Eltern. Allerdings hilft es Ihnen und ihrem Kind, wenn Sie sich in bestimmten Situationen – wie beim Spritzen – von diesen Gedanken freimachen.

Folgende Informationen könnten Ihnen dabei helfen: Die meisten Spritzen- und Nadelängste bei Kindern entstehen nicht, weil das Spritzen selbst so weh tut. Sie kommen durch die Fantasie und die Angstbereitschaft des Kindes zustande (s. erlernte Angst). Kinder haben schon früh gelernt, dass das Spritzen weh tun kann. Schmerzen sind subjektiv. Sie können nicht wie die Raumtemperatur oder der Blutdruck mit Zahlen eindeutig ausgedrückt werden. Daher kann eine Schmerzempfindung durch psychische Einflüsse verstärkt oder aber gemindert werden. Um einen eigenen Eindruck zu bekommen, raten wir Ihnen, immer wieder den Grad der Schmerzempfindung beim Spritzen bei sich selbst zu überprüfen und so auch ihre eigenen Ängste vor der Spritze abzubauen. Dazu stechen Sie sich selbst am besten von Zeit zu Zeit mit einer leeren Insulinspritze oder lassen sie sich von jemandem piksen. Vielleicht ist auch bei Ihnen selbst die Angst vor der Spritze sehr ausgeprägt. In diesem Fall hilft es, die eigene Angst bewusst abzubauen. Wie Sie diese Angst bei sich erkennen und einschätzen, was Sie dagegen unternehmen können, haben wir für Sie auf Seite S. 74 zusammengestellt (s. »Spritzenangst bei sich erkennen«).

Wenn Sie selbst eine entspannte Situation schaffen und möglichst ruhig und ohne Angst mit der Spritze umgehen können, wird auch Ihr Kind im Laufe der Zeit dieses Verhalten von Ihnen übernehmen.

Ein geringer Teil der Spritzenängste entsteht jedoch tatsächlich aufgrund der Insulinspritze oder des Katheters. Daher sollte jede Spritzenangst, die über längere Zeit anhält und sich nicht ändern lässt, zunächst vom Kinderarzt und vom Kinderpsychologen abgeklärt werden. Durch fehlerhafte Spritztechnik, durch Überempfindlichkeit bestimmter Hautstellen, durch eine für das Kind zu lange Nadel und durch eine besondere schmerzempfindliche Veranlagung können bei einem kleinen Teil der Kinder wirkliche Spritzschmerzen auftreten. Einen wichtigen Hinweis liefert das Verhalten Ihres Kindes nach dem Spritzen: Je schneller sich Ihr Kind danach beruhigt, umso eher handelt es sich um eine gelernte Angstreaktion, die mit dem hier beschriebenen Vorgehensweisen gesenkt werden kann. Für die meisten Kinder wird dies eine Zeitspanne von 5–15 Minuten sein.

Wegsehen oder hinsehen?

Sie kennen wahrscheinlich die Situation von sich selbst oder von Ihrem Kind: Wenn beim Arzt Blut abgenommen wird, dann schauen manche zu. Andere drehen den Kopf weg, damit sie ja nichts sehen. Dabei handelt es sich um zwei typische Verhaltensweisen, mit denen wir Menschen bedrohliche oder unangenehme Situationen überwinden möchten. Die »Weggucker« schützen sich, indem sie auf den unangenehmen Anblick verzichten. Die »Hingucker« dagegen müssen das Geschehen genau beobachten, um ihre Angst zu senken. Sie sollten deshalb wissen, zu welchem »Gucker-Typ« Ihr Kind gehört, bevor Sie die Spritzenangst angehen.

Wegschauen und ablenken

Manchen Kindern hilft es, ihre Angst zu senken, wenn sie bei der Insulingabe nicht zusehen müssen. Das können Sie unterstützen, indem Sie beim Spritzen oder Katheterlegen oder sogar schon bei den Vorbereitungen das Kind bewusst vom bedrohlichen Anblick ablenken. Ein interessantes Bild in Sichtweite, ein Spielzeug, ein Hörspiel im Hintergrund und selbst ein Film kann die angespannte Aufmerksamkeit des Kindes fesseln. Alles was ablenkt hilft! Durch die Ablenkung von der anscheinend bedrohlichen Insulinspritze »vergisst« Ihr Kind, ängstlich zu reagieren, und lernt so schrittweise sich ruhiger zu verhalten.

Sie können sogar die unangenehme Situation des Spritzens durch einen an-

Was Sie über Angst wissen sollten

genehmen Anblick beseitigen oder auflösen. Wenn etwa ein begehrtes Spielzeug oder eine zuckerfreie Süßigkeit Ihrem Kind angeboten wird, wird es dadurch nicht nur abgelenkt. Vielmehr treten die angenehmen Eindrücke in Konkurrenz zu den unangenehmen. Jede einzelne Spritze, bei der keine oder weniger Angstreaktionen gezeigt werden, hilft dabei, die Spritzenangst langfristig abzubauen. Da Spritzenängste vor allem bei jüngeren Kindern im Verlauf des Diabetes immer wieder auftreten können, sollten solche Maßnahmen solange angewandt werden, bis sie tatsächlich erste Erfolge zeigen.

Hinschauen und Mitmachen

Es gibt Kinder, die sich wohler fühlen, wenn sie beim Spritzen hinschauen können. Oft wird auch aus einem »Weggucker« mit der Zeit ein »Hingucker«

TIPP

Spritzenangst

Um die Spritzenangst zu senken, kann Ihr Kind vor der Spritze folgendes tun:

Lassen sie Ihr Kind die Spritzstellen massieren. Nachdem die Spritzstelle beziehungsweise der Ort für den Katheter ausgewählt ist, kann Ihr Kind die Stelle durch kreisförmige, reibende Bewegungen massieren und sich damit auf die Spritze »vorbereiten«. Dadurch ist die Spritzstelle besser durchblutet, und nach der mechanischen Reizung wird der Einstich nicht mehr so deutlich empfunden. Zum gleichen Zweck kann Ihr Kind auch ermuntert werden, unmittelbar vor dem Spritzen, die Hautfalte kurz zusammenzukneifen. Das Zwicken bewirkt einen kleinen Schmerz, der das folgende Piksen mit der Nadel überlagert.

Entspannung löst Spannung auf. Wenn in den Oberschenkel gespritzt wird, ist eine kurze Entspannungsübung für das ganze Bein ratsam. Dazu streckt Ihr Kind aus sitzender Haltung den betreffenden Fuß waagerecht aus, sodass sich die Oberschenkelmuskulatur anspannt. Je nach Kondition und Laune sollte das Bein fünf bis 20 Sekunden ausgestreckt bleiben. Die folgende Entspannung erleichtert das Spritzen und lindert die Schmerzempfindung. Bei sehr ängstlichen und schmerzempfindlichen Kindern hilft es, die Spritzstelle mithilfe einer Wärmflasche oder eines in warmem Wasser getränkten Waschlappens zu stimulieren. Wärmflasche oder Waschlappen sollten nur lauwarm sein. Man legt sie auf die Spritzstelle und lässt die Wärme etwa ein bis zwei Minuten einwirken. Dadurch kann sich die Hautoberfläche entspannen und Ihr Kind beruhigt sich ebenfalls.

und mit zunehmenden Alter schließlich ein« Mit-Macher«. Diese Entwicklung zeigt sich bei vielen Kindern, indem sie sich nicht mehr in die Pobacken spritzen lassen. Sie wollen sehen, was passiert. Zuschauende Kinder können je nach Alter auch in die Gabe der Spritze mit einbezogen werden. Und auch beim Katheterlegen können sie mit der Zeit helfen.

Auch während des Spritzvorgangs hat Ihr Kind die Möglichkeit, aktiv mitzuwirken:

Manche Kinder mögen es, beim Spritzen laut mit zu zählen. Bei einer bestimmten Zahl wird dann die Nadel unter die Haut gedrückt. Auch kleine Verse oder Liedchen können zu Entspannung beitragen. Gleichmäßiges Atmen hilft ebenfalls, bestehende Spannungen zu lösen.

Selbst Schreien kann helfen. Einige Kinder machen gerne mit, wenn man mit ihnen vereinbart, dass sie beim Spüren der Nadel sofort losschreien. Diese bewusste und gewollte Schmerzreaktion führt zur Erleichterung und macht die eigene ernsthafte Angstreaktion zunichte.

Spieglein, Spieglein an der Wand – manchmal hilft's. Kinderpsychologen haben die Erfahrung gemacht, dass auffällige Reaktionen bei Kindern nachlassen, wenn sie sich dabei im Spiegel betrachten müssen. Ein mehr oder weniger zufällig aufgestellter Spiegel in der Nähe kann die Aufmerksamkeit des Kindes während des Spritzens auf das eigene Verhalten lenken und damit die Angstreaktion mindern.

Welche dieser Methoden für Ihr Kind passend ist, müssen Sie aufgrund Ihrer eigenen Erfahrungen entscheiden. Auch können Sie die einzelnen Schritte kombinieren oder abwechselnd ausprobieren. Wichtig ist, dass Sie für jede Maßnahme eine gewisse Anlaufzeit einplanen und nicht eine sofortige Erleichterung erwarten. Wie wir es bereits beschrieben haben, sind die meisten Ängste erlernte Reaktionen und genauso braucht das »Verlernen« seine Zeit.

Hilfreich sind auch Gespräche mit ihrem Diabetes-Team oder anderen betroffenen Eltern. Die aufgezählten Methoden sind alle in der Praxis angewandt worden und konnten häufig zur Beseitigung oder Linderung der Spritzenangst bei Kindern beitragen. Wichtig ist, dass Sie die verschiedenen Vorgehensweisen geduldig ausprobieren und ernst nehmen. Auch wenn manche der Methoden wie Tricks erscheinen, dienen sie nicht dazu, das Kind zu überlisten, sondern einen Weg zu finden, um unnötige Ängste abzubauen und dabei eine liebevolle Beziehung zum Kind beizubehalten.

Die umstrittene Belohnung. Für viele Eltern ist es der letzte Ausweg, und auch der kann oft scheitern: Die Belohnung. Dem Kind wird eine bestimmte Belohnung versprochen, wenn es sich ohne Gegenwehr oder Angstreaktionen spritzen lässt. Im Prinzip funktionieren solche Belohnungen, aber ihre Wirkung lässt oft schnell nach, oder die Wünsche der Kinder werden so groß, dass sie an Angemessenheit verlieren. Wenn Sie Ihrem Kind mit Belohnungen über die Hürde der Insulininjektionen oder des

Katheterlegens helfen wollen, sollten Sie folgende Punkte beachten:

Je jünger das Kind ist, umso schneller muss eine Belohnung auf das erwünschte Verhalten folgen. Als Belohnung kommen solche Dinge infrage, mit denen sich ihr Kind sofort beschäftigen kann. Größere Belohnungen sollten nur in wirklichen Notfällen gegeben werden, damit sich Ihr Kind nicht an sie gewöhnt.

Bei älteren Kindern kann ein bestimmtes Verhalten durch die Vergabe von Punkten belohnt werden. Dabei wird festgelegt, dass bei einer bestimmten Punktzahl eine größere Belohnung fällig wird. Diese Art der Belohnung hat den Vorteil, dass Sie nicht ständig etwas als Belohnung besorgen müssen. Zweitens kann beim Punkte sammeln auch mal ein Punkt abgezogen werden, wenn das erwünschte Verhalten ausbleibt.

Das »Koboldhaus«
Das abgebildete Koboldhaus ist ein Beispiel für einen kindgerechten Belohnungsansatz, der vor allem bei Kindern zwischen drei und sieben Jahren Erfolge zeigt. Das Koboldhaus kann zusammen mit dem Kind gebastelt oder auch von den Eltern hergestellt werden.

Es besteht aus einem gemalten Haus, dessen Umrisse und Innenräume ausgeschnitten sind. Auf dem Dach des Hauses sitzen 14 kleine Kobolde.

Der Auszug aus einem Protokoll mit einem vierjährigen Mädchen soll verdeutlichen, wie das Koboldhaus eingeführt wird. Häufig übernehmen die Eltern die Erklärung. In diesem Fall wurde Lisa (LI) von den Eltern zur Diabetes-Beratung gebracht und unterhielt sich mit dem Psychologen (PS).

PS: Lisa, ich weiß jetzt, dass du gar keine Lust zum Spritzen hast. Und deine Mama hat gesagt, dass du oft ganz arg wütend bist und weinen musst. Stimm das?
LI: Hmm.
PS: Und gefällt dir das, wenn du so bist. Oder macht es dir Spaß?
LI: Neee.
PS: Schau mal, vielleicht können wir ja etwas machen, dass du nicht so komisch bist beim Spritzen. Und dass es dir dabei besser geht.
LI: Weiß nicht.
PS: Etwas Lustiges und dass du auch etwas Tolles machen kannst.
LI: Mal sehen.
PS: Was ärgert dich denn immer so?

▼ Koboldhaus

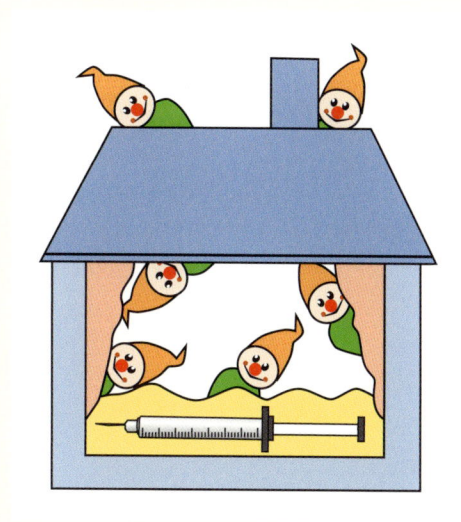

LI: Die Spritze.
PS: Ärgert es dich, wenn die Mama die Spritze holt?
LI: Wenn sie die hier rein macht.
PS: Was machst du dann, wenn sie die so rein macht?
LI: Du Blöde ...
PS: Du schimpfst.
LI: Ja.
PS: Aber manchmal schimpfst du gar nicht.
LI: Nur manchmal.
PS: Vielleicht kannst du ja ganz oft nicht arg schimpfen. Wollen wir es mal probieren?
LI: Nee!
PS: Siehst du dieses Häuschen hier?
LI: Ist lustig.
PS: Hier sind ...
LI: Sind das Vögel und Tiere?
PS: Das sind ganz liebe kleine Kobolde. Und sie müssen alle auf dem Dach sitzen. Dabei ist es so kalt. Und sie müssen auch nachts draußen sitzen.
LI: Mach sie doch da rein. Im Zimmer drin.
PS: Na, so einfach geht es leider nicht. Das sind ganz besondere Kobolde. Nur wenn Ihnen ein Kind hilft, können sie ins Haus rein.
LI: Wie?
PS: Magst du die Kobolde?
LI: Neee! Jaaa! Neee! Jaaaa!
PS: Willst du, dass sie auf dem Dach bleiben müssen?
LI: Sie sollen rein.
PS: Vielleicht kannst Du Ihnen ja wirklich helfen. Schau mal, wenn du willst, gebe ich Dir das ganze Haus mit. Und Zuhause darfst du jedes Mal einen Kobold vom Dach nehmen und ins Zimmer setzen, wenn du es schaffst, beim Spritzen nicht so arg herumzutoben. Wenn alle Kobolde im Haus hocken, bringst du es mir wieder vorbei. Zum Anschauen.
LI: Darf ich's nicht behalten?

Wie aus dem Protokoll hervorgeht, darf das Kind bei jeder gelungenen Injektion einen Kobold vom Dach nehmen und ihn ins Haus setzen. Wenn alle vom Dach verschwunden sind, ist eine Belohnung fällig.

Belohnungen dieser und auch anderer Art dienen nicht dazu, das Verhalten des Kindes zu »erkaufen«. Es geht darum, dem Kind einen Anreiz zu geben, sein ängstliches Verhalten zu überwinden. Je häufiger das geschieht, umso weniger kann sich die Spritzenangst festsetzen. Oft kann eine scheinbare Spritzenangst weiter auftreten, damit die Belohnungen nicht aufhören. Zu diesem Zeitpunkt ist aber zumindest die eigentliche Angstreaktion überwunden.

Zusammenfassung

Spritzenängste sind überwindbar. Es ist nicht immer einfach, das eigene Kind täglich mehrmals zu Spritzen oder ihm alle paar Tage ein Katheter zu legen, wenn es das nicht möchte und Angst dabei zeigt. Besonders schwer fällt es bei jungen Kindern, die sich womöglich wehren oder dabei weinen müssen. Jedes Kind reagiert unterschiedlich. Manche habe nie Probleme mit der Insulinspritze und lassen sich Katheter mühelos legen. Andere dagegen leiden sehr darunter. Der Protest und die Abneigung gegen das Spritzen kann seine Ursache in einer Spritzen- und Nadelangst haben oder weil Ihr Kind dass Einstechen der Nadel als schmerzhaft empfindet. In beiden Fällen kann mithilfe der beschriebenen Vorgehensweisen eine Besserung der Situation erreicht werden. Dabei handelt es sich nicht um Patentrezepte. Wie eingangs erwähnt, ist der Verlauf des Diabetes sehr individuell. Bei jedem Kind müssen wir den passenden Ansatz oder »Schlüssel« finden, mit dem wir die Spritzenangst »knacken« können.

Wie bei den meisten Problemen mit der Diabetesbehandlung im Alltag sollten Sie nicht zögern, Ihr Diabetes-Team zu Rate zu ziehen. Wie bei Problemen mit der Ernährung oder bei der schlechten Erkennung von Unterzuckerungen müssen auch Spritzprobleme von ärztlicher und psychologischer Seite her gesehen werden.

Spritzenängste treten gehäuft bei jüngeren Kindern auf. Bei manchen würden sie auch ohne entsprechende Betreuung wieder verschwinden, bei anderen bedarf es ständiger Hilfe. Sie als Eltern sollten zuversichtlich sein, dass Spritzenängste überwindbar sind. Allerdings ist das schwer zu glauben, wenn man gerade mitten drin steckt. Während die Spritzenangst eher bei jüngeren Kindern vorkommt, versuchen ältere Schulkinder, mit der Verweigerung oder Ablehnung der Spritze gegen ihren Diabetes zu protestieren.

Es ist normal, dass Kinder sich auf diese Weise Luft machen.

Manche Kinder lehnen sich gegen das Spritzen auf, weil sie den Diabetes insgesamt nicht möchten. Sie rebellieren dadurch gegen ihre Erkrankung. Als Eltern können Sie das am besten daran erkennen, dass in solchen Fällen mehr Wut als Angst hervortritt. Auch kommt es bei Kindern, die sich gegen den Diabetes auflehnen, meist zusätzlich zu Problemen in anderen Bereichen der Behandlung. In solchen Fällen sollte man sehr behutsam vorgehen und das Gespräch mit Fachleuten suchen.

FRAGEBOGEN

Fragebogen

Mithilfe des Fragebogens »Wie geht's mir mit Nadel und Spritze« können Sie den Grad Ihrer Ängstlichkeit überprüfen und einschätzen. Nehmen Sie sich Zeit und beantworten Sie jede Frage so, wie Sie empfinden und wie es für Sie persönlich zutrifft. Wenn Sie die Punkte aus Ihren Antworten zusammenzählen, sehen Sie, in welchem Ausmaß bzw. ob Sie überhaupt zur Nadel- oder Spritzenangst neigen.

Spritzenangst bei sich erkennen

Die übermäßige Angst vor Injektionen, Nadeln und Blutentnahmen kommt in der Bevölkerung häufiger vor, als man allgemein annimmt. Es ist ja nicht so schwer, mit einer Spritzenangst zu leben, wenn man sehr selten oder fast nie mit solch einer Behandlung konfrontiert wird. Anders ist der Fall beim täglichen Umgang mit Nadel und Spritze, wie es nun einmal die Diabetesbehandlung erfordert. Manchmal ist einem das Ausmaß dieser Angst gar nicht vollständig bewusst.

»Wie geht's mir mit Nadel und Spritze«

4 = stimmt meistens; 3 = stimmt oft; 2 = stimmt ab und zu; 1 = stimmt nicht				
Kaum etwas ist so unangenehm wie eine Spritze	☐ 4	☐ 3	☐ 2	☐ 1
Schon die Nadel zu sehen ist erschreckend	☐ 4	☐ 3	☐ 2	☐ 1
Ich werde ängstlicher, je mehr die Spritze meinem Körper näher kommt	☐ 4	☐ 3	☐ 2	☐ 1
Ich weiß nicht, warum Spritzen mir so viel Angst einjagen, es ist einfach so	☐ 4	☐ 3	☐ 2	☐ 1
Allein der Gedanke, dass die Nadel in meinen Körper einsticht, ist schwer zu ertragen	☐ 4	☐ 3	☐ 2	☐ 1
Ich befürchte, die Nadel könnte nicht sauber sein und eine Entzündung bewirken	☐ 4	☐ 3	☐ 2	☐ 1
Ich befürchte, dass die Nadel einen schmerzhaften Nerv treffen könnte	☐ 4	☐ 3	☐ 2	☐ 1
Das Schlimmste ist, wenn ich fühle, dass die Nadel durch die Haut sticht	☐ 4	☐ 3	☐ 2	☐ 1
Die Injektion könnte dazu führen, dass ich blute	☐ 4	☐ 3	☐ 2	☐ 1
Wenn die Spritze wegrutscht, könnte sie mich verletzen	☐ 4	☐ 3	☐ 2	☐ 1
Wenn ich medizinische Instrumente mit Nadeln sehe, fühle ich mich beklommen	☐ 4	☐ 3	☐ 2	☐ 1
Zu sehen, wie jemand eine Spritze bekommt, macht mich nervös	☐ 4	☐ 3	☐ 2	☐ 1
Wenn mir Blut abgenommen wird, kann ich nicht hinschauen	☐ 4	☐ 3	☐ 2	☐ 1
Ich muss mich richtig dazu zwingen, eine Spritze auszuhalten	☐ 4	☐ 3	☐ 2	☐ 1
Mir ist schon bei einer Blutentnahme oder einer Spritze schlecht geworden	☐ 4	☐ 3	☐ 2	☐ 1
addierte Punkte =				

Das bedeuten die erreichten Punktwerte:

- Bei Punktwerten unter 28 haben Sie das gewöhnliche Unbehagen beim Spritzen. Hier kann nicht von einer ausgeprägten Angst gesprochen werden.
- Noch weniger Angst besteht bei Punkten unter 20. Vielmehr zeigt sich hier eine normale Reaktion auf eine unangenehme Prozedur.
- Wenn Sie über 28 Punkte liegen, ist es ratsam, dass Sie sich Zeit nehmen, um die Spritze in aller Ruhe kennenzulernen.
Sie werden erkennen, dass die Nadel der Insulinspritze oder des Pens sehr fein geschliffen ist und keine bedrohliche Länge hat. Sie soll ja nur das Fettpolster unter der Haut erreichen. Sie können durch sogenannte »Trockenübungen« wie etwa das Einstechen der Nadel in eine Zitrone nicht nur Ihre Spritztechnik verbessern, sondern auch die Spritzenangst bekämpfen. Durch den Umgang mit der Spritze in einer ruhigen Atmosphäre erleben Sie, dass es möglich ist, mit weniger Angst an die Nadel zu denken und mit der Injektion umzugehen. Diesen Vorgang nennt man Desensibilisierung. Bei leichtgradiger Ängstlichkeit kann durch eigene, selbstständige Übungen eine schrittweise Annäherung an das unbehagliche Objekt erfolgen.
- Wenn Ihre Punzahl 36 und mehr beträgt, können Sie sich zwar meist beherrschen, es kostet Sie aber viel Kraft und Überwindung, eine Spritze oder eine Blutentnahme nach außen hin relativ ruhig durchzustehen. Hier hilft eine aktive Auseinandersetzung mit der Spritzenangst, indem Sie mit Ihrem Partner bzw. Ihrer Partnerin darüber sprechen und vor allem das Problem auf keinen Fall bagatellisieren. Gemeinsame Übungen mit der Spritze können dazu verhelfen, dass die innere Angst bei der Injektion des Kindes nicht störend auftritt. Auch ein Gespräch mit der Diabetesberaterin Ihrer Klinik kann helfen, da vor allem diese Berufsgruppe fundierte Erfahrungen im Umgang sowohl mit der Injektion als auch mit Injektionshemmungen (bei Kindern und Eltern!) hat. Nehmen Sie sich Zeit für dieses Anliegen, denn Sie und Ihr Kind profitieren davon.
- Sollten Sie im Fragebogen über 45 Punkte kommen, haben Sie eine deutliche Injektionsangst. Das heißt nicht, dass Sie nicht in der Lage wären, Ihrem Kind das Insulin zu spritzen. Eigene Spritzenangst muss nicht immer zu einer allgemeinen Hemmung im Umgang mit Nadel und Spritze führen. Es gibt zum Beispiel Ärzte mit Spritzenangst, was sie aber nicht davon abhält, Patienten zu behandeln. Trotzdem kann man durch die Minderung der Angst die eigene Kompetenz beim Spritzen erhöhen. Das stärkt auch das Sicherheitsgefühl des Kindes. Ziel ist, dass die Kinder nicht durch Spritzängste der Eltern solche Gefühlsreaktionen erlernen und übernehmen. Daher wäre es ratsam, bei hohen Punktwerten (über 45) mittelfristig eine psychologische Beratung in Anspruch zu nehmen. Untersuchungen hierzu haben gezeigt, dass eine verhaltenstherapeutische Angstbehandlung relativ schnell zum Erfolg oder zu einer Besserung führt.

Insulinbedarf

Dieser kann in drei charakteristische Phasen eingeteilt werden:

Initialphase

Direkt nach der Manifestation des Diabetes hat jedes Kind einen sehr hohen Insulinbedarf. Dies spiegelt den starken Insulinmangel wieder, den Ihr Kind in den letzten Wochen und Monaten vor dem Auftreten der Erkrankung ausgesetzt war.

Remissionsphase (»honeymoon period«)

Nach Beginn der Insulintherapie kommt es zu einer, bei jedem Kind unterschiedlich ausgeprägten Restausscheidung von Insulin aus den Insulin produzierenden Beta-Zellen der Bauchspeicheldrüse. Folge ist, dass die Insulindosis Ihres Kindes teilweise deutlich reduziert werden kann, die Blutzuckerwerte recht stabil und überwiegend im normalen Bereich sind und auch kleinere Diät- oder Insulindosierungsfehler keine wesentlichen Auswirkungen auf die aktuellen Blutzuckerwerte haben können. Der Insulintagesbedarf liegt während dieser Phase bei weniger als 0,5 IE/ kg KG/ Tag. Diese »Erholungsphase« tritt bei ca. 30 bis 60 Prozent aller Kinder nach Auftreten des Diabetes auf und dauert im Durchschnitt ein bis sechs Monate. Diese Zeit ist wichtig, um nach dem stationären Aufenthalt zu Hause und im Alltag mit den neuen Herausforderungen der Diabetesbehandlung klar zu kommen.

Postremissionsphase

Hört diese Remissionsphase auf, benötigt ihr Kind mehr Insulin. Vor der Pubertät liegt der Insulintagesbedarf in der Regel zwischen 0,8–1,0 IE/kg KG/Tag. Während der Pubertät kommt es zu einem deutlich gesteigerten Insulinbedarf, bei Mädchen im Durchschnitt zwischen 1,0–1,3 IE / kg KG/ Tag, bei Jungen 1,1–1,5 IE/kg KG/Tag. In der Zeit nach der Pubertät liegt der Insulinbedarf meist wieder bei 0,8–1,0 IE/kg KG/Tag.

Diese unterschiedlichen Phasen des Insulinbedarfs sind völlig normal und spiegeln die normale Entwicklung ihres Kindes wieder. Bei Kindern ohne Diabetes regelt dies der Körper selbst, bei Kindern mit einem Insulinmangel aufgrund ihres Diabetes muss der erhöhte Bedarf jeweils entsprechend den aktuellen Bedürfnissen angepasst werden. Das heißt, benötigt Ihr Kind mehr Insulin, bedeutet das nicht zwangsläufig, dass Ihr Kind schlecht eingestellt ist, sondern dass es einen höheren Bedarf aufgrund seiner körperlichen Entwicklung haben kann. Vor allem für Eltern, deren Kinder sehr jung, als Kleinkind, ihren Diabetes bekommen haben, ist dies oft nicht leicht: als Kleinkind rechnen sie oft noch in ¼ Insulin-Einheiten, dann sollen sie später Steigerungen in ganzen oder sogar 2 IE-Schritten akzeptieren. Diese Veränderungen plausibel zu vermitteln, ist eine wichtige Aufgabe des betreuenden Diabetes-Teams. Wird der Insulinbedarf nicht an die körperlichen Veränderungen angepasst, kommt es zwangsläufig zu einer Verschlechterung der Stoffwechseleinstellung.

Die verschiedenen Therapieformen

Die Insulintherapie von Kindern und Jugendlichen mit Diabetes mellitus Typ 1 hat sich in den letzten 15 bis 20 Jahren grundsätzlich geändert. Ging man früher davon aus, dass man den Kindern und ihren Eltern möglichst wenige Insulininjektionen, in der Regel zwei Mal täglich, zumuten kann, ist heute eine intensivierte Insulintherapie Standard. Dies ist Folge eines anderen Verständnisses in der Behandlung der Kinder und Jugendlichen mit Diabetes. Früher mussten nämlich die Kinder so leben wie sie morgens und abends gespritzt und die Mahlzeiten festgelegt haben. Heute versuchen wir, die intensivierten Therapieformen so den individuellen Bedürfnissen des einzelnen Kindes oder Jugendlichen anzupassen, dass dieser ein möglichst normales Leben nach seinen Vorstellungen führen kann.

Konventionelle Insulintherapie

Diese früher übliche Behandlungsform mit ein bis zwei Spritzen täglich wird heute kaum noch angewendet. Bezeichnet wird damit die in der Regel zweimalige Verabreichung einer individuell zusammengestellten Insulinmischung aus Normal- und Verzögerungsinsulin. Der Vorteil lag in den nur zwei Injektionen täglich, der Nachteil in der konsequenten Einhaltung eines »Diätplans«, der bei den älteren Kindern und Jugendlichen sehr schnell an seine Grenzen kam.

Intensivierte Insulintherapie

Eine intensivierte Insulintherapie kann auf zwei Arten durchgeführt werden:

zum ersten mit der sogenannten **intensivierten konventionellen Insulintherapie (ICT)** mit mehreren Insulininjektionen täglich oder zum zweiten mit der **Insulinpumpentherapie**, welche gerade bei kleinen Kindern eine enorme Zunahme erfahren hat (s. Kapitel »Insulinpumpentherapie«). Die folgende Abbildung zeigt sehr eindrücklich die Veränderung der verschiedenen Insulintherapien in den letzten 15 Jahren.

BEHANDLUNG UND THERAPIEFORMEN

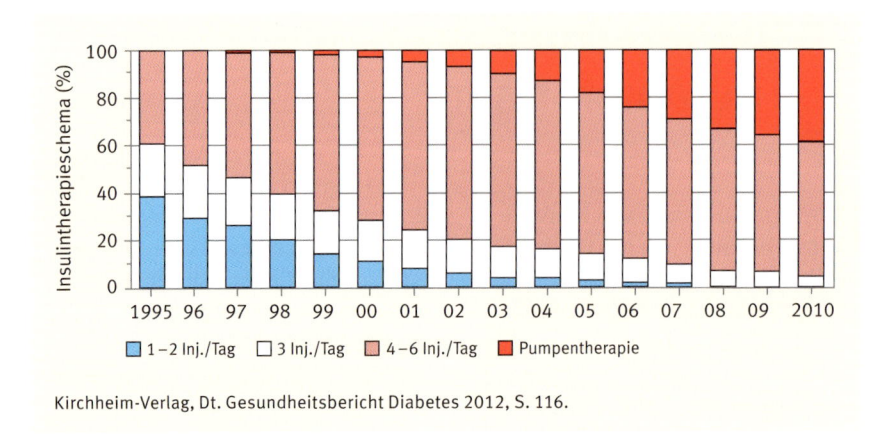

▲ Übersicht der Insulintherapie in den letzten 15 Jahren im Kindes- und Jugendalter

Intensivierte konventionelle Insulintherapie (ICT)

Davon spricht man, wenn vier und mehr Injektionen am Tag verabreicht werden. Bei dieser Therapieform muss ihr Kind zwar öfter spritzen, hat dafür aber deutlich mehr Flexibilität. Durch die Einführung der neuen »Turbo-Insuline« (schnell wirksame Insulinanaloga) , die wir ihnen im Kapitel »Insulinbehandlung« weiter vorne bereits vorgestellt haben, spritzen die Kinder und Jugendliche nur noch für eine Mahlzeit, sofort, ohne Spritz-Ess-Abstand. Somit können der Zeitpunkt der Mahlzeiten, aber auch die Menge frei variiert werden. Die Kinder und Jugendlichen sind nicht mehr wegen der Wirkung der herkömmlichen Normalinsuline gezwungen, ca. zweieinhalb bis drei Stunden nach der Injektion eine Zwischenmahlzeit zu essen.

Wichtig für die Durchführung einer ICT-Therapie ist die ausreichende Versorgung ihres Kindes mit Basalinsulin. Man spricht dann auch von dem sogenannten **Basis-Bolus-Konzept**.

Alle Menschen brauchen einen gewissen Grundbedarf an Insulin für den Stoffwechsel, die sogenannte Basalrate oder der Basalinsulinbedarf. Sie macht je nach Alter des Kindes oder Jugendlichen 25 bis 45 Prozent der gesamten Insulintagesmenge aus. Auch wenn der Körper keine Nahrung zu sich führt, braucht er dieses Insulin, um die Organfunktionen aufrechtzuerhalten. Dafür wird dem Körper aus dem Zuckerspeicher der Leber und auch aus dem Muskeleiweiß Energie in Form von Zucker bereitgestellt. Dieser muss nun wiederum mithilfe des Insulins in die Zellen geschafft werden, wo er verwertet wird. Insulin drosselt außerdem die Zuckerabgabe aus dem Leberspeicher und wirkt so einer unkontrollierten Abgabe entgegen. Zur Abdeckung dieser Basalrate bedarf es der Zufuhr von Basalinsulin, entweder des menschlichen Verzögerungsinsulin NPH oder der neuen lang wirksamen Insulinanaloga Glargin und Detemir. Zusätzlich zu dieser Grundversorgung mit Insulin benötigt der Körper noch Insulin zu den jeweiligen Mahlzeiten, quasi als Insulinbolus. Dies stellt zusammen das Basis-Bolus-Konzept dar.

Basalinsulin

Verwendet ihr Kind das Verzögerungsinsulin NPH als Basalinsulin, wird es in der Regel morgens und spät abends zur Nacht gespritzt. Es gibt aber auch Kinder und Jugendliche, die NPH-Insulin vier Mal täglich, also morgens, mittags, abends und zur Nacht verwenden müssen, um eine adäquate Versorgung mit Basalinsulin zu gewährleisten.

Die spätabendliche Insulininjektion mit NPH-Verzögerungsinsulin sollte möglichst nicht vor 23 Uhr erfolgen, um eine ausreichende Wirkung für den nächsten Morgen zu erzielen.

Da ihr Kind morgens in die Schule geht, werden Sie die Injektion übernehmen müssen, bis ihr Sohn oder ihre Tochter alt genug ist, so spät selbst zu spritzen. Viele Kinder merken überhaupt nicht, wenn nachts im Schlaf der Blutzuckertest gemacht und anschließend das Insulin gespritzt wird. Bei anderen ist es besser, sie kurz zu wecken, die Spritze oder den Pen zu reichen und sie dann selbst spritzen zu lassen. Bei etlichen funktioniert aber mitten in der Nacht die Injektion des Basalinsulins überhaupt

nicht. Solche Kinder werden dann vor ihrer Spätmahlzeit, das heißt gegen 21 Uhr, spritzen müssen. Um eine bessere Insulinwirkung vor allem am frühen Morgen zu erzielen, kann eine Umstellung auf eines der lang wirksamen Insulinanaloga hilfreich sein, welche bereits früher gegeben werden können und trotzdem ihre volle Wirkung erst viel später, also im gewünschten Bereich am Morgen (Detemir) oder lang anhaltend (fast 24 Stunden, Glargin) entfalten können.

Wann sollte vom üblichen Verzögerungsinsulin NPH auf ein lang wirksames Insulinanaloga umgestellt werden?

Der wichtigste Grund stellt sicherlich das »Morgengrauen-Phänomen« oder Dawn-Phänomen dar. Dieses wird durch die Ausschüttung kontrainsulinärer Hormone, vor allem des Wachstumshormons, in den frühen Morgenstunden hervorgerufen. Dieser früh morgendliche Anstieg der Blutzuckerwerte ist vor allem in der Pubertät ausgeprägt (s. auch Kapitel »Diabetes und Pubertät«). Wir haben gute Erfahrungen mit der rechtzeitigen Umstellung der Jugendlichen auf das länger wirkende Insulinanalog Detemir mit Beginn der Pubertät gemacht. Detemir muss in der Regel jedoch zwei Mal täglich, also morgens und spät abends gespritzt werden. Wichtig ist auch eine ausreichend hohe Dosierung von Detemir, um eine volle Wirkung, vor allem in den Morgenstunden, zu erreichen. Glargin kann auch eingesetzt werden, wobei der Effekt in den Morgenstunden nicht so stark ist. Aus diesem Grund setzen wir es eher vor oder gegen Ende der Pubertät und zur Vereinfachung des Insulinregimes ein. Eine weitere Alternative zur besseren Therapie des Dawn-Phänomens stellt die Umstellung auf die Insulinpumpe dar. Mit der Pumpe lässt sich die jeweilige Basalrate sehr genau (stündlich oder sogar halbstündlich) und ganz individuell so einstellen, dass gerade in den frühen Morgenstunden dem Anstieg der Blutzuckerwerte entgegen gewirkt werden kann.

Ein weiterer Grund zur Umstellung auf die lang wirksamen Insulinanaloga stellt eine Vereinfachung des Insulinregimes und stark schwankende Blutzuckerwerte (hohe Glukose-Variabilität) dar.

Manche Kinder müssen teilweise vier Mal täglich Bolus (Normalinsulin oder schnell wirksame Insulinanaloga) und Verzögerungsinsulin (NPH) mischen. Damit sie sich nicht immer doppelt mit dem Pen spritzen müssen, verwenden sie oft noch die Insulinspritze zum Mischen der Insuline. Dies ist aber im Alltag oft kaum noch machbar. Aus diesem Grund stellt gerade für ältere Kinder und Jugendliche die Umstellung auf ein lang wirksames Insulinanalog und damit die Vereinfachung ihres Insulinregimes eine deutliche Erleichterung dar. Solche Maßnahmen fördern insgesamt auch die Akzeptanz für diese Erkrankung, was gerade während dieser Altersphase sehr wichtig ist.

Auch am Tag muss die Basalrate abgedeckt werden. Dies ist umso wichtiger, wenn ihr Kind das Basis-Bolus-Konzept anwenden will, sprich die intensivierte Insulintherapie ICT. Dabei spritzt ihr Kind zu den Mahlzeiten, welche völlig frei eingenommen werden können, schnell wirksame Insulinanaloga, deren Dosierungen nach sogenannten Insulin-Kohlenhydrat-Faktoren (KHE-Faktoren) oder BE-Faktoren nach der jeweiligen Uhrzeit berechnet werden.

Etwa 60 bis 70 Prozent der Tagesinsulindosis werden für die Verstoffwechselung der Mahlzeiten gebraucht. Wie viel Einheiten Insulin pro Kohlenhydrateinheit (KHE) bzw. pro Broteinheit (BE) benötigt werden, ist bei jedem Menschen ganz unterschiedlich. Wir sprechen deshalb auch von individuellen **KHE/BE-Faktoren**. Auf die Begriffe KHE und BE werden wir im Kapitel über die Ernährung näher eingehen.

Morgens werden in der Regel Einheiten Normalinsulin oder schnell wirksames Insulinanalog pro KHE benötigt als mittags und abends. Verwendet ihr Kind schnell wirksames Insulinanalog (»Turbo-Insulin«), muss vor jeder Mahlzeit gespritzt werden. Bei Normalinsulin muss immer die Zwischenmahlzeit nach 2,5 bis 3 Stunden mit einberechnet werden. Da viele Kinder und Jugendliche in der Schule während der großen Pause nicht für das Vesper spitzen möchten, jedoch am Nachmittag und Abend frei über Zeitpunkt und Essensmenge entscheiden wollen, verwenden viele morgens zur

Die verschiedenen Therapieformen

Schule Normalinsulin und ab Nachmittag dann die schnell wirksamen Insulinanaloga.

Wird ihr Kind auf die ICT umgestellt, sollte häufiger als sonst der Blutzucker kontrolliert werden. Die richtige Menge an Turboinsulin pro Mahlzeit kann am besten zwei Stunden nach der Mahlzeit bzw. der Insulininjektion überprüft werden. Ist der Blutzuckerwert im gewünschten Bereich, stimmt der KHE-Faktor zu dieser Mahlzeit. Ist der Blutzuckerwert zwei Stunden danach zu hoch oder zu niedrig, sollte die Insulindosis dementsprechend erhöht oder erniedrigt werden. Natürlich ist dies nicht immer so einfach wie dargestellt. Der KHE/BE-Faktor hängt natürlich auch von der Art der Mahlzeit und der jeweiligen Aktivität ihres Kindes ab. Auch eine notwendige Korrektur höherer oder niedriger Blutzuckerwerte vor einer Mahlzeit kann sich auf den Blutzuckerwert zwei Stunden nach der Mahlzeit auswirken.

Das eben Besprochene hört sich für Sie vielleicht sehr kompliziert an, aber auch Sie und Ihr Kind werden in Kürze ohne Probleme mit Spritze und Pen sicher umgehen können. Wichtig bei der Intensivierten konventionellen Insulintherapie (ICT) sind die Kenntnis der Insulinwirkung, des Kohlenhydratgehaltes in der Nahrung und vor allem die regelmäßige Durchführung von Stoffwechsel-Selbstkontrollen, also von Blutzucker-Messungen. Dies gilt übrigens auch für die erfolgreiche Anwendung der Pumpentherapie. Für das dauerhafte Gelingen einer solchen intensivierten Therapie halten wir es für entscheidend, dass die Kinder und Jugendlichen selbst die ICT oder die Pumpentherapie wünschen.

Meistens wird auf die ICT-Therapie umgestellt, wenn die Kinder und vor allem die Jugendlichen freier im Alltag sein möchten, die Alltagsbelastungen zunehmen und auch der Insulinbedarf sich stark erhöht. Aber auch bei jungen Kindern kann der Einsatz von lang wirksamen Insulinanaloga hilfreich sein. Dies ist dann der Fall, wenn diese Kinder tagsüber, aber auch teilweise nachts sehr stark schwankende Blutzuckerwerte zeigen. In diesem Fall kann eine Umstellung auf Glargin oder Detemir in niedriger Dosis eine Stabilisierung der Blutzuckerwerte erbringen. Dabei ist bei Detemir oft nur eine Gabe, meistens am Morgen, notwendig.

Eine andere Alternative ist in solchen Fällen die Umstellung auf die Pumpentherapie. Manchmal wird dies aber von den Kindern und/oder den Eltern nicht gewünscht.

Wie schon im Kapitel über die verschiedenen Insulinsorten erwähnt, ist ein neues, noch länger als Glargin wirkendes Langzeitinsulin in der Erprobungsphase, das Degludec. Erste Studien zeigen, dass darunter die Blutzuckerwerte stabiler sein sollen, d. h. der Basalbedarf eines Patienten besser abgedeckt sei. Wie sich dieses Insulin bei den Kindern und Jugendlichen genau auswirken wird, werden Untersuchungen in der nächsten Zeit zeigen.

BEHANDLUNG UND THERAPIEFORMEN

Gründe für eine Umstellung auf lang wirksame Insulinanaloga:

- »Morgengrauen-Phänomen« (Dawn-Phänomen)
- Zur Vereinfachung des Insulinregimes
- In Zeiten höheren Insulinbedarfs, zum Beispiel in der Pubertät
- Zur Durchführung der intensivierten Insulintherapie (ICT)
- Zur »Stabilisierung« der Blutzuckerwerte bei Kindern mit ausgeprägten Blutzuckerschwankungen (hohe Glukosevariabilität)

Insulinpumpentherapie

Die Pumpentherapie (engl. CSII = continuous subcutaneous insulin infusion) kann mit Recht als die Therapieform bezeichnet werden, die der normalen Insulin-Ausschüttung am nächsten kommt. Wie schon erwähnt, kam es in den letzten 15 Jahren zu einer deutlichen Intensivierung in der Behandlung von Kindern und Jugendlichen mit Typ-1 Diabetes. Neben der intensivierten konventionellen Insulintherapie (ICT) trägt dazu ganz entscheidend die Weiterentwicklung und zunehmende Anwendung der Insulinpumpentherapie bei.

Wurden um die Jahrtausendwende nur einige wenige Kinder, meist Jugendliche, mit einer Insulinpumpe behandelt, werden heute ca. 35 Prozent aller Kinder und Jugendliche mit Typ-1 Diabetes damit therapiert. Vor allem bei den Kleinkindern zeigt sich dieser Trend am stärksten: inzwischen werden ca. ⅔ aller Kinder bis zu einem Alter von sechs Jahren entweder direkt nach der Manifestation ihres Diabetes oder kurze Zeit danach auf die Pumpentherapie eingestellt, Tendenz steigend.

Was sind die Gründe für die zunehmende Anwendung der Pumpentherapie?

- **Technische Verbesserung der Insulinpumpen**

Dadurch sind die heutigen Pumpenmodelle zuverlässiger, handlicher und auch bei Kindern und Jugendlichen besser einsetzbar.

- **Grenzen der ICT-Therapie**

Trotz Anwendung schnell wirksamer Insulinanaloga zu den Mahlzeiten und lang wirksamer Insulinanaloga für die Versorgung mit Basalinsulin treten bei manchen Kindern und Jugendlichen stark schwankende Blutzuckerwerte (erhöhte Glukosevariabilität) auf. In diesem Fall spricht man von einer instabilen Stoffwechseleinstellung. Studien haben gezeigt, dass durch die Umstellung auf die Pumpentherapie die Stoffwechselstabilität signifikant reduziert werden kann.

- **Änderung des Lebensstils**

Nach der Umstellung auf die Pumpe können die Kindern und Eltern ganz frei die Menge und Zeiten der Mahlzeiten bestimmen und die Basalrate ganz individuell an die jeweiligen Bedürfnisse des Kindes oder Jugendlichen anpassen.

Pumpengeschichte

Eigentlich wollten die Eltern von Clemens an diesem sonnigen Sonntag mit Freunden auf der Schwäbischen Alb wandern gehen. Alles war gerichtet, die Eltern wollten sofort nach dem Mittagessen aufbrechen.

Seit mehreren Jahren leidet der achtjährige Clemens an einem insulinpflichtigen Diabetes mellitus. Da nach dem Aufstehen sein Blutzuckerwert erhöht war, warteten die Eltern mit dem Frühstück und der Zwischenmahlzeit zunächst ab, bis die Korrekturdosis gewirkt und Clemens Blutzuckerwert sich normalisiert hatte. Aber danach waren die Blutzuckerwerte wieder nicht in Ordnung, die Essens- und Injektionszeiten verschoben sich immer mehr, sodass die Zeit bis zum Ausflug immer knapper wurde. Beim schon späteren Mittagessen waren die Blutzuckerwerte von Clemens wieder erhöht, wieder musste zunächst vor dem Essen korrigiert werden, die Essenszeiten verschoben sich abermals – schlussendlich sagten die Eltern den Ausflug ab, um daheim besser die Einstellung von Clemens steuern zu können. Wieder war ein freier Tag durch das relativ starre Regime von festgelegten Mahlzeiten und Injektionszeiten vermasselt worden.

Nach der Umstellung auf die Pumpentherapie genießen Clemens und seine Eltern ihre neuentdeckte Freiheit, wie sie es nennen, sehr. Durch die völlig freien Essenszeiten und die individuell festgelegte Basalrate sind sie in ihren Aktivitäten kaum noch eingeschränkt, solche »verkorksten« Tage , wie sie es von früher kennen, kommen nicht mehr vor. Für sie bedeutet die Umstellung auf die Pumpe deutlich mehr Flexibilität und ein großes Stück mehr Lebensqualität.

Wie funktioniert eine Insulinpumpe?

Eine Insulinpumpe besteht aus mehreren Teilen: Einem Insulinkatheter, entweder aus Stahl oder Kunststoff (Teflon), der ins Unterhautfettgewebe gelegt wird, einem Schlauchsystem, welches das Insulin in den Körper bringt und die Insulinpumpe selbst. Dort befindet sich ein sogenanntes Reservoir, welches mit Insulin gefüllt wird. An der Pumpe selbst oder mit einer Steuerungsgerät, mit dem auch der Blutzucker in der Regel bestimmt werden kann, kann am Display die notwendige Insulinmenge berechnet und eingegeben werden. Seit kurzem gibt es auch Insulinpumpen ohne Schlauchsystem, die sogenannten Patch-Pumpen. Dabei befindet sich das Insulinreservoir am Katheter, welches zusammen auf die Haut, »wie ein Flicken, englisch Patch« geklebt wird. Über ein Steuerungsgerät wird dann der Katheter gelegt und Insulin abgegeben. Diese neue Form der In-

BEHANDLUNG UND THERAPIEFORMEN

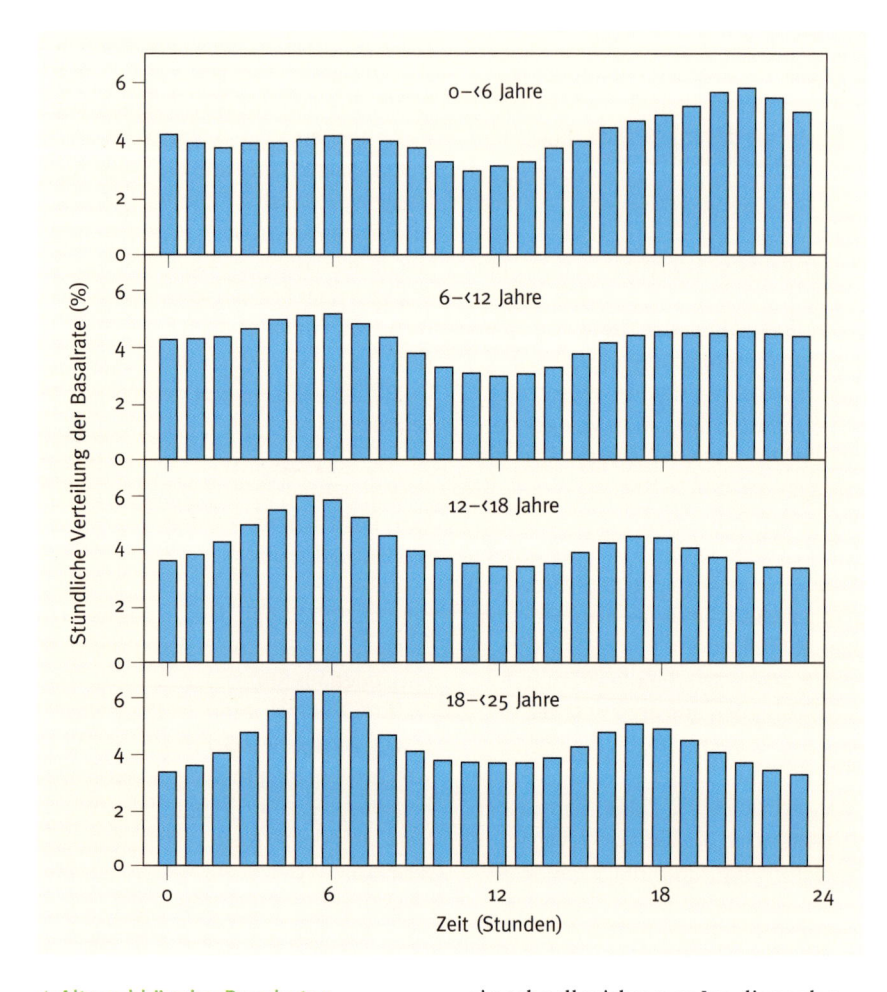

▲ **Altersabhängige Basalraten**

sulinpumpen versprechen noch mehr Freiheit bei der Anwendung, vor allem beim Sport, sind aber noch nicht so weit entwickelt wie die bisherigen Pumpenmodelle.

Im Wesentlichen unterscheidet sich die Pumpentherapie von der Mehrfachspritzentherapie (ICT) dadurch, dass nur noch ein Insulin, in der Regel ein schnell wirksames Insulinanalog verwendet wird. Das von der Pumpe kontinuierlich abgegebene Insulin, die **Basalrate**, kann individuell und stündlich eingestellt werden. Untersuchungen haben gezeigt, dass je nach Alter des Kindes oder des Jugendlichen unterschiedliche Basalraten erforderlich sind. So haben zum Beispiel Kleinkinder in der ersten Nachthälfte so zwischen 21 und 24 Uhr einen höheren Insulinbedarf und Jugendliche in

Die verschiedenen Therapieformen

der Pubertät eher in den frühen Morgenstunden (Dawn-Phänomen). Die Abb. auf S. 86 zeigt ihnen die durchschnittliche, stündliche Verteilung der Basalrate in Abhängigkeit vom Alter.

Vor einer Mahlzeit wird je nach KHE/BE-Menge und aktuellem Blutzucker ohne Spritz-Ess-Abstand ein Insulinbolus abgegeben. Hilfsprogramme (Bolus-Expert, Bolusrechner) können

▼ Verschiedene Möglichkeiten an der Insulinpumpe, den Bolus für eine Mahlzeit abzugeben.

die jeweiligen Insulinabgaben erleichtern durch zugrundeliegende Einstellungen je nach Tageszeit und individuellen Notwendigkeiten. Auch können die Bolusabgaben je nach Anforderung individuell angepasst werden. Neben dem Normal- oder Standardbolus gibt es noch andere Möglichkeiten, individueller für entsprechende Mahlzeiten das Insulin anzupassen. Will ihr Kind während eines Kinofilms das »obligatorische« Popcorn wie die anderen Kinder essen, empfehlen wir, die für das Popcorn erforderliche Insulinmenge nicht sofort, sondern als verlängerter oder verzögerter Bolus über die

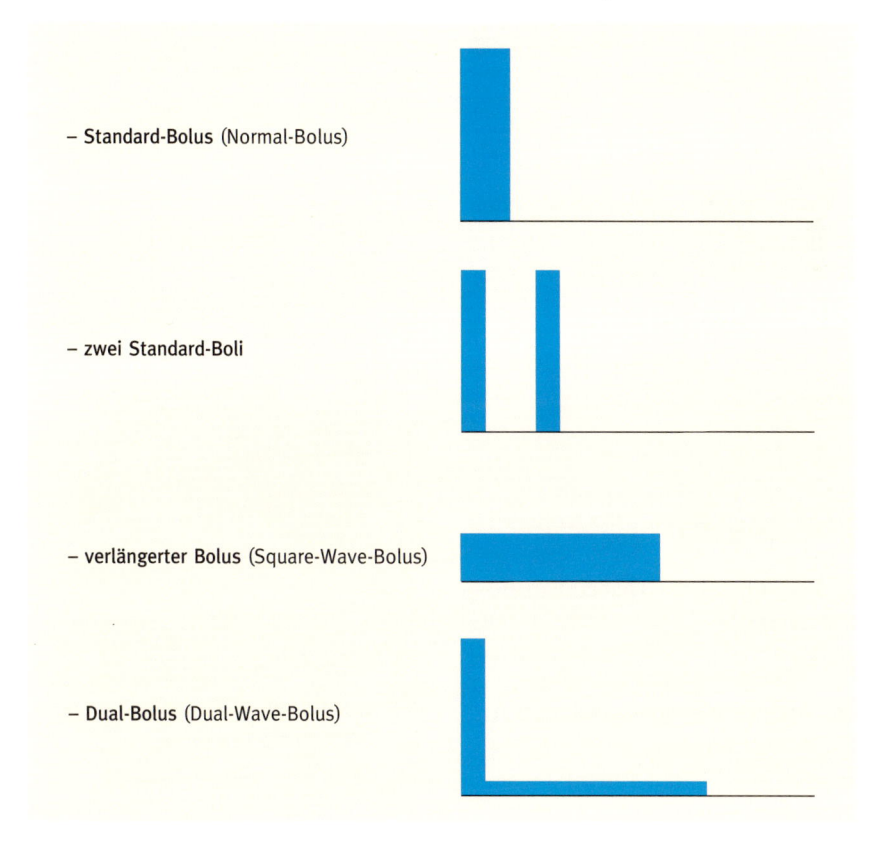

– **Standard-Bolus** (Normal-Bolus)

– **zwei Standard-Boli**

– **verlängerter Bolus** (Square-Wave-Bolus)

– **Dual-Bolus** (Dual-Wave-Bolus)

BEHANDLUNG UND THERAPIEFORMEN

Zeit des Filmes abzugeben. Auch hat sich in den letzten Jahren gezeigt, dass bei besonders eiweißreichen bzw. fettreichen Mahlzeiten Extra-Einheiten Insulin, sogenannte FPE = Fett-Eiweiß-(Protein-) Einheiten zusätzlich abgegeben werden sollten, jedoch über einen längeren Zeitraum. Dies kann am besten über einen sogenannten Dualen Bolus abgedeckt werden. Einen Teil des berechneten Bolus wird sofort, der andere Teil verzögert über mehrere Stunden abgegeben. So kann am besten der nach einer solchen Mahlzeit zu erwartende späte Blutzuckeranstieg abgefangen werden. Abb. S. 87 zeigt ihnen die verschiedenen Bolusarten, im Kapitel »Ernährung« können Sie noch mehr über die FPE-Einheiten nachlesen.

Auf jeden Fall entfallen die bei der ICT notwendigen, mehrfach täglichen Insulininjektionen, jedoch muss der Insulinkatheter alle zwei bis drei Tage oder sofort bei Problemen (Katheter-Verschluss, »Verstopfung«) gewechselt werden (s. auch Abschnitt Pumpenkatheter).

Welche verschiedenen Pumpenmodelle gibt es?

In den letzten Jahren haben sich die verschiedenen Pumpenmodelle ständig weiterentwickelt. Bei den Patch-Pumpen gibt es derzeit in Deutschland nur ein zugelassenes Modell für Kinder und Jugendliche. Demnächst werden aber weitere Patch-Pumpen zugelassenen werden, sodass man

eine vernünftige Alternative auch bei dieser Art von Pumpen hat.

Wird ein Kind oder Jugendlicher in unserem Diabetes-Zentrum auf die Insulinpumpe umgestellt, erklären unsere Diabetes-Beraterinnen den Kindern und ihren Eltern im Vorfeld die verschiedenen Insulinpumpenmodelle, welche wir aus medizinischen Gründen derzeit empfehlen und mit denen wir in unserer Klinik arbeiten. Mit diesem Kennenlernen der verschiedenen Modelle erfolgt auch gleichzeitig eine Einführung in das Prinzip der Pumpenbehandlung, so dass sich die Kinder, Jugendlichen und sie als Eltern eine erste eigene Vorstellung machen können, auf welche Art und mit welchem Pumpen-Modell sie von dieser neuen Therapieform profitieren können. Danach folgt jeweils über einige

▼ Verschiedene Pumpenmodelle

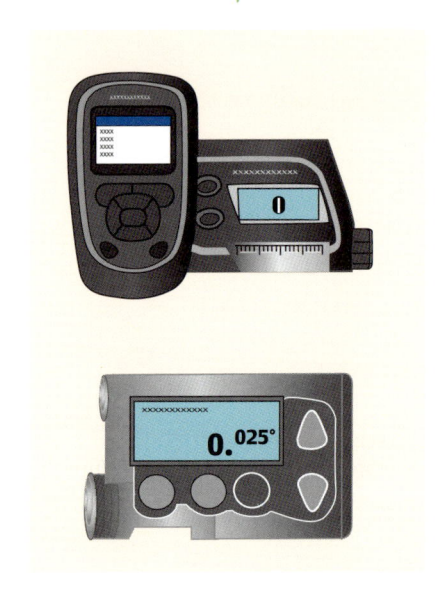

Die verschiedenen Therapieformen

Tage das Probetragen mit den verschiedenen Pumpenmodellen. Dabei erhalten ihre Kinder nicht sofort Insulin, sondern ungefährliche Kochsalzlösung über die Pumpe infundiert.

Am Ende dieser »Probezeit« entscheidet sich das Kind bzw. die Eltern für eine bestimmte Insulinpumpe. Danach wird Ihr Kind während eines kurzen stationären Aufenthalts auf die Pumpentherapie umgestellt. Nach der Umstellung ist eine zunächst engmaschige ambulante Betreuung notwendig, bis die neue Therapieform möglichst gut funktioniert.

Vereinzelt kommt es aber auch vor, dass Kinder und Jugendliche während des Probetragens erkennen, dass sie doch keine Pumpe dauerhaft am Körper tragen möchten. Diese Entscheidung Ihres Kindes ist völlig in Ordnung und sollte vorbehaltlos von allen akzeptiert werden. Das bedeutet ja nur, dass momentan Ihr Kind eine solche Pumpentherapie nicht für sich möchte, jedoch später jederzeit noch auf eine solche andere Therapieform umgestellt werden kann.

Voraussetzungen einer erfolgreichen Pumpentherapie?

Die wichtigste Voraussetzung für eine erfolgreiche Insulinpumpentherapie ist, dass Ihr Kind selbst eine Pumpe möchte und es nicht nur den Wunsch von Ihnen erfüllt. Ihr Kind muss die Pumpe akzeptieren, Spaß an den technischen Neuerungen und Möglichkeiten haben und bereit sein, dafür auch regelmäßig und einigermaßen konsequent seinen Diabetes zu managen. Auch ist es sicher sinnvoll, dass Sie mit ihrem Kind zu Beginn bestimmte »Therapiebedingungen« vereinbaren, wie regelmäßige Blutzuckerkontrollen und eine vernünftige Dokumentation. Auf jeden Fall sollte eine solche Therapieänderung in Absprache und mit Zustimmung des betreuenden Diabetes-Teams erfolgen. In der Regel wird das ihr Kind betreuende Diabetes-Team auf sie zukommen, wenn es denkt, dass ihr Kind von einer Umstellung auf die Pumpentherapie profitieren würde. In Zweifelsfällen kann auch eine Probephase über drei bis sechs Monate vereinbart werden.

Bei einigen Eltern vor allem von jüngeren Kindern, die sich intensiv um die Stoffwechseleinstellung ihrer Kindern kümmern, besteht nach Umstellung auf die Pumpentherapie nach unseren Erfahrungen die Gefahr einer Überforderung, die dem positiven Effekt nach Pumpenumstellung entgegenwirkt. Die neueren Pumpenmodelle erlauben ja eine immer genauere Insulineinstellung und bieten viele Möglichkeiten zum therapeutischen Eingreifen. Vor allem durch häufige nächtliche Blutzuckerkontrollen und Therapieveränderungen kann es in den ersten Monaten nach der Pumpenumstellung verstärkt zu körperlichen und psychischen Belastungen bei den Eltern kommen mit der Gefahr der Überforderung. Aus diesem Grund weisen wir auf diese mögliche Gefahr während der Schulung hin.

Praktische Tipps für die Pumpentherapie

Insulin/KHE-Faktor

Wollen Sie den Insulin-Bolus zu einer bestimmten Mahlzeit überprüfen (Insulin/KHE-Faktor), sollten Sie zwei Stunden nach der Mahlzeit den Blutzuckerwert kontrollieren. Ist der Wert zwei bis dreimal zu hoch, muss der KHE-Faktor erhöht, ist er zu niedrig, sollte er erniedrigt werden. Bei größeren Kindern und Jugendlichen empfehlen wir eine Anpassung des KHE-Faktors in 0,5 IE Insulin-Einheiten, bei kleineren Kindern in 0,1 bis 0,2 IU Insulin-Schritten. Oft zeigt sich nach Umstellung auf die Pumpentherapie, dass der Umgang mit den KHE-Faktoren zu den Mahlzeiten bzw. deren Schätzen erneut gelernt oder überprüft werden sollte.

Basalrate

Um zu überprüfen, ob die Basalrate stimmt, können sogenannte Basalratentests durchgeführt werden. Dabei soll ihr Kind einmal morgens bis zum Mittagessen, dann einmal nach einem späten Frühstück (»Brunch«) bis zum Abendessen nichts essen. Auf eine ausreichende Trinkmenge während der Tests sollte geachtet werden, kohlenhydratfreie Kost ist in Maßen erlaubt. Der Test kann begonnen werden, wenn der Blutzucker ihres Kindes im Bereich zwischen 80 mg/dl und 180 mg/dl liegt. In der Nacht vorher sollte keine Unterzuckerung stattgefunden haben. Der Blutzucker sollte während der Tests stündlich gemessen werden. Tritt eine Unterzuckerung (Hypoglykämie, weniger als 70 mg/dl) oder Überzuckerung (Hyperglykämie mehr als 180 mg/dl) auf, muss der Test abgebrochen werden. Liegen die Blutzuckerwerte während der Tests insgesamt recht niedrig, sollte die Basalrate abgesenkt werden. Bei zu hohen Werten sollte sie gesteigert werden. In der Nacht ist eine Überprüfung der Basalrate eher schwierig. Dies kann während eines stationären Aufenthaltes durch die Schwestern erfolgen. Auch die Messung mithilfe der kontinuierlichen Glukosemessung stellt eine Möglichkeit dar, um die nächtliche Einstellung zu überprüfen.

Es gibt darüber hinaus noch die Möglichkeit, neben der Standardbasalrate weitere Basalraten zu programmieren. Viele Kinder und Jugendliche haben regelmäßig unterschiedliche Tagesabläufe unter der Woche und am Wochenende. So kann es hilfreich sein, dafür eine zweite Basalrate mit einem anderen basalen Insulinbedarf einzustellen. Weitere Möglichkeiten für eine andere Basalrate sind Ferien, Leistungssport mit Wettkampf- oder Trainingstagen oder Schichtdienste in der Ausbildung. Wichtig ist aber, dass man daran denkt und rechtzeitig die neue Basalrate eingibt bzw. danach wieder zurückstellt.

Die sogenannte **temporäre Basalrate** ist gut geeignet, um auf spontane Änderungen des Insulinbedarfs zu reagieren. Zum Beispiel bei Sport kann die Basalrate ein bis zwei Stunden vor, während der körperlichen Aktivität und je nach Anstrengung auch einige Stunden danach prozentual abgesenkt werden. Wir empfehlen Absenkungen in zehn bis 20 Prozent-Schritten. An Tagen mit höherem Insulinbedarf wie bei Erkrankungen mit Fieber oder während der Periode bei Mädchen kann im Gegensatz die Basalrate zeitweise erhöht werden. Auch hier empfehlen wir Erhöhungen um zehn bis 20 Prozent.

Wird die Pumpe abgekoppelt, beim Duschen, zum Schwimmen oder bei bestimmten Sportarten stellt dies normalerweise kein Problem dar. Da in dieser Zeit der Körper nicht mit Insulin versorgt wird, muss der Blutzucker beim Anlegen der Pumpe unbedingt kontrolliert werden. Wir empfehlen, dass dann die Hälfte der in dieser Zeit verpassten Basalrate quasi als Bolus nachgegeben wird, um ein reaktives Ansteigen der Blutzuckerwerte nach der Unterbrechung der Basalrate zu vermeiden.

Die Pumpe sollte möglichst nicht länger als zwei Stunden abgekoppelt sein, weil dann das in der Pumpe verwendete Analoginsulin nicht mehr richtig wirkt und die Gefahr höherer Blutzuckerwerte und eventuell eine Stoffwechselentgleisung droht (s. auch Kapitel »Diabetes und Sport«).

Pumpenkatheter

Es gibt eine Vielzahl verschiedener Pumpenkatheter. Sie unterscheiden sich in der Länge des Schlauchs und des Katheters, in der Abkoppelbarkeit und in der Beschaffenheit der Kanüle.

Grundsätzlich sind Katheter, die abkoppelbar sind, für Kinder und Jugendliche am besten geeignet. Bei den Kanülen gibt es Stahl- sowie Kunststoffkanülen (Teflon). Da Kinder eine geringere Hautdicke als Erwachsene haben, beträgt die Katheter-Länge in den meisten Fällen sechs bis acht Millimeter bei Stahl- und sechs bis neun Millimeter bei Kunststoff (Teflon)-Kathetern. Stahlkatheter scheinen bei Kleinkindern seltener zu Katheterproblemen zu führen, viele Kinder und Jugendliche bevorzugen aber Kunststoffkatheter. Stahlkanülen sind sehr fein, aber starr. Durch den Nickelanteil kann möglicherweise eine Allergie ausgelöst werden. Kunststoff-Kanülen sind etwas dicker, aber weicher und biegsamer.

Zum besseren Setzen von Kunststoff-Kathetern gibt es spezielle Setzhilfen.

Die Schlauchlänge sollte so gewählt werden, dass die Pumpe problemlos am Gürtel oder am Rücken in einem speziellen Rucksack getragen werden kann. Jedoch sollte der Katheter aber auch nicht zu lang sein. Wir empfehlen das Kleben einer Entlastungsschleife, damit der Katheter nicht versehentlich herausgezogen werden kann.

Behandlung und Therapieformen

Bei der Umstellung ihres Kindes auf die Pumpentherapie werden sie und ihr Kind durch das Diabetes-Team ausführlich im richtigen Anlegen des Katheters geschult. Auf Sauberkeit zur Vermeidung von Hautproblemen ist auf jeden Fall zu achten. Der Katheter wird in der Regel am Bauch, Hüfte, Oberschenkel und bei kleineren Kindern am besten am Po gelegt. Um Hautprobleme (Reizungen, Infektionen) zu vermeiden, sollte der Katheter alle zwei bis drei Tage gewechselt werden. Der Abstand zur letzten Einstichstelle sollte auf jeden Fall 1,5 Zentimeter oder zwei Finger breit betragen.

Hautveränderungen können durch den Katheter selbst oder durch die Reaktion auf das Halteflaster bedingt sein. Manchmal ist es schwierig, die Ursache für die Hautprobleme genau herauszufinden. Da hilft es nur, zusammen mit ihrem betreuenden Diabetes-Team, alle möglichen Ursachen auszuschließen. In Einzelfällen helfen die vorübergehende Verwendung von hautschonenden Sprays oder bakterizider Salben.

Wie genau das zur jeweiligen Pumpe gehörende Insulinreservoir sowie das Infusionsset, bestehend aus Schlauchsystem und Katheter, mit Insulin gefüllt wird und auf was genau dabei zu achten ist, ist abhängig vom jeweiligen Pumpen-Modell. Im Rahmen der Umstellung auf die Pumpentherapie werden sie und ihr Kind darüber von ihrem Diabetes-Team ausführlich geschult.

Katheterprobleme
Bevor die Pumpentherapie in der Behandlung von Kindern und Jugendlichen mit Typ-1 Diabetes Einzug gehalten hat, war die Angst vor einer möglichen Ketoazidose – vor allem bei den kleinen Kindern – sehr groß. Tatsächlich besteht bei einer unsachgemäßen Anwendung der Pumpe und fehlendem, vernünftigem Umgang mit seinem Diabetes ein großes Risiko für das Auftreten einer diabetischen Ketoazidose. Unsere Erfahrungen haben aber gezeigt, dass bei sorgfältiger Beratung und Schulung unserer Kinder und Jugendlichen an der Pumpe die Gefahr für eine mögliche Ketoazidose sogar abgenommen hat. Trotzdem besteht auch unter der Pumpentherapie die Gefahr zur ausgeprägten Überzuckerung (Hyperglykämie) mit drohender Ketoazidose. Wir gehen im Kapitel »Hyperglykämie« darauf noch ein.

Wann sollte der Pumpenkatheter sofort gewechselt werden?
- Bei unerklärlich hohen Blutzuckerwerten mit Verdacht auf Katheterverschluss oder Katheterverstopfung
- Bei Schwellung, Rötung, Verhärtung oder Knotenbildung um die Einstichstelle
- Bei Auftreten von Feuchtigkeit am Katheter (Hinweis auf mögliche Risse oder Löcher im Katheter mit Austritt von Insulin)
- Wenn Insulin außen am Katheter zurückläuft (Katheter umgeknickt, verstopft?)
- Bei dauerndem Jucken, Brennen oder Schmerzen an der Einstichstelle

Ausblick in die Zukunft

Die Entwicklung der Insulinpumpen ist noch lange nicht abgeschlossen. Es werden weitere, auf die spezifischen Bedürfnissen der Patienten zugeschnittenen Insulinpumpen entwickelt werden. Es bleibt abzuwarten, wieweit die Nanotechnik auf die Entwicklung der Pumpen Einfluss nehmen wird (s. Abb. Nanopumpe).

Denkbar sind einfache, preiswerte, leicht zu legende Patch-Pumpen für den einmaligen Gebrauch bis zu höchst entwickelte, individuelle zugeschnittenen Hochleistungspumpen mit der Möglichkeit einer komplett Computer gesteuerten kontinuierlichen Glukosemessung (Closed-Loop).

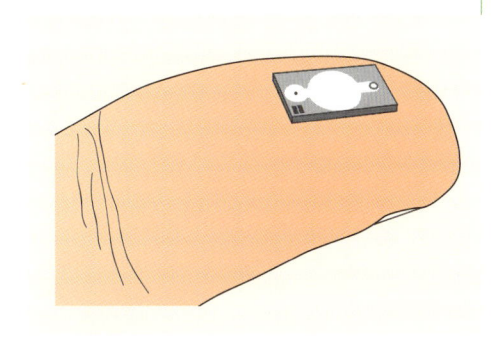

▲ Nanopumpe

Auf jeden Fall verspricht dieses Gebiet auch in den nächsten Jahren in seinen Entwicklungen sehr spannend zu bleiben (s. auch Kapitel »Kontinuierliche Glukosemessung« und für Interessierte gibt es unter Links weiterführende Adressen).

Kontinuierliche Glukosemessung (CGM)

Zur Kontrolle der Stoffwechseleinstellung empfehlen wir, falls möglich, sechs bis acht kapilläre Blutzuckerkontrollen täglich. Jedoch gibt es viele Situationen und Ereignisse, während derer engmaschigere Kontrollen des Blutzuckers erforderlich sind. Um bei einem Patienten ein umfassenderes Bild seiner Stoffwechseleinstellung zu bekommen, als die gelegentlichen Kontrollen des Blutzuckers, kann die kontinuierliche Glukosemessung angewendet werden.

Die kontinuierliche Glukosemessung, auch CGM genannt, ist eine relativ neue Messmethode. Dabei handelt es sich um einen Glukosesensor, der ins Unterhautfettgewebe mittels einer kleinen Nadel gelegt wird und zusätzlich mit einem Gerät zur Übertragung der ermittelten Werte, dem sogenannten Transmitter verbunden ist. Im Unterhautfettgewebe bzw. in der sich zwischen den Körperzellen befindlichen Gewebsflüssigkeit, werden alle ein bis fünf Minuten, je nach Modell, aktuell Glukose bzw. Sensorwerte bestimmt, welche dann per Funk (RT = Real Time) an ein Empfängergerät, meistens eine Insulinpumpe, übertragen und angezeigt werden.

BEHANDLUNG UND THERAPIEFORMEN

Kontinuierliche Glukosemessung (CGM)

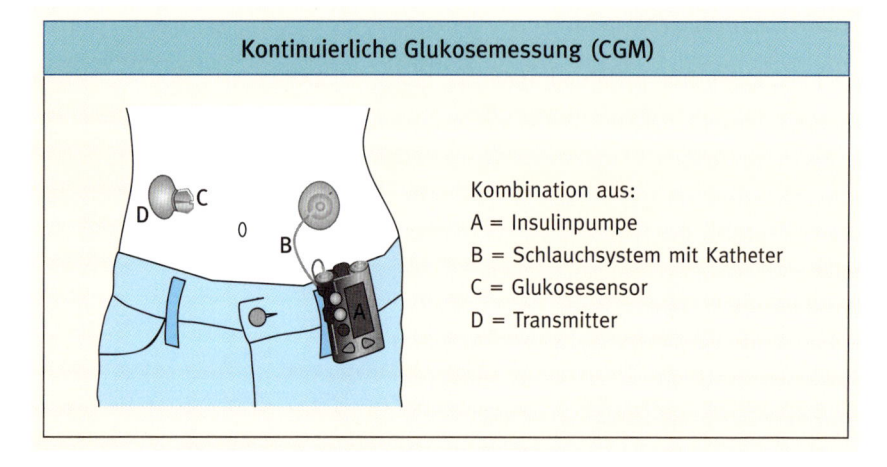

Kombination aus:
A = Insulinpumpe
B = Schlauchsystem mit Katheter
C = Glukosesensor
D = Transmitter

▲ Kontinuierliche Glukosemessung (CGM)

Am Display der Insulinpumpe oder einem anderen Aufnahmegerät können die gemittelten Glukosewerte auch als Graphik über einen bestimmten Zeitraum dargestellt werden. So bekommen die Kinder und ihre Eltern einen Eindruck über die Stoffwechseleinstellung ihres Kindes über einen längeren Zeitraum. Zusätzlich werden die Patienten über eine Trendanzeige mittels Pfeilen über den aktuellen Glukoseverlauf informiert und können aktiv ihre Stoffwechseleinstellung beeinflussen. Kapilläre Blutzuckerkontrollen und kontinuierliche Sensorwerte verhalten sich wie Foto und Film. Liefert das Foto, bzw. der kapillär gemessene Blutzuckerwert, gestochen scharfe Bilder der aktuellen Situation, erfährt man durch den Film, bzw. die dauerhaft gemessenen Sensorwerte, viel mehr darüber, woher die Glukosewerte kommen und wohin sie sich in der nächsten Zeit entwickeln werden. Unterstützt wird die verbesserte Information über den Glukoseverlauf eines Kindes durch individuell einstellbare Alarmgrenzen, um rechtzeitig sowohl Unterzuckerungen (Hypoglykämien), als auch zu hohe Zuckerwerte (Hyperglykämien) zu erkennen.

Die kontinuierliche Glukosemessung gibt es schon seit 1999. In den letzten Jahren hat sich die Qualität und Messgenauigkeit der Glukosesensoren stetig verbessert. Jedoch kann es durch die leicht verzögerte Messung in der Gewebsflüssigkeit zu einer Differenz mit den kapillär gemessenen Blutzuckerwerten kommen, vor allem wenn das System in einer Phase geeicht (kalibriert) wird, in der der Blutzuckerwert deutlich ansteigt oder abfällt. Oft stimmen aber Glukosewerte und kapilläre Blutzuckerwerte ganz gut überein. Die meisten Sensoren sind für eine Messung über sechs Tage ausgelegt und zugelassen.

Wann ist der Einsatz einer »CGM« sinnvoll?

- Bei häufigen Unterzuckerungen (Hypoglykämien), vor allem nachts
- Bei hohen Blutzuckerwerten am Morgen, zum Nachweis eines möglichen Dawn-Phänomens
- Bei stark schwankenden Blutzuckerwerten (hohe Glukose-Variabilität)
- Zur Überprüfung der Insulindosen zu den Mahlzeiten (KHE-Faktoren), des Bolusrechners oder verschiedener Bolusvarianten an der Insulinpumpe.
- Zur besseren Einstellung einer Pumpentherapie oder zur Optimierung der bisherigen Therapie
- Bei seltenen Erkrankungen
- In besonderen Situationen wie zum Beispiel Ausdauersport, Freizeiten etc.

Wie schon erwähnt, bietet die kontinuierliche Glukosemessung eine wichtige neue Möglichkeit der Stoffwechselüberprüfung. Sie kann zu diagnostischen Zwecken über einige Tage oder dauerhaft als sogenannte sensorunterstützte Pumpen- oder sensorunterstützte Insulintherapie eingesetzt werden. Eine dauerhafte Anwendung ist aber nur sinnvoll, wenn das System auch regelmäßig getragen und mit den Sensorwerten aktiv an einer guten Stoffwechseleinstellung gearbeitet wird. Große Studien und unsere eigenen Erfahrungen haben diesen Zusammenhang eindeutig belegen können. Wird die CGM kontinuierlich angewendet und in die alltägliche Therapie voll einbezogen, kann sich die Stoffwechseleinstellung ihres Kindes nachhaltig verbessern ohne zusätzliches Risiko vermehrter Hypoglykämien.

CGM ist sicherlich nicht für alle Kinder und Jugendliche mit Typ-1 Diabetes geeignet. Ihr Kind muss bereit sein, zwei »Geräte« an seinem Körper zu tragen (die Insulinpumpe und den Glukosesensor). Darüber hinaus sollte es selbstständig genug sein, auf Alarme wegen zu hohen oder zu niedrigen Werten zu reagieren. Ebenfalls sollte es Zusammenhänge zwischen Veränderungen seiner Glukosewerte, dargestellt an den Trendaussagen mit auf-, ab oder gleichbleibenden Pfeilen und den daraus resultierenden Folgen für seine Insulindosierung verarbeiten können. Bei jüngeren Kindern können die Eltern diese Funktionen übernehmen. Andere Betreuungspersonen müssen aber dann intensiv geschult werden. Um realistisch einzuschätzen, ob ein Kind oder Jugendlicher mit einer solchen sensorunterstützten Langzeittherapie zurecht kommt und davon profitieren würde, ist eine Probephase über drei bis sechs Monaten gut geeignet. Auch die Kosten für diese zusätzliche, teurere Technik wird momentan nur in begründeten Ausnahmefällen von den Krankenkassen übernommen.

Neuere Pumpenmodelle wie die Paradigm VEO von Medtronic haben in Verbindung mit der kontinuierlichen Glukosemessung die zusätzliche Möglichkeit eines Hypoglykämie-Abschaltungalarms. Wird bei einer Unterzuckerung der erste Alarm nicht

Behandlung und Therapieformen

wahrgenommen, erfolgt bei weiter fallenden Glukosewerten das Auslösen der Insulinabschaltung über zwei Stunden, falls keine Unterbrechung von Seiten des Kindes oder der Eltern erfolgt. Nach zwei Stunden wird dann wieder automatisch die Insulinzufuhr gestartet. Durch diese Insulinabschaltung können nachweislich schwere Unterzuckerungen verhindert werden, ohne dass es zu anschließend erhöhten Blutzuckerwerten kommt (reaktive Hyperglykämie).

Wie bereits im Kapitel »Insulinpumpentherapie« kurz erwähnt, werden heute in Studien schon Systeme getestet, die quasi als »künstliche, externe Bauchspeicheldrüse« selbstständig die Insulinbehandlung durchführen können. Man spricht dann auch von einem sogenannten »geschlossenen Kreislauf« oder »Closed-Loop«. Dabei werden die über das CGM ermittelten Daten an einen Rechner weitergeleitet. Dieser bestimmt mittels aufwändigen Berechnungen, sogenannten Algorithmen, die aktuelle Insulindosis und gibt diese Informationen an die Insulinpumpe weiter. Somit kann dieses System vollständig selbstständig das Diabetes-Management eines Patienten steuern. Jedoch funktioniert dieses System bisher nur nachts recht gut und ist der herkömmlichen Pumpentherapie überlegen. Es gibt aktuell aber noch viele zu lösende Probleme, wie die richtige Insulindosis zu den Mahlzeiten, Verhalten bei Sport oder sonstigen Aktivitäten, Handlichkeit des Systems, Zuverlässigkeit, Versicherung, Kosten etc.

Auf jeden Fall bleibt die Entwicklung auf diesem Gebiet spannend. Ein erster Schritt Richtung Closed-Loop ist gemacht. Bei der Einführung der Insulinpumpen im Kindes- und Jugendalter vor vielen Jahren wurde oft auch erst mit einer sogenannten Nachtpumpe begonnen. Sollte dieses System wirklich einmal voll einsetzbar sein und bezahlt werden, wäre es für manche Kinder und vor allem Jugendliche eine echte, richtige Hilfe im Management ihres Diabetes.

Orale Antidiabetika

Wie bereits im Kapitel »Diabetes – Was ist das« erwähnt, können bei Kindern und Jugendlichen mit Typ-2 Diabetes zunächst Medikamente eingesetzt werden, die auch »orale Antidiabetika« genannt werden, wenn eine Ernährungsumstellung und Bewegungssteigerung oder Sport die Stoffwechseleinstellung nicht verbessern.

Das einzige, für Kinder ab zehn Jahren zugelassene Medikament ist das Metformin.

Metformin gehört zu der Gruppe der Biguanide und verzögert die Aufnahme des Zuckers aus dem Darmtrakt. Die in der Leber ablaufende Neubildung des Zuckers wird zusätzlich gehemmt. Die dritte Wirkung besteht in der Verbesserung der Zuckerverwertung in der Muskulatur.

Als Nebenwirkungen treten beim Metformin vor allem Magen-Darm-Störungen auf. Diese können aber deutlich verringert werden durch eine niedrige Dosierung zu Beginn, dann einer langsamen Steigerung, falls erforderlich und durch die Gabe von Metformin entweder zu oder nach den Mahlzeiten. Da Metformin hauptsächlich über die Nieren ausgeschieden wird, muss man mit der Gabe dieses Medikamentes bei eingeschränkter Nierenfunktion sehr vorsichtig sein. Auch sollte der Blutfarbstoff, das Hämoglobin, regelmäßig kontrolliert werden, da eine gestörte Aufnahme von Vitamin B_{12} in seltenen Fällen auftreten kann.

Sulfonylharnstoffe sind schon seit fast 50 Jahren bekannt. Sie fördern die Ausschüttung des noch vorhandenen körpereigenen Insulins und werden in der Regel zu den Mahlzeiten eingenommen. Das in Deutschland am häufigsten verwandte Medikament ist das Glibenclamid. Auch die Weiterentwicklungen wie Repaglinid sind für Kinder und Jugendliche unter 18 Jahren nicht zugelassen. Aufgrund der begrenzten Erfahrungen werden sie nur in Einzelfällen und mit Zustimmung der Eltern eingesetzt.

Ob die in der Behandlung des Typ-2 Diabetes bei Erwachsenen vielversprechenden, auf dem Hormon Inkretin basierenden neuen Medikamente auch in einigen Jahren im Kindes- und Jugendalter eingesetzt werden können, muss abgewartet werden.

Wenn sich unter den oben genannten Maßnahmen die Blutzuckerwerte bei Kindern und Jugendlichen mit Typ-2 Diabetes nicht verbessern, sollte eine Insulintherapie möglichst rasch begonnen werden. Metformin wird nicht nur bei Kindern und Jugendlichen mit Typ-2 Diabetes eingesetzt, sondern kann in Einzelfällen auch bei übergewichtigen Jugendlichen mit Typ-1 zusätzlich zur intensivierten Insulintherapie gegeben werden. Vor allem die bei diesen Kindern deutlich bestehende Insulinresistenz kann damit relativ gut behandelt werden.

»Doppelter-Diabetes«

Auch kann es bei Beginn des Diabetes nicht eindeutig klar sein, ob Ihr Kind einen Typ-1 oder Typ-2 Diabetes hat. Man spricht dann von einem sogenannten »Double-Diabetes« oder »Doppelten-Diabetes« oder »Typ 1,5«. Dies ist der Fall, wenn ihr Kind übergewichtig oder adipös ist und zusätzlich die typischen klinischen Anzeichen für einen Typ-1 Diabetes (viel Trinken (Polydispsie), viel Wasserlassen (Polyurie) und Gewichtsabnahme eindeutig zeigt. In diesem Fall kann es am Anfang schwierig sein, die richtige Diagnose zu stellen. Die Behandlung besteht dabei unabhängig vom Diabetes Typ in einer intensivierten Insulintherapie.

Welche Behandlung für welches Kind?

Nachdem Sie nun viel über die verschiedenen Möglichkeiten der Behandlung ihres Kindes sowie über die verschiedenen Insulinarten gelesen haben, werden Sie sich sicher fragen, welche Behandlung die richtige für ihr Kind ist.

Im Gegensatz zu früher verstehen wir als betreuendes Diabetes-Team unsere Aufgabe und Ziel heute darin, ihrem Kind ein so normales Leben wie möglich, quasi wie vor der Erkrankung zu ermöglichen. Ihr Kind soll ein Kind wie jedes Andere sein trotz der zusätzlichen Zuckerkrankheit. Das dies nicht immer leicht ist und auch nicht immer gelingt, ist uns allen klar. Aber wir könnten hier von vielen unserer Patienten erzählen, die trotz ihres Diabetes ein völlig normales, altersentsprechendes Leben führen und sich nicht durch die Erkrankung in ihren Aktivitäten und Zielen einschränken lassen.

Somit ist die »richtige Behandlung« ihres Kindes eine ganz individuelle, speziell auf ihr Kind zugeschnittene Therapie, welche nur bedingt mit anderen vergleichbar ist. Vorbei sind die Zeiten, in denen ein relativ starres Insulinregime, wie zum Beispiel die konventionelle Insulintherapie mit zwei festen Insulininjektionen täglich, bestehend aus einem Kurz- und Langzeitinsulin, den Tagesablauf der Kinder und Jugendlichen vorbestimmt hat. Heute versuchen wir, die Insulinbehandlung an den aktuellen Tagesablauf ihres Kindes möglichst anzupassen. Dazu gibt es die bereits erwähnten, verschiedenen »Insulin-Behandlungsmodelle«.

Verstehen Sie deshalb unsere folgenden Empfehlungen für eine möglichst richtige Behandlung ihres Kindes nur als pauschale Anmerkungen und Hilfestellungen. Die individuelle Therapie ihres Kindes sollten Sie auf jeden Fall mit ihrem betreuenden Diabetes-Team zusammen absprechen und durchführen.

Kleinkind (bis 6 Jahre)

In dieser Altersgruppe hat sich in den letzten Jahren eindeutig die Insulinpumpentherapie (CSII) durchgesetzt. Der Wegfall der mehrfachen, täglichen Injektionen, die viel genaueren, individuelleren Möglichkeiten der Insulinabgabe bei hoher Insulinempfindlichkeit und das freiere Mahlzeitenmanagement sind nur einige der Vorteile einer Pumpenbehandlung in diesem Alter. Aus diesem Grund werden viele Kleinkinder direkt nach dem Auftreten ihres Diabetes auf eine Pumpentherapie eingestellt. Jedoch gibt es immer wieder auch Kleinkinder und ihre Familien, die mit einer intensiven Mehrfachspritzenbehandlung ganz gut zu Recht kommen.

Schulkind (6 bis 11 Jahre)

In dieser Altersgruppe gibt es eine Mischung aus intensiver Mehrfachspritzenbehandlung und der Pumpentherapie. Ganz oft lassen sich die Kinder dieser Altersgruppe noch mit einer Mischung aus Normal- und Verzögerungsinsulin gut einstellen. Auch schnell wirksame Insulinanaloga kommen bei diesen Kindern zum Einsatz, vereinzelt auch schon lang wirksame Insulinanaloga. Jedoch gibt es für den Einsatz von Glargin bei Kindern unter 7 Jahren nur begrenzte Erfahrungen.

Jugendlicher (12 bis 17 Jahre)

Dies ist ja die Zeit des gesteigerten Insulinbedarfs, aber auch der Schwierigkeiten im täglichen Umgang mit dem Diabetes. Deshalb sollte die Therapie so einfach wie möglich, aber auch sehr flexibel sein. Für die meisten Jugendlichen ist die klassische intensivierte Insulintherapie (ICT) mit einem lang wirksamen Insulinanalog als Basalinsulin und freien Insulinbolus-Gaben zu den Mahlzeiten mit einem schnell wirksamen Insulinanalog (Basis-Bolus-Konzept) die richtige Behandlungsart. Entscheidet sich ein Jugendlicher ganz bewusst für die Insulinpumpe, kann er damit ebenfalls eine gute Stoffwechseleinstellung erzielen.

Junger Erwachsener (ab 17 Jahre)

Die körperliche Entwicklung ist in der Regel abgeschlossen, ihr Kind wächst kaum noch, bald stehen Abschlussprüfungen und der Übergang (Transfer) zum Erwachsenen-Diabetologen an. Die meisten jungen Erwachsenen führen ihre intensivierte Insulintherapie fort, wobei auf ein lang wirksames Insulinanalog mit nur einer Gabe am Tag gewechselt werden kann. Viele erkennen nun auch die Vorteile einer Pumpentherapie und sind dafür bereit, sich mehr um ihren Diabetes zu kümmern.

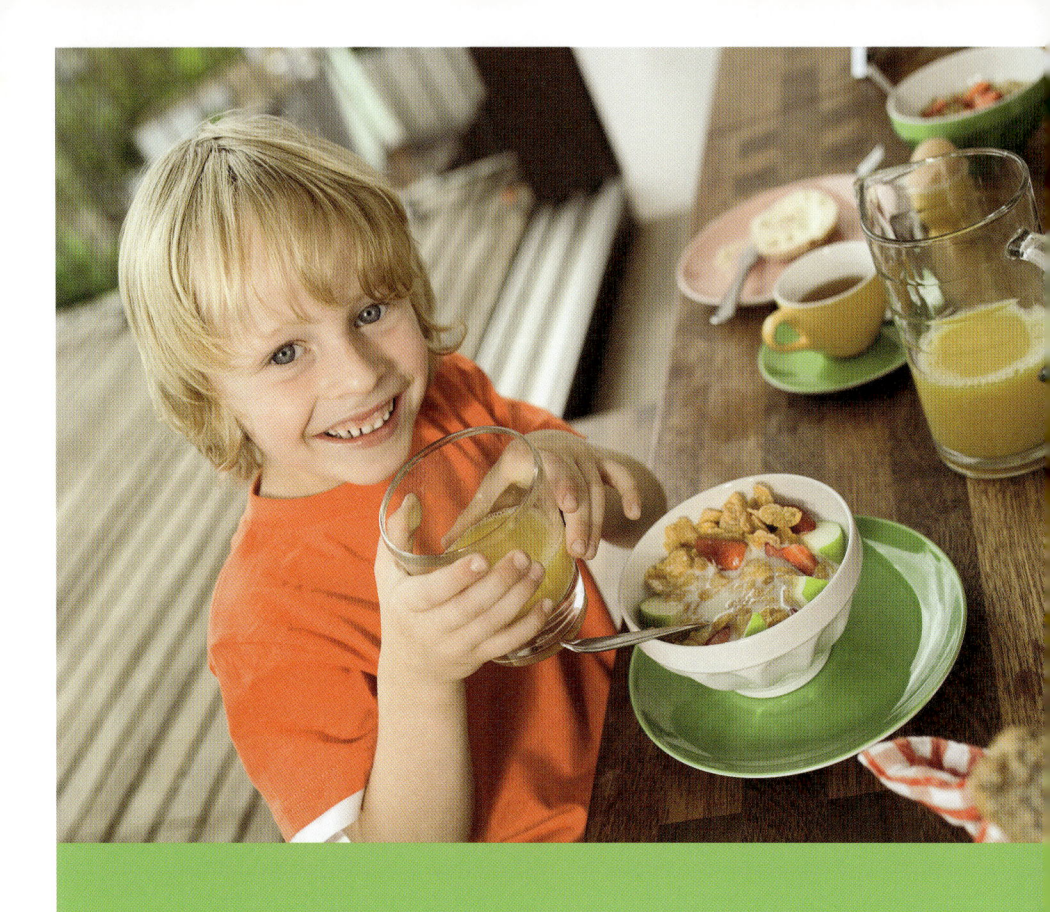

Ernährung bei Typ-1 Diabetes

Eine gesunde Ernährung für Kinder und Jugendliche mit Typ-1 Diabetes ist ein wichtiger Grundpfeiler der Gesamttherapie.

Warum überhaupt »Diät«?

Die Bezeichnung »**Diät**« kommt von (griech.) díaita und wurde ursprünglich im Sinne von »Lebensführung«/»Lebensweise« verwendet. Das bedeutet, dass ein Mensch mit einer bestimmten Erkrankung unter Umständen ein speziell auf seine Erkrankung abgestimmtes Ernährungskonzept bevorzugen sollte.

Früher wurden zum Teil sehr strenge und auf Dauer schwer durchführbare Ernährungskonzepte im Zusammenhang mit Diabetes mellitus Typ 1 empfohlen. Viele wissenschaftliche Untersuchungen zeigen heute aber, dass, je rigider die Ernährungsempfehlungen formuliert sind, je schwieriger ist es, die Ernährung umzustellen, bzw. auf Dauer als normale Lebensführung zu akzeptieren.

Heute sieht die Ernährungsempfehlung für Kinder und Jugendliche mit Diabetes mellitus Typ 1 unter Berücksichtigung einiger Punkte keine andere Ernährungsweise vor als für ihre gesunden Altersgenossen.

Das Hauptziel ist es, einen nahezu normalen Blutzuckerverlauf im Zusammenspiel mit der Wirkung des

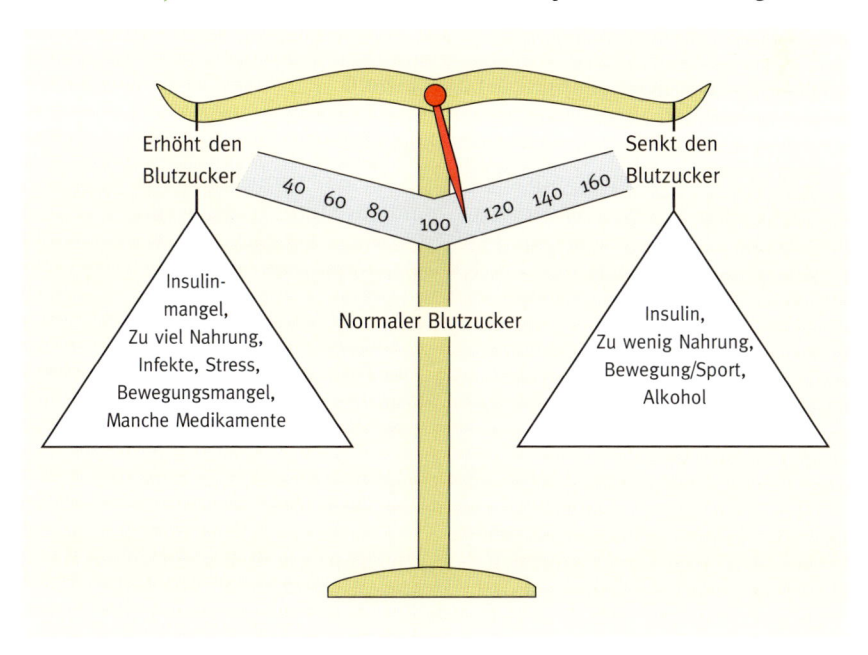

▼ **Zusammenspiel von Insulin und KH**

Erhöht den Blutzucker — Senkt den Blutzucker

40 60 80 100 120 140 160

Normaler Blutzucker

Insulinmangel, Zu viel Nahrung, Infekte, Stress, Bewegungsmangel, Manche Medikamente

Insulin, Zu wenig Nahrung, Bewegung/Sport, Alkohol

Insulins zu erreichen. Starke Blutzuckerschwankungen, sowohl nach oben (Hyperglykämien) als auch nach unten (Hypoglykämien), sollen dadurch vermieden werden.

Das bedeutet, dass für eine gute und dauerhafte Behandlung des Diabetes nicht nur die verschiedenen Insulinarten, die Injektionstechniken sowie der Abstand zwischen Injektion und Essen wichtig sind, sondern auch die Art der Nahrungsmittel, ihre Verarbeitung und Zusammensetzung bei jeder eingenommenen Mahlzeit.

Gesunde Ernährung am Beispiel der Ernährungspyramide

Die Grundlage der täglichen Ernährung bildet die Flüssigkeit, also das Trinken. Darauf aufbauend als Hauptnahrungsquellen Obst und Gemüse, Kartoffeln gefolgt von Getreide und Getreideprodukte. Eiweißlieferanten sind Milch und Milchprodukte, Fleisch und Wurst, Geflügel, Fisch und Eier. Fette und Öle sind sehr wichtig für den menschlichen Organismus, sollten aber nur in geringen Mengen gegessen werden. Zucker und zuckerhaltige Lebensmittel dürfen durchaus gegessen werden; sie sollten aber kein Hauptbestandteil der täglichen Ernährung, sondern nur die kleinste Menge der verschiedenen Lebensmittelgruppen sein.

Zusammensetzung unserer Ernährung

Unsere Ernährung besteht aus Eiweiß, Fetten, Kohlenhydraten, Wasser, Vitaminen und Mineralstoffen. Alle unsere Lebensmittel sind daraus aufgebaut, jedoch ganz unterschiedlich zusammengesetzt.

Vitamine, Mineralstoffe und Spurenelemente liefern keine Energie, sind aber für die verschiedenen biochemischen Vorgänge und Abläufe in unserem Körper extrem wichtig. Die wenigsten von ihnen können wir speichern; wir sind also darauf angewiesen, sie täglich mit der Nahrung aufzunehmen.

Eiweiß

Eiweiß ist einer der Hauptbestandteile unseres Körpers. Es dient als Baustoff sowie als Energielieferant und ist damit für Kinder und Jugendliche von enormer Bedeutung. Die Hauptquellen für Eiweiß sind Nahrungsmittel tierischen Ursprungs wie Milch und Milchprodukte, Fleisch, Wurst, Fisch und Hühnerei. Aber auch pflanzliche Nahrungsmittel wie Hülsenfrüchte, Kartoffeln, Getreide und daraus hergestellte Produkte bilden wichtige Eiweißlieferanten.

Eiweiß ist der Überbegriff für verschiedene Arten von Eiweißen, die wiederum aus unterschiedlichen Ver-

WARUM ÜBERHAUPT »DIÄT«?

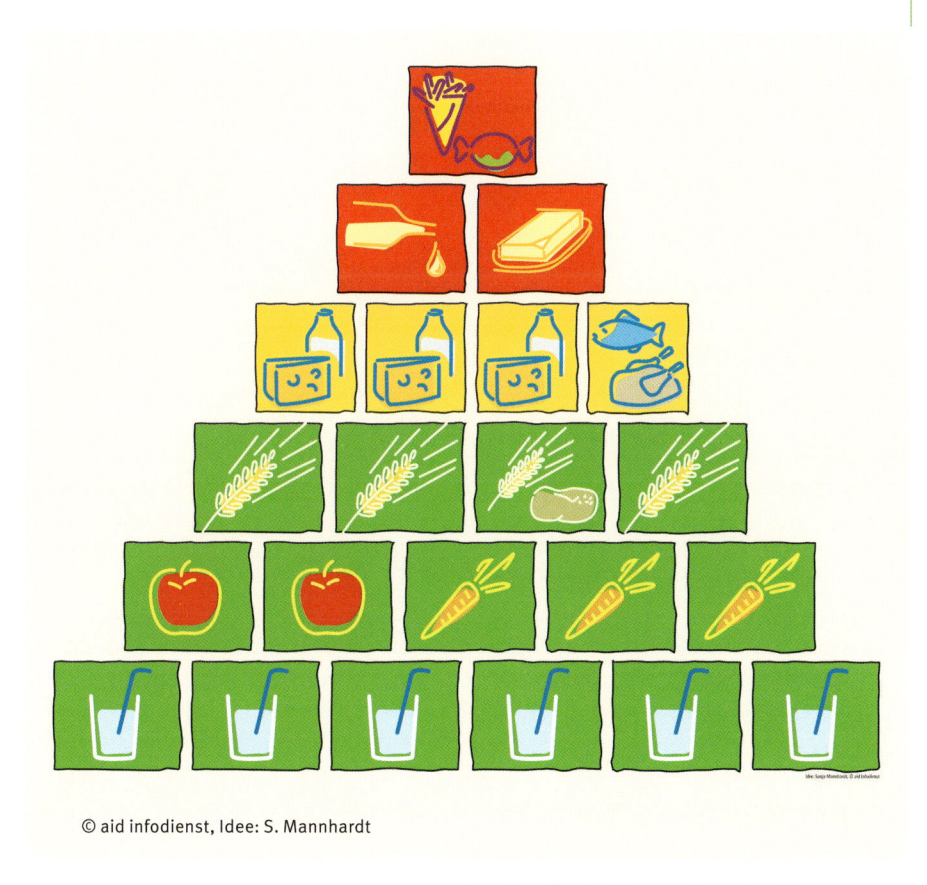

© aid infodienst, Idee: S. Mannhardt

▲ Ernährungspyramide

bindungen verschiedener Aminosäuren bestehen. Eiweiß wird nicht insulinabhängig verwertet, es sollte aber nicht in unbegrenzter Menge gegessen werden. Beim Abbau von Eiweiß bzw. den einzelnen Aminosäuren entstehen geringe Zuckermengen. Diese können bei einem hohen Verzehr von eiweißhaltigen Nahrungsmitteln den Blutzucker Stunden später noch erhöhen, da nicht sofort zu verwertende Aminosäuren von der Leber in Zucker umgebaut werden können. Aus diesem Grund sollte bei besonders eiweißreichen bzw. fettreichen Mahlzeiten Extra-Einheiten Insulin, sogenannte **FPE = Fett-Eiweiß (Protein)-Einheiten** zusätzlich abgegeben werden, jedoch über einen längeren Zeitraum. Aber darüber können Sie mehr am Ende dieses Kapitels lesen.

Fette

Fette sind sowohl für viele Stoffwechselvorgänge in unserem Körper sehr wichtig als auch als Baumaterial für Nervenbahnen und Blutgefäße. Sie sind in Herkunft und Bauweise den

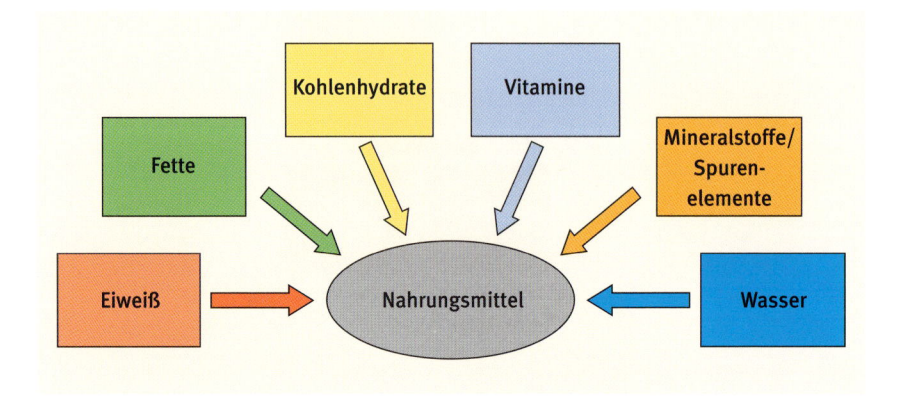

▲ Die Zusammensetzung unserer Ernährung

Eiweißen sehr ähnlich. Fette bestehen in unterschiedlicher Zusammensetzung aus verschiedenen Fettsäuren, die in unserem Körper zur Energiegewinnung abgebaut werden bzw. als Baumaterial weiterverwendet werden.

Es gibt bei Fetten bzw. Fettsäuren verschiedene Unterscheidungsweisen:

Tierischer oder pflanzlicher Ursprung. Tierischen Ursprungs sind Butter, Sahne, Schweine- oder Gänseschmalz, Rindertalg und ähnliche. Pflanzlichen Ursprungs sind alle Öle.

Gesättigt oder ungesättigt, Einfach oder mehrfach ungesättigt. Diese Begriffe verwendet man im Hinblick auf die chemische Struktur der einzelnen Fettsäuren. Gesättigt bzw. ungesättigt sagt etwas über Bindung innerhalb der Fettsäure aus.

Essentiell und nichtessentiell. Eine essentielle Fettsäure ist für den menschlichen Körper sehr wichtig, er kann sie aber nicht selbst herstellen, im Gegensatz zu nichtessentiellen Fettsäuren, die der Körper selbst aufbauen kann.

Des Weiteren fällt im Zusammenhang mit Fetten in der Ernährung immer wieder der Begriff Cholesterin. Cholesterin ist ein in allen tierischen Zellen vorkommender Stoff. Der menschliche Körper nimmt ihn mit der Nahrung auf und kann ihn aber auch selbst herstellen. Es ist für den Aufbau der Zellmembranen des Körpers sehr wichtig.

Stimmt das Gleichgewicht zwischen Aufnahme, Selbstherstellung und Weiterverwendung, muss dem Cholesterin in der Ernährung kein großes Gewicht zugemessen werden. Cholesterin hat für die Entstehung von Blutgefäßveränderungen im Laufe der Jahre und der daraus resultierenden Gefäßverkalkungen (Arteriosklerose) eine große, wichtige Bedeutung.

Hauptlieferant für Cholesterin sind Eier und alle anderen tierischen Nahrungsmittel.

Aber nur bei erhöhten Blutfettwerten sollte eine Änderung der Nahrungsmittelauswahl in Betracht gezogen werden, ansonsten steht einem normalen Verzehr von Hühnerei (zwei bis drei Eier pro Woche) und Butter als Streichfett nichts im Wege.

Als normaler Fettverzehr gilt 30 Prozent der Gesamtkalorien pro Tag. Diese Menge wiederum wird unterteilt in:
- ⅓ Streichfett
- ⅓ Kochfett
- ⅓ versteckte Fette

Als Streichfette eignen sich Butter oder Margarine, wobei Butter ein auf natürlicherem Weg ohne irgendwelche Zusätze hergestelltes Nahrungsmittel ist, Margarine aber industriell hergestellt werden muss.

Als Kochfette eignen sich Öle wie hochwertiges Rapsöl, Olivenöl oder andere pflanzliche Öle zur Zubereitung von Salaten und ähnlichem oder zum Braten. Zum Frittieren ist ein Pflanzenöl wie Sonnenblumenöl ausreichend.

Kohlenhydrate

Der Hauptnährstofflieferant unserer Ernährung sind die Kohlenhydrate. Kohlenhydrate werden unterschieden in verdauliche Kohlenhydrate und größtenteils unverdauliche, die sogenannten Ballaststoffe. Auf diese wird später eingegangen.

Die verdaulichen Kohlenhydrate bestehen aus einem oder mehreren verschiedenen Zuckerbausteinen. In die Grundbausteine Glukose (Traubenzucker) und Fruktose (Fruchtzucker) werden die meisten verdaulichen Kohlenhydrate während des Verdauungsvorgangs abgebaut. Nur Glukose und Fruktose können vom Darm in die Blutbahn aufgenommen werden und somit den Blutzuckerspiegel beeinflussen.

Kohlenhydrate in Form von Stärke (viele Bausteine) sind Bestandteil vieler verschiedener Nahrungsmittel wie Getreide, Getreideprodukte, Brot, Nudeln, Reis und Kartoffeln. Der Körper benötigt zum Abbau von Stärke in Glukose einige Zeit, was wiederum den Blutzucker langsam und zeitverzögert ansteigen lässt.

Versteckte und sichtbare Fette

Versteckte Fette	Sichtbare Fette
Milch und Milchprodukte, Sahne Fleisch und Fleischwaren Fisch und Fischwaren Eier Fast Food, Fertigprodukte	Butter, Margarine, Pflanzenöle, Plattenfette, Schmalz, Speck, Mayonnaise

> ## TIPP
>
> ### Grundsätze für den Umgang mit Fetten und fetthaltigen Nahrungsmitteln
>
> 1. **Sparsamere** Verwendung von Streichfett (ca. 30 g pro Tag).
> 2. Grundsätzlich ist Fett so sparsam wie möglich zu verwenden, dabei sind zur Vorbeugung der Gefäßverkalkung (Arteriosklerose) Pflanzenöle mit einem **hohen Anteil von einfach ungesättigten Fettsäuren** auszuwählen, wie zum Beispiel **Raps oder Olivenöl**.
> 3. Versteckte Fette können bei der Lebensmittelauswahl reduziert werden durch:
>   a. die bewusste Auswahl der Fleischsorten und Wurstwaren:
>   – zum Beispiel besser Hähnchenkeule oder Putenfleischspieß anstelle von Gänsekeule oder Entenbrust; besser Geflügelwurst anstelle von Salami oder Räucherspeck
>   b. die bewusste Auswahl der Fischsorten und Fischkonserven:
>   – zum Beispiel besser Lachsfilet oder Thunfisch in Wasser anstelle von Fischstäbchen oder Makrelenfilets aus der Konserve
>   c. die bewusste Auswahl der Käsesorten und Milcherzeugnisse
>   – zum Beispiel Käsesorten mit ca. 48 Prozent F.i.Tr. oder 16 Prozent absolut (maximal) und Milchprodukte wie Joghurt etc. mit 1,5 Prozent Fett

Das Kohlenhydrat aus Milch und Milchprodukten (Lactose) wie in Joghurt, Buttermilch und ähnlichem benötigt fast genauso viel Zeit, obwohl es aus einfach zusammengebauten Kohlenhydraten (zwei Bausteinen) besteht. Die in Milch und Milchprodukten gleichzeitig enthaltenen Nährstoffe Eiweiß und Fett können die Verdauung verlangsamen. Handelsüblicher Zucker (Saccharose) wird schneller abgebaut.

Unter dem Begriff Kohlenhydrate (abgekürzt KH) werden also die verschiedenen Zuckerarten zusammengefasst. Sie werden nach der Anzahl ihrer Zuckerbausteine in drei Gruppen unterteilt:

Einfachzucker, Zweifachzucker und Vielfachzucker.

Durch den Verdauungsvorgang werden die Kohlenhydrate in ihre Einzelbausteine aufgespalten, denn nur so können sie ins Blut gelangen. Einfachzucker müssen nicht mehr gespalten werden. Sie werden gleich ins Blut aufgenommen. Bei Zwei- und Mehrfachzucker dauert es viel länger, bis sie im Blut aufgenommen werden, da ihre Spaltung mehr Zeit braucht.

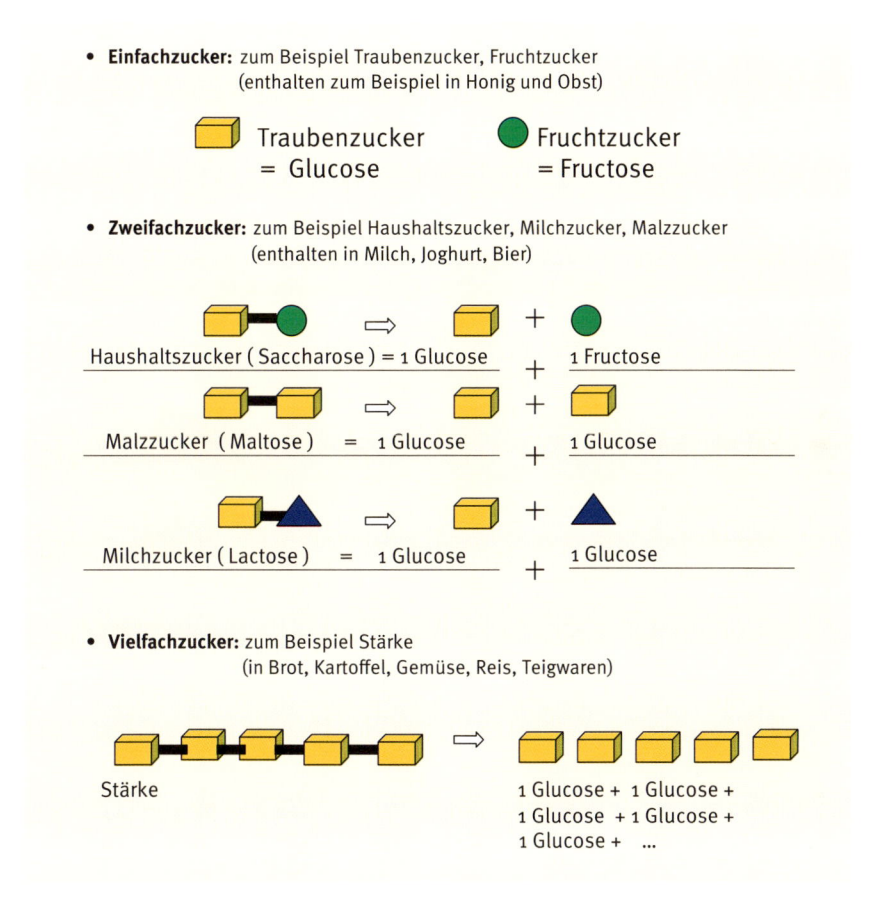

- **Einfachzucker:** zum Beispiel Traubenzucker, Fruchtzucker
  (enthalten zum Beispiel in Honig und Obst)

  🟨 Traubenzucker   🟢 Fruchtzucker
  = Glucose   = Fructose

- **Zweifachzucker:** zum Beispiel Haushaltszucker, Milchzucker, Malzzucker
  (enthalten in Milch, Joghurt, Bier)

  Haushaltszucker (Saccharose) = 1 Glucose + 1 Fructose

  Malzzucker (Maltose) = 1 Glucose + 1 Glucose

  Milchzucker (Lactose) = 1 Glucose + 1 Glucose

- **Vielfachzucker:** zum Beispiel Stärke
  (in Brot, Kartoffel, Gemüse, Reis, Teigwaren)

  Stärke ⇒ 1 Glucose + 1 Glucose + 1 Glucose + 1 Glucose + 1 Glucose + ...

▲ Einteilung der Kohlenhydrate

Durch die Berücksichtigung der Bauart der verschiedenen Kohlenhydrate lässt sich die Blutzuckerwirksamkeit der unterschiedlichen Nahrungsmittel im Hinblick auf eine »ideale« Blutzuckerkurve gut kalkulieren.

Einfache Kohlenhydrate wie Traubenzucker und Fruchtzucker müssen nicht aufgespalten werden; sie können schon im Mund durch die Mundschleimhaut in die Blutbahn aufgenommen und direkt zur Körperzelle transportiert werden.

Zweifache Kohlenhydrate wie Haushaltszucker, Milchzucker, Malzzucker müssen mithilfe des Verdauungsenzyms Amylase in ihre einzelnen Bausteine aufgespalten werden und können erst dann durch die Darmschleimhaut in die Blutbahn gelangen.

Ebenso die vielfachen Kohlenhydrate (auch Vielfachzucker genannt) aus Getreide, Brot, Reis, Nudeln und Kartoffeln; auch sie müssen erst mithilfe von Amylase aufgespalten werden und dienen dann der Energiegewinnung in der Körperzelle.

Diese Vorgänge dauern natürlich länger als die direkte Aufnahme in die Blutbahn. Dadurch steigt durch diese Kohlenhydrate der Blutzucker erst später an.

In der täglichen Ernährung heißt das, dass das Trinken von Limonade oder Fruchtsaft den Blutzucker schneller ansteigen lässt als der Verzehr eines Müslis oder eines Vollkornbrotes mit Belag. Oder aber, dass eine warme Mahlzeit aus Fleisch, Gemüse und Kartoffeln den Blutzucker langsamer ansteigen lässt als ein Obstsalat. Der Blutzuckeranstieg kann aber nicht nur durch die Zusammensetzung der einzelnen Kohlenhydrate beeinflusst werden, sondern auch durch die Verbindung innerhalb eines Nahrungsmittels mit sogenannten Ballaststoffen. Diese sind zwar chemisch gesehen auch Kohlenhydrate, in der Praxis werden sie aber immer getrennt erwähnt.

Ballaststoffe
Ballaststoffe sind als Bestandteile pflanzlicher Nahrungsmittel meist unverdauliche Kohlenhydrate. Beispiele sind zum Beispiel Pektin, Zellulose. Teilweise können sie durch Erhitzen verdaulich gemacht werden, größtenteils aber nicht.

Durch ihre Unverdaulichkeit verlangsamen sie die Verdauung der gleichzeitig mitaufgenommenen verdaulichen Kohlenhydrate und führen somit zu einem langsameren Blutzuckeranstieg.

Apfelsaft:

Apfelmus:

frischer Apfel:

Ein frischer Apfel mit Schale enthält Pektine. Diese verlangsamen die Verdauung bzw. Herauslösung des Fruchtzuckers. Dadurch steigt der Blutzucker langsamer, als wenn man die gleiche Menge Apfelsaft trinken würde, denn im Saft ist nur der gelöste Fruchtzucker als Kohlenhydrat vorhanden.

Beim Brot erreicht man die gleichen Blutzuckerkurven in dem man ein Toastbrot mit dem Apfelsaft vergleicht

Im Alltag heißt das

Niedriger Ballaststoffgehalt	Hoher Ballaststoffgehalt
Toastbrot, Tafelbrötchen	Vollkornbrot, Vollkornbrötchen
Weizenmehl Type 405	Vollkornmehl Type 1050
Nudeln, Reis	Vollkornnudeln, Vollkornreis
Kompott, Fruchtmus	Frisches Obst

und ein Vollkornbrot (belegt mit Wurst oder Käse) mit dem frischen Apfel.

Nicht immer sind Kinder oder Jugendliche, genau wie Erwachsene, aber bereit ihre bisherigen Essgewohnheiten total zu ändern. Dies muss auch nicht sein. Beginnen kann man in kleinen Schritten:

Anstelle von Toastbrot eher Vollkorntoast; anstelle von Weizenmehl Type 405 erst einmal Weizenmehl mit Type 550 oder Roggenmehl: Teigwaren oder Reis durch die entsprechenden Vollkornprodukte zu ersetzen, stellt sich in der Praxis meist als der schwierigste Teil dar. Dies kann erst einmal durch Mischen der beiden Produktarten (Normal und Vollkorn) oder durch Ergänzen von Pasta- oder Reisgerichten mit rohen Gemüsesalaten erfolgen.

Den gleichen Effekt, den die Ballaststoffe haben, erreicht man auch durch den gleichzeitigen Verzehr von Fett innerhalb der Mahlzeit, zum Beispiel Brot mit Belag, Obst in Verbindung mit Joghurt oder Trinkmilch.

Süßungsmittel

Als Süßungsmöglichkeit für Diabetiker bieten sich verschiedene Produkte an:

Süßstoffe

Süßstoffe sind künstliche Produkte, die zwar süß schmecken, aber keinerlei Kohlenhydrate und somit auch keinerlei Energie (Kalorien) enthalten. Sie sind synthetisch hergestellte oder natürliche Ersatzstoffe für Zucker, die eine wesentlich stärkere Süßkraft haben. Des Weiteren verursachen sie im Vergleich zu Zucker keine Karies.

ADI-Wert (**A**cceptable **D**aily Intake)

Er gibt den Höchstwert, in mg, für die tägliche Aufnahme von Süßstoffen an und wird von der WHO (Weltgesundheitsorganisation) festgelegt und sollte nicht überschritten werden. Süßstoffe haben neben der angenehmen Eigenschaft einfach nur süß zu schmecken, auch einige negative Eigenschaften: sie bieten keinerlei Nährwerte, sie können bei zu hoher Dosierung bitter oder auch seifig schmecken und sind nicht sehr hitzestabil. Im Alltag sollten Kinder und Jugendliche trotz der ADI-Empfehlungen nur wenige mit Süßstoff gesüßte Lebensmittel zu sich nehmen, da wir Süßstoff auch in Produkten finden, in denen wir sie nicht unbedingt erwarten: Zahnpasta, sauer eingelegte Lebensmittel, Fertigprodukte wie Ketchup, Senf und ähnliches.

Verwendung. Süßstoffe werden oft in Kombination von verschiedenen Süßstoffen in der Lebensmittelindustrie eingesetzt, da sie eine synergetische Wirkung besitzen. Das heißt, in Kombination kann eine höhere Süßkraft erzeugt werden als die Summe der einzelnen Süßstoffe. Sie können auch den Geschmack von enthaltenen Aromen verstärken und werden verwendet in:
- verarbeiteten und konservierten Lebensmitteln

Die Süßkraft wird immer bezogen auf Haushaltszucker angegeben:

Süßungsmittel	Süßkraft	ADI-Wert mg je kg Körpergewicht	E - Nummer
Haushaltszucker	1,0		
Acesulfam K	130–200	0–9 mg	E 950
Aspartam*	200	0–40 mg	E 951
Aspartam-Acesulfam-Salz*	350	»akzeptabel«	E 962
Cyclamat	30–50	0–7 mg	E 952
Neohesperidin DC	400–600	0–5 mg	E 959
Saccharin	300–550	0–5 mg	E 954
Stevia	300	4 mg	E 960
Stevialglycoside	300	4 mg	E 960
Sucralose	600	0–15 mg	E 955
Thaumatin	2000–3000	»akzeptabel«	E 957

* enthält eine Phenylalaninquelle, nicht geeignet für Personen mit Phenylketonurie
Werte lt. BfR (Bundesamt für Risikobewertung, August 2003)

- kalorienarmen Getränken, Light-Limonaden
- kalorienarmen Desserts, Süßspeisen
- Süßstofftabletten, Tafelsüße

Stevia
Ein weiterer Zuckerersatzstoff, der seit Ende November 2011 in Deutschland als Süßstoff zugelassen ist, heißt Stevia. Er wird zurzeit hauptsächlich in vielen Teilen Süd- und Zentralamerikas, Israels, Thailands, der Volksrepublik China zur Süßstoffgewinnung angebaut und verwendet. In vielen europäischen Ländern ist Stevia im Supermarkt erhältlich.

Stevia wird aus der Pflanze Stevia rebaudiana (»Süßkraut«, auch »Honigkraut«) gewonnen. Es ist als Pulver, gepresst wie Würfelzucker oder getrocknete Blätter im Handel. Es findet aber auch zur Herstellung von zum Beispiel Limonaden Verwendung.

In der EU wurde eine maximale Tagesdosis von vier mg Stevioglykosid pro kg Körpergewicht festgelegt. Diese Menge ist nicht ausreichend, um beispielsweise alleine mit Stevia ein Liter Limonade zu süßen, daher wird es aktuell keine allein mit Stevia gesüßten Lebensmittel im Handel geben. Diese Lebensmittel werden zum Beispiel den Zusatz »30 Prozent weniger Zucker« tragen. Stevia darf auch nicht als »natürlicher« Süßstoff bezeichnet werden, da die Süßkraft chemisch aus der Pflanze gewonnen wird.

Zuckeraustauschstoffe
Zuckeraustauschstoffe sind süß schmeckende Kohlenhydrate, die insulinunabhängig verstoffwechselt wer-

den, aber den Blutzuckerverlauf beeinflussen. Verwendet werden sie zur Geschmacksgebung in Kaugummis, Bonbons und zuckerreduzierten Lebensmitteln. Ihre Süßkraft ist ähnlich dem Haushaltszucker (Saccharose). Ihr Energiegehalt liegt mit 2,4 kcal/g (10 kJ/g) unter dem des Haushaltszuckers aber höher als bei Süßstoffen.

Sie werden zum großen Teil aus Früchten und Gemüse, aber auch aus Holz gewonnen. Aus gesundheitlicher Sicht sind sie unbedenklich. Sie können aber bereits bei einer Aufnahme von mehr als 20 bis 30 g pro Tag im Darmtrakt nur langsam aufgenommen werden, dort Wasser binden und so den Stuhl verflüssigen oder Magen-Darm-Beschwerden wie Völlegefühl und Blähungen verursachen. Sind in einem Lebensmittel mehr als zehn Prozent Zuckeraustauschstoffe zugesetzt, müssen diese mit dem Warnhinweis »Kann bei übermäßigem Verzehr abführend wirken« auf der Verpackung gekennzeichnet werden.

In der EU zugelassene Zuckeraustauschstoffe sind die verschiedene Zuckeralkohole:
- Sorbit (E 420)
- Mannit (E 421)
- Isomalt (E 953)
- Maltit (E 965)
- Maltitol-Sirup (E 965)
- Lactit (E 966)
- Xylit (E 967)

sowie Fruktose.

Zuckeraustauschstoffe verursachen keine Karies, sie sind nicht kariogen, deshalb werden sie häufig in der Süßwarenindustrie eingesetzt.

Berechnung der Kohlenhydrate

Die Menge der Kohlenhydrate muss zur besseren Abstimmung mit der Insulindosis berechnet werden. Hierfür verwenden wir die Bezeichnung **KHE = Kohlenhydrat-Einheit.**

1 KHE entspricht der Menge von zehn g Kohlenhydraten.

Andere Zentren oder aber viele im Handel erhältliche Austauschtabellen verwenden die Begriffe BE, KH oder aber auch KHE. Sie definieren alle jeweils die Menge von zehn *bis* 12 g Kohlenhydraten für eine Einheit.

Wir wählten ganz bewusst die Menge von zehn g pro Einheit; dadurch wird das Umrechnen von Verpackungsangaben in KHE einfacher und wir berücksichtigen die Bedürfnisse der vielen sehr kleinen Kinder mit Diabetes, bei denen sich eine Mehrmenge von unter Umständen zwei g pro Einheit massiv auf den Blutzucker auswirken könnte.

Spezielle Diabetikerlebensmittel

Nicht alles, was im Handel mit dem Zusatz » Diät« « gekennzeichnet ist, ist als Lebensmittel für Diabetiker bestimmt, sondern signalisiert allein die Verwendung für einen bestimmten Ernährungszweck. Bis zum Jahr 2010 war der Zusatz von Zucker für sogenannte »Diabetikerlebensmittel« laut Diät-Verordnung verboten. Stattdessen waren nur Süßstoffe und/oder Zuckeraustauschstoffe zugelassen. Ab dem 1.1.2012 sind in der Diät-Verordnung die Regelungen für Diabetikerlebensmittel gestrichen und die daraus resultierende Pflicht zur Angabe von Broteinheiten außer Kraft gesetzt. Spezielle Diabetikerlebensmittel dürfen noch bis Oktober 2012 nach der alten Regelung in den Verkehr gebracht werden. Den Satz »geeignet für die Ernährung bei Diabetes mellitus im Rahmen eines Diätplans« wird man in Zukunft nicht mehr finden.

Diese Nahrungsmittel, ob Milchprodukte oder Fruchtsäfte oder spezielle Süßigkeiten oder Ähnliches, werden nun zum Beispiel mit der Bezeichnung »zuckerreduziert« oder »mit Süßungsmitteln« im Handel erhältlich sein.

Der normale Haushaltszucker wird weiterhin wie bisher durch Süßstoffe oder Zuckeraustauschstoffe oder beides in Kombination ersetzt. Der Anstieg des Blutzuckers wird nach dem Verzehr solcher Produkte geringfügig anders sein als beim Genuss von zuckerhaltigen Nahrungsmitteln. Es bietet sich somit kein großer Vorteil beim Verzehr solcher Lebensmittel im Vergleich zu »normalen« Nahrungsmitteln und deshalb sind sie für eine Diät nicht erforderlich.

Vitamine, Mineralstoffe und Spurenelemente

Sie alle stellen wichtige Bestandteile unserer Ernährung dar. So benötigen wir zum Beispiel Vitamin C zum Erhalt und Aufbau unseres Immunsystems, Kalium für unsere Nervenbahnen und Jod, damit unsere Schilddrüsenfunktion nicht gestört wird. Bei einer gesunden Lebensmittelauswahl, in die alle Nahrungsmittel abwechslungsreich eingebaut werden, besteht in keiner Hinsicht eine Mangelgefahr.

Energie

Immer wieder und überall begegnen uns die Begriffe **Kcal (Kilokalorien)** und/oder **KJ (Kilojoule)**. Die drei Grundbausteine unserer Ernährung liefern uns Energie. Diese wird in den Maßeinheiten kcal und/oder KJ angegeben. Kcal ist aber die immer noch gängigere Form.

1 g Eiweiß = 4,1 Kcal
1 g Kohlenhydrate = 4,1 Kcal
1 g Fett = 9,3 Kcal
1 g Alkohol = 7,2 Kcal

Mahlzeiten

Die Anzahl der einzelnen Mahlzeiten wird individuell auf Ihr Kind und dessen Tagesablauf und Ernährungsgewohnheiten abgestimmt und folgt nicht wie früher üblich einem starren Schema. Normalerweise geht das betreuende Team von drei Hauptmahlzeiten und ein bis drei Zwischenmahlzeiten aus, die aber individuell an den Tagesrhythmus und Bedarf Ihres Kindes angepasst werden können.

Eine Verteilung der Kohlenhydrate auf die verschiedenen Mahlzeiten ist sehr wichtig. Nur dadurch lässt sich die Wirkung des Insulins ideal nutzen und die gewünschte »Normalisierung« des Blutzuckerspiegels erreichen.

Wichtig ist die Zusammensetzung der einzelnen Mahlzeiten. Eine Mahlzeit sollte nicht ausschließlich aus Kohlenhydraten bestehen, sondern auch Eiweiß, Fett und vor allem auch Vitamine und Mineralstoffe enthalten.

So ist es sinnvoller zum Frühstück ein Müsli bestehend aus Getreideflocken oder Cerealien mit Obst und Joghurt oder Milch zu essen als Toastbrot mit Marmelade. Ebenfalls ist es besser, anstatt einer Brezel als Pausenbrot für die Schule, ein belegtes Vollkornbrot mit Wurst oder Käse und Gemüse zu essen.

Als Mittag- oder Abendessen ist die Kombination von Fleisch, Fisch, Geflügel oder Hühnerei (Eiweiß als Hauptbestandteil), Beilagen wie Kartoffeln, Reis oder Teigwaren (Kohlenhydrate als Hauptbestandteil) und Gemüse oder Salat bzw. Obst als Dessert (Vitamine und Mineralstoffe) die ideale Kombination.

Stichworte zum Thema Ernährung und Diabetes mellitus

Glykämischer Index

Gleiche Kohlenhydratmengen verschiedener Nahrungsmittel weisen unterschiedliche Wirkungen auf den Blutzuckerspiegel auf. Eine Hilfe zur Abschätzung der Wirkung von Nahrungsmitteln auf den Blutzuckerspiegel bietet der glykämische Index.

Ein niedriger glykämischer Index sagt aus, dass der Blutzuckerspiegel nur sehr langsam ansteigt (Haferflocken, Hülsenfrüchte); ein hoher glykämischer Index wiederum bewirkt einen schnellen Blutzuckeranstieg im Vergleich zu Traubenzucker (Zucker, Weißbrot, Teigwaren). Traubenzucker wird immer mit 100 Prozent angegeben.

Die Handhabung des glykämischen Index im Alltag steht immer noch in der Diskussion, da wichtige Einflüsse wie der Ausgangswert des Blutzuckers, Art des Diabetes, Zusammensetzung der Mahlzeit, etc. keine Berücksichtigung finden. Auch ist der Blutzuckeranstieg individuell unterschiedlich. Er bietet aber trotz allem unter der Berücksichtigung folgender Faktoren wichtige Hinweise auf die Blutzuckerwirksamkeit bestimmter Lebensmittel:
- Zubereitungsart (Zerkleinerung, Erhitzung)
- Konsistenz (flüssig, breiig, fest)
- Verdauung und Resorption
- Glukoseanteil der Kohlenhydrate

FPE = Fett-Protein-Einheit
In bestimmten Situationen kann es bei sehr fett- und eiweißreichen Mahlzeiten zu einem verzögerten Blutzuckeranstieg kommen. Trotz genau berechneter Insulindosis kann der Blutzucker aufgrund folgender Faktoren verzögert ansteigen:
- Durch einen hohen Fettgehalt der Nahrung (zum Beispiel Pizza, überbackene Speisen)
- Umwandlung von Eiweiß (Aminosäuren) zu Glukose

Die FPE entspricht 100 kcal eines Lebensmittels bzw. dessen Eiweiß- und Fettanteils der kcal. Für jede Einheit an FPE wird eine individuelle Menge an zusätzlichem Insulin benötigt. Zum Thema FPE sprechen Sie bitte Ihren behandelnden Arzt oder Ihre Diabetesberaterin an.

Beispielhafter Tagesplan für einen Jungen, acht Jahre alt
Empfehlung: Energiebedarf: 1 900 kcal; davon 50 Prozent über Kohlenhydrate = 230 g = 23 KHE

Mahlzeit	Lebensmittel	KHE
Frühstück	Müsli (30 g Haferflocken, 55 g Apfel, 85 g Heidelbeeren, 150 g Naturjoghurt)	3,75
	180 ml Milch (1 gr. Tasse) mit 1 TL Kakaogetränkepulver	1,25
Schule	2 kl. Scheiben Vollkornbrot mit Käse und gek. Schinken, 150 g Karottenstreifen	2
	2 Mandarinen	1
	400 ml Wasser	
Mittagessen	Hähnchenkeule mit Soße, Gemüsereis (160 g Reis + 150 g Paprika-Zucchini-Mais-Mischung)	4
	30 g Kopfsalat mit Joghurtdressing	
	400 ml Wasser	
	Schokoladenpudding (100 g)	1
Nachmittag	3 St. Butterkekse (15 g)	1
	1 kleine Birne (100 g)	1
	100 ml Orangensaft + 200 ml Früchtetee	1
Abendessen	1 Laugenbrezel mit Butter	4
	1 Tomate und ½ Paprika	
	1 Becher Fruchtjoghurt, zuckerreduziert	1
	200 ml Wasser oder Tee	
Spätmahlzeit	200 ml Milch	1
	2 Teelöffel Kakaogetränkepulver	1
	Gesamt	23

Beispielhafter Tagesplan für ein Mädchen, fünf Jahre alt

Empfehlung: Energiebedarf: 1 400 kcal; davon 50 Prozent über Kohlenhydrate
= 170 g = 17 KHE

Mahlzeit	Lebensmittel	KHE
Frühstück	2 Scheiben Vollkorntoast mit Frischkäse und Gurke,	2
	50 g Apfel (½)	0,5
	200 ml Milch (1 gr. Tasse)	1
Kindergarten	½ Laugenbrezel (40 g) mit Butter, 80 g Karottenstreifen	2
	300 ml Wasser oder ungesüßter Tee	
Mittagessen	150 g Spaghetti (gegart) Bolognese	3
	30 g Kopfsalat mit Joghurtdressing	
	Schokoladenpudding (100 g)	1
	300 ml Wasser	
Nachmittag	3 St. Butterkekse (15 g),	1
	1 Mandarine (50 g)	0,5
	200 ml Früchtetee	
Abendessen	1 Vollkornbrötchen mit Lyoner und Edamer,	3
	½ Tomate,	
	1 Becher Fruchtjoghurt, zuckerreduziert	
	200 ml Wasser oder Tee	1
Spätmahlzeit	200 ml Milch	1
	2 Teelöffel Kakaogetränkepulver	1
	Gesamt	17

Ernährung mit Gefühl und Verstand

Trotz zunehmender Aufklärung meinen immer noch viele Menschen, dass der Typ-1 Diabetes bei Kindern und Jugendlichen mit falscher oder übermäßiger Ernährung zusammenhängt. Entsprechend oft werden die Eltern gefragt oder indirekt darauf angesprochen, ob sie ihrem Kind früher zu viel Süßigkeiten oder »ungesunde Nahrung« gegeben hätten. Das ist natürlich alles Unsinn aber trotzdem betrifft es immer wieder viele Eltern, weil sie dann den Eindruck haben, dass sie sich rechtfertigen müssten.

Es ist sehr wichtig für Sie und Ihr Kind zu wissen, dass der Diabetes nicht durch übermäßiges Naschen oder falsche Essgewohnheiten ausgelöst wurde.

Die Bedeutung der Ernährung liegt also weniger in der Vergangenheit, sondern in der Gegenwart und in der Zukunft Ihres Kindes. Solche falschen Vorstellungen müssen ausgeräumt werden, damit es nicht zu unbegründeten Belastungen kommt. Daher sollten auch Eltern völlig unbefangen an das Thema Ernährung bei Diabetes herangehen.

Diabetes-Diät war gestern – heute ist gesunde Ernährung angesagt

Sie haben sicherlich im Kapitel über Ernährung bei Diabetes gelesen, dass der Typ-1 Diabetes nicht bedeutet, Ihr Kind müsse nun auf eine reichhaltige Ernährung verzichten. Im Gegenteil: Es ist wichtig, dass die Zusammensetzung der täglichen Nahrung vielfältig ist und den Empfehlungen für Kinder und Jugendliche insgesamt entspricht. Daher ist auch die Bezeichnung »Diät« im Zusammenhang mit Diabetes bei Kindern und Jugendlichen keine glückliche Bezeichnung. Schon deswegen nicht, weil den meisten jungen Leuten, wenn man sie auf Diät anspricht eher »abnehmen« und »Gewicht halten« einfällt als eine medizinisch empfohlene Ernährungsform. Psychologisch gesehen macht es auch viel mehr Sinn über gesunde Ernährung bei Diabetes zu sprechen. Auch ausgewogene Ernährung ist wichtig und weil es um Kinder geht, sollten wir auch von kindgerechte Ernährung sprechen. Kindgerechte Ernährung bedeutet, dass Essen in erster Linie schmecken und Spaß machen muss. Sie sehen es den Kindern förmlich an, wie sie sich freuen, wenn sie nach einigen Tagen mit Diabetes auf der Station erfahren, dass sie tatsächlich weiterhin noch Pommes essen können! Fast genauso wichtig wie der Zucker ist auch der Fettanteil der Nahrung. Da die Kinder Insulin bekommen, und Insulin ein Hormon ist, das aufbaut, müssen wir darauf achten, dass die Kinder unter der Behandlung nicht übermäßig zunehmen. Zum Glück passiert das selten, denn die Kinder bewegen sich viel und haben dadurch ihren entsprechenden Ausgleich.

Diabetes und Essen

Das wirklich Neue, das auf Sie bei der Ernährung zukommt, ist vor allem Ihre Organisation. Sie müssen die Kohlenhydrate, die in der Nahrung enthalten sind, mit der Insulindosis und der Bewegung des Kindes in Einklang bringen. Dabei ist es aber wichtig, dass wir darauf achten dass die Kinder ihre natürliche Art zu essen beibehalten. Früher, als die Kinder noch über den Tag verteilt Mischinsulin spritzen mussten, gab es festgelegte Mahlzeiten und man musste Essen, auch wenn man keinen Hunger hatte und durfte nicht Essen, wenn einem danach war. Die moderne Insulintherapie ermöglicht mithilfe der Insulinpumpe oder der Injektion von schnell wirkenden Insulinanaloga auch den spontanen Verzehr von Nahrungsmitteln. Das ist besonders für jüngere Kinder wichtig, die einen geringen Bedürfnisaufschub was

Essen betrifft haben – aber auch ältere Kinder und Jugendliche sind häufig in ihrem Essverhalten sehr spontan.

Kinder lernen Essen

Kein Kind kommt mit einem gestörten oder falschen Essverhalten auf die Welt. Im Gegenteil: Kleinkinder wissen, beziehungsweise spüren ziemlich genau, wann sie satt sind, oder Hunger haben oder Durst empfinden. Mit der Zeit wird dieses ursprüngliche Essverhalten durch Erziehung, Umgebungsfaktoren und den sich ausbildenden Vorlieben des Kindes für bestimmte Nahrungsmittel verändert. Daher hängen bei Kindern ihre Essgewohnheiten zum großen Teil davon ab, welche Einflüsse und Vorbilder sie in der Familie vorfinden.

Die Vorbilder sitzen am Tisch

Es ist eine Tatsache, dass das Essverhalten des Kindes sich vor allem an dem orientiert, was es bei seinen Eltern oder in der Familie sieht. Dies gilt besonders für jüngere Kinder. Aber auch ältere Kinder oder Jugendliche lernen durch Nachahmung. Allerdings suchen sie sich ihre Vorbilder dann weniger in der Familie, sondern vor allem bei Freunden, Idolen oder anderen attraktiven Personen. Die Eltern haben dann kaum noch eine Chance, prägend auf das Essverhalten einzuwirken. Deswegen ist es wichtig das Essen bei Kindern in den ersten zehn Lebensjahren positiv zu beeinflussen.

Auf Geschmack und Aussehen kommt es an

Eine gewisse Veränderung der Ernährung bei Diabetes beginnt bereits im Krankenhaus und führt häufig schon dort zu den ersten Schwierigkeiten. Denn auch in Kinderkliniken gelingt es nicht immer, Zubereitung und Aussehen des Essens mit kindlichen Vorstellungen in Einklang zu bringen. Dazu kommen die fremde Umgebung und natürlich weitere Belastungen durch Unterzuckerung, Spritzen oder die Blutzuckerkontrollen.

Das alles kann den Appetit eines Kindes sehr vielfältig beeinflussen. In solchen Fällen müssen die Eltern zusammen mit den Mitarbeitern der Klinik rasch eine Lösung finden, damit das Kind das Essen nicht als Strafe empfindet, sondern wieder Spaß dabei hat.

Wenn Kinder eine Speise anschauen, dann entwickeln sie oft andere Vorstellungen darüber wie wir Erwachsene es tun. Eine Mahlzeit, die für uns appetitlich erscheint und verführerisch riecht, kann ein Kind durchaus als ekelhaft empfinden.

Sie sollten sich nicht scheuen, im Krankenhaus bei Kindern auf unappetitlich wirkende oder schlecht schmeckende Speisen hinzuweisen und nach einer Änderung zu fragen. Wenn möglich, sollten die Kinder beim Essen immer eine Auswahlmöglichkeit haben und wegen des Diabetes nicht auf eine vorgegebene Mahlzeit fixiert werden.

Auf Vorlieben des Kindes Rücksicht nehmen

Persönliche Vorlieben des Kindes sollten weiterhin berücksichtigt werden, denn sie helfen den Ernährungsplan einzuhalten.

Keinesfalls darf der Eindruck beim Kind entstehen, dass die Ernährung wegen des Diabetes mit Einbußen oder Verzicht verbunden ist. Dass manche Mahlzeiten beziehungsweise Süßigkeiten aufgeschoben werden, bedeutet nicht, dass sie völlig vom Speiseplan des Kindes verschwinden. Auch einen Zurückweisung von Nahrungsmitteln lässt sich vermeiden, wenn persönliche Vorlieben und Wünsche des Kindes auch weiterhin berücksichtigt werden. Das gilt ganz besonders für die Auswahl von Desserts, Süßigkeiten für Zwischenmahlzeiten oder extra KHE) beim Sport und bei Bewegung. So merkt ihr Kind, dass es ernst genommen wird, dass Diabetes und Süßes sich nicht ausschließen, und es wird den mit seiner Beteiligung aufgestellten Speiseplan bereitwilliger akzeptieren.

Vorschulkinder und Ernährung

Die Vorstellungen über den Diabetes und seiner Behandlung sind bei Kindern unter sechs Jahren durch ihre altersbedingt sehr konkrete Denkweise geprägt. Dies gilt besonders für die Ernährung. Für jüngere Kinder ist die Auswahl von Nahrungsmitteln nach Gesichtspunkten wie KHE-Gehalt oder Fettanteil ziemlich egal und daher ohne Bedeutung. Wie vieles andere in diesem Alter hängen Vorliebe und Abneigung für bestimmte Speisen davon ab, welche Erfahrung das Kind bisher damit gemacht hat. Dabei wird das angebotene Essen danach beurteilt, wie es gerade schmeckt, wie es aussieht und wie interessant es ist. Daher ist es verständlich, dass graue Vollkornnudeln mit einer bleichen Sauce im Vergleich zu Spaghetti mit kräftig rotem Ketchup schon rein optisch geringe Chancen haben.

Vor allem bei jüngeren Kindern gehört das Essen zu den Dingen, die sie entdecken und ausprobieren wollen. Während also wir Erwachsenen vorwiegend auf den Geschmack und auf die Sättigung beim Essen achten, beziehen Kinder Nahrungsmittel in ihre Erlebniswelt mit ein. Sie werden dabei häufig von den Eltern durch den Satz: »Spiele nicht mit dem Essen« gestört.

Alles sofort haben

Typisch für jüngere Kinder ist es, dass sie interessante Ereignisse kaum abwarten können und begehrenswerte Dinge sofort haben wollen.

Hinweis

Je jünger ein Kind ist, umso schwerer fällt es ihm, seine Bedürfnisse aufzuschieben.

Das hängt damit zusammen, dass in dieser Altersstufe Gefühle den meisten Einfluss auf das Verhalten haben. Das kann man beim Essen sehr gut beobachten. Je jünger ein Kind ist, umso rascher möchte er seinen Hunger oder Durst gestillt haben.

Wenn Kinder zwischen den Mahlzeiten Hunger bekommen oder nach dem Spritzen des Insulins auf das Essen warten müssen, wird ihre Geduld ebenso wie die der Eltern häufig auf eine harte Probe gestellt.

Nicht aufessen wollen

Vor allem jüngere Kinder hören sehr schnell zu Essen auf, wenn sie das Gefühl der Sättigung erreicht haben oder aber plötzlich andere Aktivitäten für ihre Bedürfnisse an Bedeutung gewinnen.

Hier sollten die Kinder durch äußere Anregung unterstützt werden, entsprechende Mahlzeit zu sich zu nehmen. Dazu gehören Belohnungen, aber auch maßvolle Disziplin schadet nicht und hilft, regelmäßige Essgewohnheiten einzuprägen. Wenn möglich sollten wir vermeiden, dass Kinder angehalten werden, ihren Teller leer zu essen auch wenn sie bereits satt sind.

Haben Sie den Eindruck dass es noch an KHE fehlt, fragen sie das Kind ob es nicht etwas anderes dafür haben möchte.

Für den Diabetes nicht so interessant aber trotzdem von Bedeutung ist es, dass Kinder bereits sehr früh Besteck verwenden sollten. Damit lernen sie die Nahrung mundgerecht zu portionierten und können ihre Feinmotorik einüben.

Wenn Kinder langsam essen: Slowfood im Kindesalter

Manche Kinder entwickeln sich zu ausgesprochenen »Langsamessern«, und der Verzehr eines Brötchens kann mitunter eine halbe Stunde dauern. Das kann entweder an der Größe der Portion liegen oder daran, dass es dem Kind wirklich nicht schmeckt oder dass das Kind noch sehr verträumt ist. Solchen »Langsamessern« sollte man die Portionen auf größere Teller servieren, damit die Nahrungsmenge kleiner aussieht. Wenn der Blutzucker in Ordnung ist, können sich die Kinder durchaus Zeit lassen. Problematisch ist es, wenn Sie unter Zeitdruck sind und das Kind trotz vorheriger Insulingabe das Essen sehr langsam zu sich nimmt. Auch hier kann man daran denken, die Nahrung auszutauschen, damit es schneller geht. Wenn aber das Kind insgesamt die Nahrungsmenge nicht schafft, muss man noch einmal über die Portionsgrößen nachdenken.

Essensprobleme – was können Sie tun?

Wir sollten immer behutsam vorgehen, wenn wir das Essverhalten unserer Kinder verändern wollen oder müssen. Kinder mit Diabetes sollten auf jeden Fall mit dem Gefühl aufwachsen, so normal wie möglich zu essen. Das Essen darf nicht als Bestandteil der Behandlung erlebt werden auch wenn es aus diabetologischer Sicht sicherlich dazugehört. Kinder mögen es, wenn es am Tisch so zugeht wie sie es erwarten. Änderungen, Hektik und für das Kind unverständliche Regeln können sehr störend erlebt werden.

Die Menge muss stimmen. Wichtig ist, dass das Kind mit der angebotenen Nahrungsmenge nicht überfordert wird. Es ist meistens einfacher, den verbleibenden Hunger des Kindes mit Nahrungsmitteln, die nicht berechnet werden müssen, zu stillen, als ihm die notwendigen Kohlenhydrate gegen seinen Willen zu verabreichen.

Mitmachen hilft. Sinnvoll ist es auch, die Kinder beim Kochen aktiv einzubeziehen. Jüngeren Kindern macht es meist Spaß, beim Kochen zu helfen, Salate zu putzen, Teig zu kneten oder Soßen zu rühren und kleine, einfache Mahlzeiten gemeinsam zuzubereiten. Die Ernährung sollte also nicht wie ein Medikament oder »Therapeutikum« behandelt werden, sondern Spaß machen und schmecken.

Gemeinsamkeit hilft. Wie bereits erwähnt, können jüngere Kinder durch Nachahmung viele wünschenswerte, leider aber auch schlechte Essgewohnheiten erwerben. Daher ist es günstig, wenn die Familie das Essen zu einem gemeinsamen Ereignis werden lässt. Alle sollten die gleichen Speisen bekommen, keinesfalls darf das Kind mit Diabetes am »Extratisch« landen. Das kann Probleme aufwerfen, wenn Geschwister Kinder da sind.

Flexibilität hilft. Bei jüngeren Kindern können sich die Vorlieben für bestimmte Speisen rasch ändern. Was heute noch gut zu schmecken scheint, kann morgen schon nicht mehr munden. Das hängt mit der spielerischen Entdeckung und Reifung des Geschmackssinns zusammen und bedeutet nicht immer, dass das Kind sich dem Essen widersetzt oder besonders wählerisch ist. Daher ist es für Eltern wichtig, dass sie den Umgang mit Nahrungsmittel flexibel beherrschen und vornehmlich auf die Wünsche des Kindes reagieren ohne aber Nahrungsmittel endlos auszutauschen.

Schulkinder: Aus Hunger wird Appetit. Mit zunehmendem Alter kommt es bei den Kindern zu wichtigen Veränderungen in ihrem Denken, Fühlen und Verhalten. Schulkinder fangen an, logisch zu denken und erste Zusammenhänge zu begreifen. Sie können sich besser ausdrücken und entwickeln bestimmte Vorstellungen über sich und ihre Umwelt. Der Umgang mit anderen Menschen bekommt ebenfalls eine besondere Bedeutung. Die Kinder beginnen, sich mit anderen zu vergleichen, sie nachzuahmen oder mit ihnen zu konkurrieren. Im Übergang von Vorschul- zum Schulkind verändern sich auch die Empfindungen beim Essen. Für jüngere Kinder ist Hunger noch der Ausdruck von Bedürfnissen nach Nahrung, Sättigung, Nähe und Wärme.

Schulkinder: Zunehmend persönliche Vorlieben. Aus dem Hunger nach »etwas« entwickelt sich mit der Zeit der Appetit auf etwas Bestimmtes. Auch begreifen die Kinder den Zusammenhang zwischen Ernährung und Wachstum und möchten genauso stark, interessant und flink werden wie ihre Vorbilder aus Sport, Musik und Film. Auch bei Schulkindern mit Diabetes spielt daher die Menge der

Nahrung eine wichtige Rolle wird aber durch die wachsenden Vorlieben stark beeinflusst.

Positiv zu vermerken ist, dass Schulkinder zunehmend gesunde Ernährung bevorzugen. Das hängt damit zusammen, dass der Unterricht über Ernährung in der Schule sich in den letzten Jahren grundlegend geändert hat. Kinder lernen, unabhängig ob sie Diabetes haben oder nicht, in der Schule bereits Grundlagen der gesunden Ernährung und oft sind es die Kinder, die zuhause nach solchen Nahrungsmitteln Fragen.

Essverhalten von Jugendlichen: Nicht jedermanns Sache

Wie viele andere Regeln und Abmachungen wird auch die Einhaltung von bestimmten Ernährungsweisen im Jugendalter nicht immer so genau genommen. Das ist typisch für diese Entwicklungsphase, die sich vor allem dadurch auszeichnet, dass die Jugendlichen bestrebt sind, sich dem elterlichen Einfluss zu entziehen. Dabei ist das Essen mit der Familie häufig ein Symbol für Regelmäßigkeit und Kontrolle, also Dinge, die in diesem Alter besondere Reizthemen darstellen.

Experimente sind »in«

Wie mit vielen anderen Dingen experimentieren Jugendliche auch mit ihrem Diabetes und der Ernährung. Sie wollen sehen, wie sich der Verzehr von bestimmten Nahrungsmitteln auf ihren Blutzucker auswirkt. Hinzu kommt, dass die Auswahl der Nahrung für Jugendliche auch eine gewisse Lebenseinstellung bedeutet. Die beliebten Schnellrestaurants sind Treffpunkt von Jugendlichen, dort werden keine besonderen Tischmanieren verlangt und der Erlebniswert ist meistens sehr hoch. Da die meisten Fastfood-Restaurants ähnlich eingerichtet sind, vermitteln sie Sicherheit im Auftreten und Verhalten. Niemand wird überfordert und alle wissen wie es geht. Außerdem sind kaum »störende« Eltern oder andere bedeutende erwachsene Personen dabei. Auch wird die eigene finanzielle Unabhängigkeit in Form des Taschengeldes ausgelebt. Umgekehrt gibt es aber auch Jugendliche, die aus Sorge um die Umwelt oder aus Mitleid mit Tieren beispielsweise streng vegetarisch essen oder Fastfood ablehnen. Wenn wir also das Essen bei Jugendlichen kritisch betrachten, müssen wir das auf dem Hintergrund ihres Lebensstils sehen und als Ausdruck der Entwicklungsphase begreifen in der sie sich gerade befinden.

Auch wenn uns Erwachsene das Essverhalten von Jugendlichen häufig provoziert müssen wir auf unsere Reaktionen achtgeben. Die meisten Essstörungen beginnen im Jugendalter und können durch eine zu starke Erwartungshaltung und zu viel Kritik unsererseits begünstigt werden. Besser ist es einen gemeinsamen Nenner zu finden, und gelegentlich Kompromisse einzugehen.

Alkohol – dabei sein ist wichtig. Der Genuss von Alkohol ist für viele Jugendliche Ausdruck von Erwachsensein. Auch der Druck von Gleichaltrigen, beim Konsum alkoholischer Getränke mitzumachen, trägt dazu bei, dass Jugendliche mit Diabetes diesem »Stolperstein« schwer aus dem Weg gehen können.

Wichtiger als das Verbot alkoholischer Getränke (das kaum beachtet wird) ist das Gespräch mit Jugendlichen über die Wirkung des Alkohols auf den Blutzucker. Sie müssen wissen, dass Alkohol den Blutzucker beeinflussen und lang anhaltend stark senken kann. Deshalb ist es wichtig zusätzlich Kohlenhydrate zu essen, ganz besonders vor dem Schlafen.

Der Umgang mit Alkohol ist bei Jugendlichen Bestandteil der Diabetesschulung. Sollten Sie merken, dass Ihr Kind öfter Alkohol zu sich nimmt, sollten Sie mit ihm darüber sprechen. Wenn dies nicht möglich ist, weil die Jugendlichen keine Lust haben sich mit Ihnen darüber zu unterhalten, versuchen Sie einen Termin in der Diabetes-Ambulanz für sie zu finden, damit dieses Thema dort von »neutralen Personen« aufgegriffen werden kann.

Essen als Seelentröster oder aus Langeweile. Zu viel Essen oder ständiges naschen kann auch emotionale Ursachen haben. Vor allem bei Jugendlichen führen Liebeskummer, Streit mit den Eltern oder schulische Probleme oft zu starken Gefühlsschwankungen, die durch zusätzliches Essen ausgeglichen werden. Man spricht dabei von der Regulation der Gefühle durch Essen. Wie bei allen Menschen kann auch bei Kindern und vor allem Jugendlichen vermehrtes Essen (vor allem von Süßigkeiten) kurzfristig zum Nachlassen von schlechter Laune, Bedrücktheit und Stress führen. Daraus kann schnell ein gewohnheitsmäßiger Reflex werden, indem bei Problemen oder einer aufkommenden Belastung »automatisch« zum Essen gegriffen wird.

Kinder essen mitunter auch aus Langeweile oder »nur so« zum Zeitvertreib. Auch das sollte man immer mit dem Kind oder Jugendlichen besprechen und versuchen, gemeinsam nach Lösungen zu suchen, ohne aber dabei gleich die Esskultur der Familie zur Diskussion zu stellen. Möglichst regelmäßige Essenszeiten und das Essen als Familienereignis sollten beibehalten werden.

Wenn sie den Eindruck haben, dass Ihr Kind sein Essverhalten aus emotionalen Gründen verändert, ist es besser, sich psychologischen Rat zu holen oder mit der Ernährungsberatung aus Ihrem Diabetes-Team zu sprechen.

Vollwertkost ist sehr gut, aber nicht zwingend. Trotz aller Bemühungen um eine möglichst zwanglose Ernährung, bei Diabetes gibt es doch bestimmte Regeln. Daher sollte man sich gut überlegen, ob durch weitere Ernährungsvorgaben, wie etwa bei der Vollwertküche, nicht zusätzliche Belastungen und Einschränkungen für das Kind entstehen. Auf der anderen Seite spielt die Zusammensetzung der Nahrung für die Gesundheit und den Blutzuckerverlauf eine wichtige Rolle.

Warum überhaupt »Diät«?

Die Vollwertkost basiert hauptsächlich – aber nicht nur – auf pflanzliche Bestandteile. Die Lebensmittel stammen meist aus biologischem Anbau und haben eine geringe »Verarbeitungsstufe«, das heißt, sie sind soweit es geht naturbelassen. Dadurch wird ihre natürliche Zusammensetzung erhalten und kann so ohne größere Verluste Vitamine, Mineralstoffe und weitere wertige Inhaltsstoffe für den menschlichen Organismus liefern. Wichtig ist zu wissen, dass zum Beispiel im Vollkornbrot enthaltene Kohlenhydrate langsamer abgebaut werden als die im Weißbrot und damit der Zucker gleichmäßiger ins Blut gelangt. Andererseits sehen etwa Vollkornnudeln oft grau(enhaft) aus und haben nur einen geringen Reiz auf Kinder. Fehlt dann auch noch das Ketchup, denn Ketchup ist eine 20 bis 30-prozentige Zuckerlösung, wird das Essen für viele junge Feinschmecker zur Qual. Die »Rote Soße« gehört nun einmal zu den Lieblingsspeisen der meisten Kinder und Jugendlichen. Um dem nachzukommen, können Sie schmackhafte Soßen in Ketchup-Form selbst oder noch besser gemeinsam mit ihrem Kind zubereiten. Der Vorteil ist, dass dieser »hauseigene Tomaten-Ketchup« nicht angerechnet werden muss, gut schmeckt und seine Herstellung Spaß macht. Hier finden Sie das entsprechende Rezept, mit dem der Autor (der nach wie vor ein Ketchup Fan ist) sich und die Familie erfreut.

▼ Auch Ketchup kann »gesund« sein.

Ketchup natur

▶ Zutaten für zwei bis drei Kinder
  800 g sehr reife Tomaten
       Saft einer halben Zitrone
  2 EL Tomatenmark
  2 EL Tomatensaft natur
  2 TL Distelöl
       Süßstoff, flüssig

- Die Tomaten mit heißem Wasser übergießen und schälen (sollte vorsichtshalber von Erwachsenen gemacht werden). Kerne bitte entfernen. Tomaten mit dem Zitronensaft pürieren und mit dem Süßstoff abschmecken.
- Zwei leere Ketchup-Flaschen (möglichst je 500 ml) auswaschen und an anschließend in einem warmen Wasserbad liegend erwärmen.
- Einen Teelöffel Distelöl in jede Flasche geben und verteilen. Flasche zu ¾ mit pürierten Tomaten füllen, je einen Esslöffel Tomatensaft und das Tomatenmark dazugeben und kräftig schütteln. Fertig ist das Ketchup!

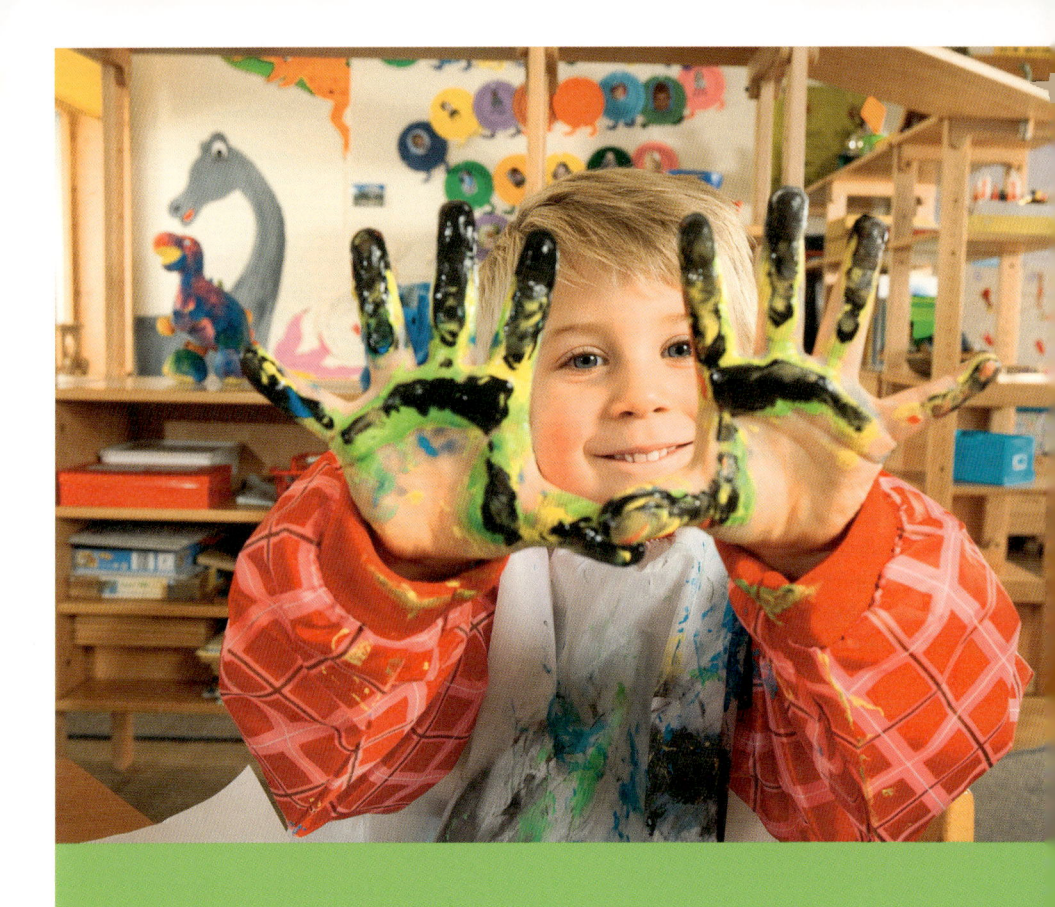

Selbstkontrolle und Kontrolle

Durch regelmäßige Kontrollen des Blutzuckers haben Eltern und ihre Kinder die Möglichkeit, Insulin, Essen und Bewegung den aktuellen Bedürfnissen anzupassen.

Stoffwechseleinstellung

Studien haben gezeigt, dass sich die Stoffwechseleinstellung signifikant verbessert mit regelmäßigen, häufigen Blutzucker-Kontrollen. Für jede zusätzliche Messung am Tag konnte der HbA1c-Wert um 0,2 Prozent abgesenkt werden. Jedoch bringen zu häufige tägliche Messungen keine weitere Verbesserung der Stoffwechseleinstellung mehr. Nach einer gewissen Zeit sehen die Kinder und Jugendlichen aber in den Selbstkontrollen oftmals eine lästige Pflichtübung und die Häufigkeit der Selbstkontrollen lässt spürbar nach. Sie sind aber die einzige Chance, den Diabetes »in den Griff« zu bekommen und nicht ständig nur von ihm bestimmt zu werden.

Im Folgenden wollen wir Ihnen die einzelnen Methoden der Stoffwechselselbstkontrollen vorstellen.

Urintests

Zucker

Das Testen des Urins auf Zuckerausscheidung ist für manche vielleicht der erste Berührungspunkt mit der Erkrankung Diabetes. Ihr Kinder- oder Hausarzt hat im Rahmen einer Vorsorgeuntersuchung oder ganz gezielt zunächst eine Urinuntersuchung veranlasst, bei der eine erhöhte Zuckerausscheidung nachgewiesen wurde. Normalerweise scheidet der Mensch keine Glukose aus. Steigt der Blutzucker aber über 160 bis 180 mg% an, so wird die überschüssige Glukose über die Niere ausgeschieden. In unserer Fachsprache reden wir deshalb auch von der zu Beginn unseres Buches erwähnten »Nierenschwelle«. Sie liegt unterschiedlich hoch, beim jüngeren Kind meist etwas höher als beim älteren.

Früher waren die Urintests praktisch die einzige Möglichkeit der Selbstkontrolle. Dies gilt auch heute noch in Ländern, in denen Blutzucker-Teststreifen aus Kostengründen Mangelware sind. Bei uns hat die Be-

▼ Urin-Test

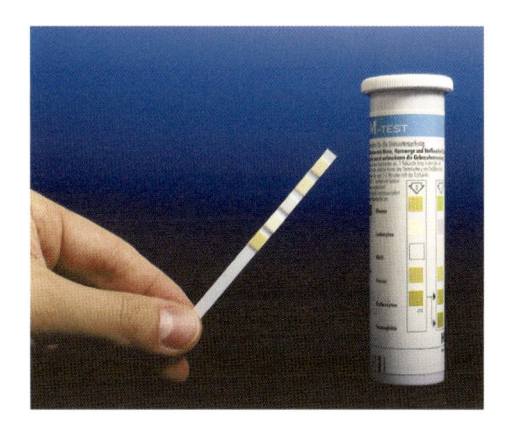

stimmung der Blutzuckerwerte die Messung der Zuckerausscheidung im Urin vollständig verdrängt.

Die Urintests sind heute noch wichtig zur Bestimmung möglicher Ketonkörper (Aceton) im Urin, um rechtzeitig eine Stoffwechselentgleisung (diabetische Ketoazidose) zu erkennen.

Aceton

Aceton kann man im Blut nur mit speziellen Teststreifen messen, im Urin lässt es sich jedoch einfacher nachweisen. Sie halten den Teststreifen in den Urinstrahl oder Urinbecher. Danach vergleichen Sie den Farbton des Teststreifens mit den Farbfeldern auf der Messstreifen-Dose. Der Lilaton auf dem Testfeld zeigt in seiner unterschiedlichen Farbintensität den Grad der Ketonkörper-Ausscheidung an. Es gibt auch Urin-Teststreifen zum Nachweis von Zucker und Ketonkörper als auch sogenannte Multi-Urinteststreifen mit noch zusätzlichen Nachweismöglichkeiten von zum Beispiel Eiweiß oder Blut.

Was bedeuten Ketonkörper oder Aceton?

Normalerweise scheidet der Mensch keine Ketonkörper aus. Bei bestimmten Veränderungen des Stoffwechsel wie zum Beispiel bei Infektionen, ausgeprägter Überzuckerung (Hyperglykämie), Übelkeit, Erbrechen, Durchfall, Hunger und Fasten sollte der Urin auf Ketonkörper getestet werden. Ketonkörper entstehen beim Abbau von Fetten als Zwischenprodukt. Dazu gehören zum Beispiel Aceton, Beta-Hydroxy-Buttersäure und Acet-Essigsäure. Aceton als wichtigste Substanz der Ketonkörper wird bei einem Diabetiker vom Körper ausgeschieden, wenn der Körper nicht genügend Insulin hat und er demzufolge an seine Fettreserve gehen muss. Dies war wahrscheinlich bei Ihrem Kind bei Diagnosestellung der Fall. Es kommt auch später vor, wenn zwar Insulin gespritzt wurde, die Dosis aber zum Beispiel bei einem

---

WICHTIG

Wann ist eine Aceton-Messung im Urin sinnvoll?

- Bei Infekten
- Bei lang anhaltenden hohen Blutzuckerwerten von über 250 bis 300 mg/dl
- Bei Verdacht auf ein Katheterproblem bei Kindern und Jugendlichen mit einer Pumpenbehandlung
- Bei Hinweisen auf eine Säurevergiftung (Ketoazidose) mit Müdigkeit, Infekt, Gewichtsverlust, Übelkeit und Erbrechen
- Beim Auftreten typischer Diabetes-Symptome wie ausgeprägter Durst, vermehrter Harndrang, Gewichtsabnahme

Infekt einfach nicht ausreicht. Ketonkörper im Urin sind also ein wichtiger Hinweis für eine schlechte Stoffwechseleinstellung.

Weitere klinische Veränderungen, bei denen eine Acetonurie auftreten kann, sind der Somogyi-Effekt und das Dawn-Phänomen:

Somogyi-Effekt. Aceton im Urin kann auch anfallen, wenn Ihr Kind nachts unterzuckert. Tritt eine Hypoglykämie auf, so treiben die kontrainsulinären Hormone den Blutzucker wieder hoch. Wir besprechen dies auch im Kapitel »Wie behandle ich eine Hypoglykämie?« Allerdings reagieren diese Hormone überschießend, der Zucker geht hoch und zugleich wird notfallmäßig Energie aus dem Fettabbau bereitgestellt. Dieses Phänomen wird Somogyi-Effekt genannt. Sie können den Somogyi-Effekt beweisen, indem Sie morgens gegen drei Uhr einen Blutzuckertest durchführen. Ist der Wert im Unterzuckerungsbereich, aber morgens beim Aufstehen deutlich zu hoch und lässt sich Aceton im Urin nachweisen, spricht dies für eine Gegenregulation. Sie werden dann die abendliche oder spätabendliche Basalinsulindosis reduzieren müssen.

Dawn-Phänomen. Weitaus häufiger als der Somogyi-Effekt ist das Dawn-Phänomen, wir hatten es ausführlich im Kapitel über die Therapieformen ICT und Pumpe beschrieben. Hier steigen die Blutzuckerwerte gegen Morgen stark an und häufig kann bereits morgens Aceton nachgewiesen werden.

Blutzuckertests

Blutzuckertests sind heute die übliche Methode der Stoffwechselselbstkontrolle. Durch die Entwicklung und Weiterentwicklung der Blutzucker-Messgeräte sowie der heute zahlreich auf dem Markt befindlichen »Stechhilfen« vor mehr als 20 Jahren sind die Blutzuckertests in unserer heutigen Form möglich geworden. Allen Stechhilfen oder Lanzetten ist das Prinzip eigen, dass die Eindringtiefe der jeweiligen Lanzetten in die Haut gesteuert werden kann. Dadurch lässt sich der Schmerz beim »Piksen« ganz entscheidend reduzieren. Durch das Abschaffen der alten schwertklingenähnlichen Lanzetten, die die Haut regelrecht aufgerissen haben, sind auch häufige Blutzuckertestungen bei ganz jungen Kindern zumutbar geworden.

Durchführung und Protokollierung

Vor dem »Piksen« sollte sich Ihr Kind die Hände waschen, denn selbst kleinste Schmutzpartikel oder Essensreste können das Ergebnis des Blutzucker-Tests verfälschen. Ein Abwischen der Fingerkuppe oder des Ohrläppchens, an dem der Stich mit

> **WICHTIG**
>
> **Blutzucker testen – was ist zu beachten?**
> - Ist das Haltbarkeitsdatum der Teststreifen noch aktuell?
> - Die Code-Nummer, die das Blutzucker-Testgerät beim Einschalten anzeigt, sollte mit dem Teststreifen übereinstimmen. Erfreulicherweise gibt es immer mehr Blutzucker-Messgeräte und Teststreifen ohne Codierung.
> - Die Teststreifen sollten zum Blutzucker-Messgerät gehören.
> - Die Batterie des Messgerätes sollte nicht leer sein.
> - Das Messgerät sollte nicht starker Sonneneinstrahlung oder starkem Frost ausgesetzt sein.
> - Verschmutzte oder nasse Teststreifen nicht verwenden, sie verfälschen das Ergebnis.
> - Immer ausreichend Blut verwenden, da sonst das Messergebnis verfälscht werden kann.

der Lanzette auch erfolgen kann, mit Alkohol wird in der Klinik nur noch aus versicherungsrechtlichen Gründen gemacht.

Dann machen Sie oder Ihr Kind die Stechhilfe und das Blutzuckermessgerät betriebsbereit. Ihr Diabetes-Team weist Sie in den Gebrauch Ihres eigenen Gerätes ein, entsprechend dieser Einweisung stechen Sie kurz in Ohrläppchen oder Finger. Am Finger sollte dabei möglichst seitlich gestochen werden und nicht direkt in die Kuppe.

Bei Schulkindern empfehlen wir, die Innenseiten des Daumens und des Zeigefingers freizulassen, da das Schreiben in der Schule zu Irritationen nach dem Testen führen kann. Schon Vorschulkinder können lernen, sich selbst am Finger zu stechen. Mit neuen Stechhilfen ist auch ein Piksen am Unterarm, Daumen- oder Handballen möglich.

Während früher ein recht großer Blutstropfen aus der Einstichstelle auf das Testfeld aufgebracht werden musste, reichen heute bei den neuen Messgeräten winzige Blutmengen. Das Messergebnis wird Ihnen nach wenigen Sekunden angezeigt. Liegt das Ergebnis vor, sollten Sie bitte gleich den Wert in Ihr Testbüchlein eintragen. Verschiedene Firmen bieten unterschiedliche Hefte an. Jugendliche haben oft »keine Zeit« für das Aufschreiben. Manchmal schreiben sie auch nur irgendwelche Zahlen aus dem Kopf hin, damit sie »Ruhe haben«. Dies führt zu Hause und in der Ambulanz immer wieder zu Diskussionen. Im Kapitel »Diabetes und Pubertät« wird darauf noch einmal ausführlich eingegangen. Glücklicherweise haben die Geräte aber eine Speicherfunktion, so dass sich die Blutzuckerwerte abrufen lassen. Statt des Übertragens der Werte in ein Büchlein, aus dem dann das Auf und Ab der Blutzuckerwerte sichtbar wird, gibt es auch Computer-

Programme, die die aus dem Blutzucker-Messgerät in den Computer überspielten Daten dann auch »verwalten« und dadurch den notwendigen Überblick verschaffen helfen. Auch lassen sich damit verschiedene Graphiken wie »Standardwoche« oder »Standardtag« erstellen. Jedoch benötigt die Übertragung bzw. Eingabe der Blutzuckerwerte in das Computer-System ebenfalls Zeit und oftmals ist die zeitgerechte Eingabe der Werte in das klassische Tagebuch immer noch die schnellste Variante.

Wie oft sollte getestet werden?

Die Häufigkeit der Blutzuckerteste hängt von unterschiedlichen Faktoren ab. Ist Alltag im wahrsten Sinne des Wortes, werden Sie seltener testen als im Skiurlaub oder wenn Ihr Sohn beim Fußballturnier mitspielt. Bei der intensivierten Insulintherapie oder bei der Pumpentherapie ist die Zahl der Kontrollen davon abhängig, wie oft am Tag Insulin zu den Mahlzeiten oder zur Korrektur gespritzt wird. Denn schließlich müssen Sie wissen, wie viele Einheiten überhaupt injiziert werden sollen.

Wann sollte der Blutzucker gemessen werden?

Der Blutzuckerwert vor jeder der drei Hauptmahlzeiten ist für die Berechnung der notwendigen Insulindosis, wie bereits erwähnt, wichtig. Verwendet Ihr Kind nur schnell wirksames Insulinanalog im Rahmen einer ICT oder Pumpentherapie, sollte eigentlich vor jeder Mahlzeit der Blutzucker bestimmt werden. Wenn man die Insulindosis zu den Mahlzeiten, den KHE-Faktor, überprüfen möchte, sollte der Blutzucker 2 Stunden nach der Mahlzeit gemessen werden. Der Nüchtern-

> **TIPPS**
>
> ### Regelmäßiges Geräteeichen ist wichtig
>
> Etliche Gerätehersteller bieten Eichlösungen bzw. Kontrollchips für ihre Geräte an. Sie sollten damit Ihr Gerät in regelmäßigen Abständen »eichen«, da praktisch jedes Gerät gegenüber dem Laborwert andere Blutzuckerwerte anzeigt. Die digitale Anzeige täuscht eine Messgenauigkeit vor, die oft nicht eingehalten wird. Bei uns bringen die Eltern oder die Jugendlichen ihr Gerät mit in die Sprechstunde. Wenn Blut zur Messung ins Labor geht und gleichzeitig eine Blutzucker-Bestimmung mit dem Apparat der Kinder gemacht wird, so können Sie diese beiden Werte miteinander vergleichen und damit die Messgenauigkeit ihres Gerätes überprüfen.
> Das häufige Stechen vor allem an der gleichen Stelle führt zu Hautveränderungen, die Sie durch Pflege mit Teebaumöl-Balsam gut behandeln können.

wert, unmittelbar morgens nach dem Aufstehen ist wichtig, weil er anzeigt, wie die vergangene Nacht abgelaufen ist. Auch auf den Nachtwert zwischen 22 und 23 Uhr sollte nicht verzichtet werden, weil er wichtig ist für die Basalinsulininjektion zur Nacht und zur Vermeidung nächtlicher Hypoglykämien. Vereinzelt sollte auch nachts der Blutzucker kontrolliert werden, um mehr Informationen über den nächtlichen Stoffwechselverlauf zu erhalten.

Bei relativ stabiler Stoffwechseleinstellung reichen vier bis sechs Blutzuckerbestimmungen in 24 Stunden. Die wichtigsten Zeitpunkte sind morgens, mittags und abends vor den drei Hauptmahlzeiten und vor Beginn der Nacht. Bei besonderen Ereignissen oder instabiler Stoffwechselsituation sollte häufiger gemessen werden.

Der Blutzuckerwert: Was bedeuten mg% oder mmol/l?

Die Menge des im Blut befindlichen Zuckers kann mit verschiedenen Maßeinheiten wiedergegeben werden. Wir verwenden in unserem Buch mg/dl, entsprechend mg%. Damit Sie die Angaben in diesem Buch unabhängig davon, welche Maßeinheit bei Ihnen üblich ist, verstehen können, haben wir Ihnen beide Maßeinheiten in einer Tabelle im Anhang gegenüber gestellt. Bei der Umrechnung gilt folgender Faktor:

mg/dl x 0,056 = mmol/l.

HbA1c

HbA1c ist eine Abkürzung und bezeichnet eine ganz bestimmte Untergruppe (A1) des menschlichen Blutfarbstoffs Hämoglobin (Hb). Wir alle haben Zucker im Blut, ob wir Diabetes haben oder nicht. Dieser Zucker im Blut kann sich an Eiweiß anlagern. Bei Gesunden ist das Zuckerangebot an das Hämoglobin eher mäßig, deshalb finden sich nur fünf Prozent aller Hämoglobine mit einem Zuckermolekül angekoppelt. Kinder mit Diabetes haben aber eine höhere Blutzuckerkonzentration. Die Chance, dass sich bei ihnen Zucker an das Hämoglobin lagert, ist also viel größer. Das HbA1c ist also höher. Die mittlere Lebenszeit der roten Blutkörperchen beträgt etwa drei Monate. Der HbA1c-Wert zeigt an, was sich in den letzten zwei Monaten blutzuckermäßig abgespielt hat und stellt somit einen hervorragenden Langzeitwert für die Stoffwechseleinstellung dar. Manche sprechen auch vom individuellen Blutzuckergedächtnis. Nach den Empfehlungen der Arbeitsgemeinschaft für Pädiatrische Diabetologie (AGPD) und der Deutschen Diabetes-Gesellschaft (DDG) betragen die Normalwerte für Kinder und Jugendliche ohne Diabetes 4,0 bis 6,1 Prozent. Die Stoffwechseleinstellung bei Kindern und Jugendlichen mit Typ-1 Diabetes gilt als »optimal« bei HbA1c-Werten unter 7,5 Prozent, als »mäßig« bei Werten zwischen 7,5 und 9,0 Prozent und als »schlecht« bei Werten über neun Prozent. Vor der Pubertät betrachten wir HbA1c-Werte zwischen sechs und sieben Prozent als optimal. Kommen die Kinder in die Pubertät, sind solche Werte kaum erreichbar. Dann gelten HbA1c-Werte zwischen sieben und acht Prozent als sehr gut (s. auch Kapitel »Diabetes und Pubertät«). In der jährlich durchgeführten Vergleichs-Auswertung von über 200 Kinderkliniken in Deutschland und Österreich, basierend auf den Daten der DPV-Studiengruppe, zeigte sich 2011 ein durchschnittlicher mittlerer Wert von 7,7 Prozent aller Kinder, Jugendlichen und jungen Erwachsenen mit Typ-1 Diabetes.

Der durchschnittliche HbA1c-Wert ist in den letzten Jahren deutlich gesunken. Der Anteil der Kinder und Jugendlichen, die sehr gut eingestellt sind, ist gestiegen. Ein HbA1c-Schwellenwert, unterhalb dessen kein Risiko für Folgeerkrankungen besteht, gibt es nicht. Zur Vermeidung von Folgekomplikationen sollten deshalb möglichst niedrige HbA1c-Werte angestrebt werden. Jedes Kind und jeder Jugendliche sollte versuchen, den ihm möglichen, niedrigsten, normnahen HbA1c-Werte dauerhaft zu erreichen. Dabei sind häufige Unterzuckerungen zu vermeiden und schwere Hypoglykämien sollten nicht auftreten.

In den meisten Diabetes-Ambulanzen gibt es inzwischen spezielle Messgeräte, welche mit einer kapillären Blutentnahme das HbA1c innerhalb von sechs bis zehn Minuten bestimmen können. Somit kann das aktuelle Ergebnis des Langzeitwertes im Rahmen der ambulanten Diabetes-Sprechstunde bereits mit Ihnen und ihrem Kind besprochen werden.

Neue HbA1c-Maßeinheit

Vor kurzem wurde eine neue Maßeinheit für den HbA1c eingeführt, die noch genauer den Langzeitwert bestimmen kann und international besser vergleichbar ist. Demnach werden die Ergebnisse in mmol HbA1c pro mol Hämoglobin angegeben und nicht mehr in Prozent. Der Normbereich für Stoffwechselgesunde von vier bis sechs Prozent entspricht dem neuen Referenzbereich von 20 bis 44 mmol/mol. Für die Laboratorien ist diese neue Maßeinheit bereits verbindlich. Gleichzeitig wird die alte Maßeinheit aber noch beibehalten. Um die Umgewöhnung zu erleichtern, werden derzeit beide Maßeinheiten parallel angegeben. Eine Umrechnung vom alten zu neuen HbA1c-Wert erfolgt nach folgender Formel:

HbA1c (mmol/mol) = (HbA1c (%) − 2,15) × 10,929

Eine entsprechende Tabelle zur besseren Umrechnung und zum Nachschauen finden sie im Anhang. Wie lange die derzeitige HbA1c-Maßeinheit noch beibehalten wird, ist nicht bekannt.

SELBSTKONTROLLE UND KONTROLLE

Körperliche Entwicklung

Eines der wichtigsten Ziele in der Behandlung von Kindern und Jugendlichen mit Typ-1 Diabetes ist eine normale körperliche und psychosoziale Entwicklung. Aus diesem Grund werden bei jedem Ambulanzbesuch die Länge und das Gewicht ihres Kindes bestimmt und darauf geachtet, dass sich Ihr Kind altersgerecht entwickelt.

Auch eine körperliche Untersuchung in regelmäßigen Abständen gehört dazu. Jugendliche können sich dabei in ihrer Intimität gestört fühlen oder empfinden es als besonders unangenehm, genau betrachtet zu werden. Hier ist es wichtig, dass die ärztliche Untersuchung auf diese Empfindlichkeiten Rücksicht nimmt. Ein Kinderarzt weiß über die Besonderheiten der Entwicklung Bescheid und kann durch angemessenen Umgang mit den Jugendlichen diese natürlichen Hemmungen abmildern. Oft hilft es auch, wenn die Eltern nicht bei der körperlichen Untersuchung anwesend sind. Das gibt den Jugendlichen das Gefühl, ernst genommen zu werden. Unerlässlich bei der Untersuchung ist, dass auch die Spritzstellen genau angeschaut werden, da die Eltern dies bei den Jugendlichen immer seltener tun (dürfen!).

Körpergewicht

Kinder und Jugendliche mit Typ-1 Diabetes können weitgehend so normal essen wie ihre gesunden Altersgenossen. Dies kann wie bei anderen Kindern auch leicht zum Übergewicht führen. Deshalb ist Vorbeugen besser als später das Gewicht mühselig zu reduzieren. Auf der anderen Seite alarmiert ein Gewichtsstillstand beim wachsenden Kind. Ist die Stoffwechseleinstellung über längere Zeit sehr schlecht oder sogar katastrophal, wird ihr Kind in dieser Zeit kaum wachsen. Ein anderer Grund für ein schlechtes Wachstum könnte eine unzureichende Kalorienzufuhr sein, wenn seit Jahren die KHE-Menge nicht mehr angepasst worden ist. Beide Ursachen müssen mit dem Diabetes-Team geklärt werden! Eine ausreichende Kalorienversorgung ist für ein altersgerechtes Wachstum unbedingt notwendig.

Körpergröße

Insulin ist, wie wir im Abschnitt »Wie wirkt Insulin« beschrieben haben, für das Längenwachstum unentbehrlich. Früher waren Kinder mit Diabetes im Durchschnitt um fünf Zentimeter kleiner als Kinder ohne diese Stoffwechselstörung. Eine gute Stoffwechseleinstellung ist daher wichtig für ein normales Wachstum und eine altersgerechte Entwicklung. Wächst ein Kind mit Diabetes schlecht, müssen natürlich auch andere Ursachen eines Kleinwuchses wie zum Beispiel eine Zöliakie, Schilddrüsenunterfunktion oder ein Wachstumshormonmangel ausgeschlossen werden.

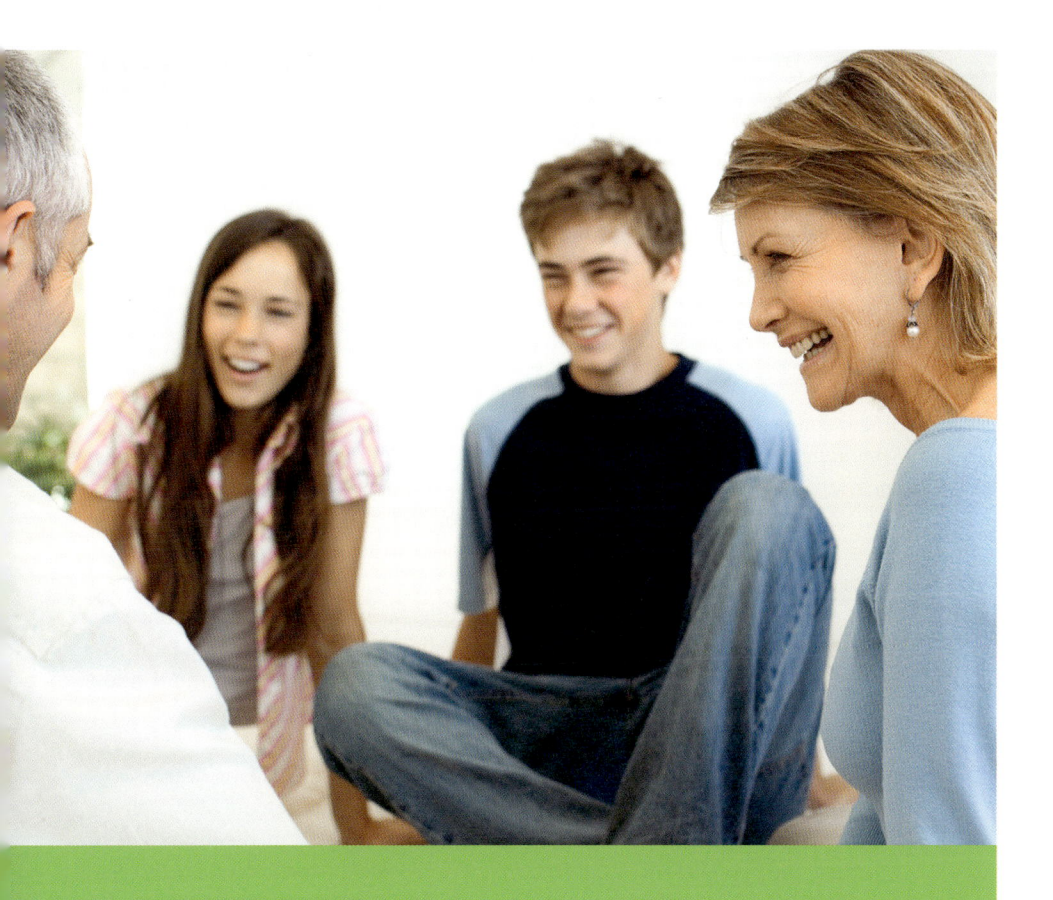

Besonderheiten des Diabetes in der Pubertät

Aus Kindern werden Leute –
was passiert in der Pubertät?

BESONDERHEITEN DES DIABETES IN DER PUBERTÄT

Mehr Insulin während der Pubertät

»Die Hormone fahren Achterbahn, die Stimmungen schwanken, die Pickel sprießen, der eigene Körper verändert sich, das Interesse an der Sexualität erwacht und die Beziehungen zu den Eltern und Freunden sind nicht mehr, was sie einmal waren – die Pubertät ist für die meisten Menschen eine schwierige Zeit.«

»Für Jugendliche, die an einer chronischen Erkrankung wie dem Diabetes mellitus leiden, hat diese Entwicklungsphase mit ihren körperlichen, geistigen und psychischen Veränderungen darüber hinaus auch einen starken Einfluss auf den Verlauf ihrer Krankheit.«

Diese beiden Zitate zeigen eindrücklich, dass die Pubertät eine besondere Zeit darstellt, in der es zu starken körperlichen, aber auch psychischen Veränderungen kommen kann. Besteht dazu noch eine chronische Erkrankung wie ein insulinpflichtiger Diabetes mellitus, sind spezielle Aspekte in der Behandlung während dieser Zeit zu beachten. Deshalb ist es wichtig zu wissen, welche Auswirkungen diese Veränderungen auf die Stoffwechseleinstellung und das Verhalten des Jugendlichen mit Diabetes haben können.

Für die hormonelle Steuerung der Pubertät sind folgende Hormone von besonderer Bedeutung: Wachstumshormone, Geschlechtshormone und Schilddrüsenhormone.

Während der pubertären Wachstumsphase wachsen die Mädchen im Durchschnitt 20 cm, die Jungen 26 cm. Für diesen enormen Wachstumsschub ist eine gesteigerte Ausschüttung von Wachstumshormonen erforderlich. Die Geschlechtshormone sind vor allem für die Ausbildung der sekundären Geschlechtsmerkmale verantwortlich. Daneben wirken sie auch auf das Längenwachstum, die Knochenreifung sowie auf den Muskel- und Fettaufbau. Zusätzliche Veränderungen während der Pubertät sind ein veränderter Tag/Nacht-Rhythmus, veränderte Essgewohnheiten, Stimmungsschwankungen sowie eine veränderte Ausschüttung von Stresshormonen.

Auswirkungen auf den Diabetes

Es besteht ein deutlich erhöhter Insulinbedarf während der Pubertät. Dies zeigt eindrücklich die Abbildung auf S. 137. Bei Mädchen liegt der Insulintagesbedarf während der Pubertät im Durchschnitt zwischen 1,0 bis 1,3 IE/kg Körpergewicht, bei Jungen zwischen 1,1 bis 1,4 IE /kg KG. Im Vergleich dazu liegt der Insulintagesbedarf bei Kindern vor der Pubertät im Durchschnitt zwischen 0,8 und 1,0 IE/kg KG und während der Remissionsphase bei weniger als 0,5 IE /kg KG.

Gründe für den deutlich erhöhten Insulinbedarf während der Pubertät

- Zunahme der Blutzuckerschwankungen sowie eine erhöhte Glukosevariabilität
- Deutlich erhöhte morgendliche Blutzuckerwerte (»Dawn-Phänomen«)
- Durch die hormonellen Veränderungen kommt es zu einer vermehrten Insulinresistenz, das heißt verminderten Wirkung von Insulin
- Wegen diesen Veränderungen gelten HbA1c-Werte zwischen 7 und 8,5 Prozent weltweit als optimal während dieser Zeit (siehe Abb. S. 136).

Neben den körperlichen bzw. hormonellen Veränderungen treten während der Pubertät Verhaltensänderungen auf, die sich mit unterschiedlicher Ausprägung und sehr individuell auf das Management des Diabetes auswirken können:
- Gehäufte Therapiefehler
- Fehlende Protokollierung der Blutzuckerwerte
- Ungenügende Anpassung der Insulindosis
- Wunsch nach uneingeschränkter Flexibilität ohne die dafür notwendige Dosisanpassung
- Probleme beim Übergang der Verantwortung für die Diabetestherapie von den Eltern auf die Jugendliche
- Verstärkt Akzeptanzprobleme der Erkrankung
- Autonomiebestrebung ohne Verlässlichkeit

Was ist zu tun?

Auf jeden Fall sollte rechtzeitig und in ausreichender Menge die Insulindosis an den gesteigerten Bedarf des Jugendlichen angepasst werden. Oft ist dazu eine Umstellung der bisherigen Insulineinstellung erforderlich. Diese Umstellung sollte in Absprache mit dem jugendlichen Patienten und dessen Eltern individuell erfolgen.

Mögliche Optionen für eine Anpassung der Insulintherapie:
- intensivierte Insulintherapie (ICT)
- schnell und länger wirksame Analoginsuline
- Pumpentherapie (CSII)

Besonderheiten des Diabetes in der Pubertät

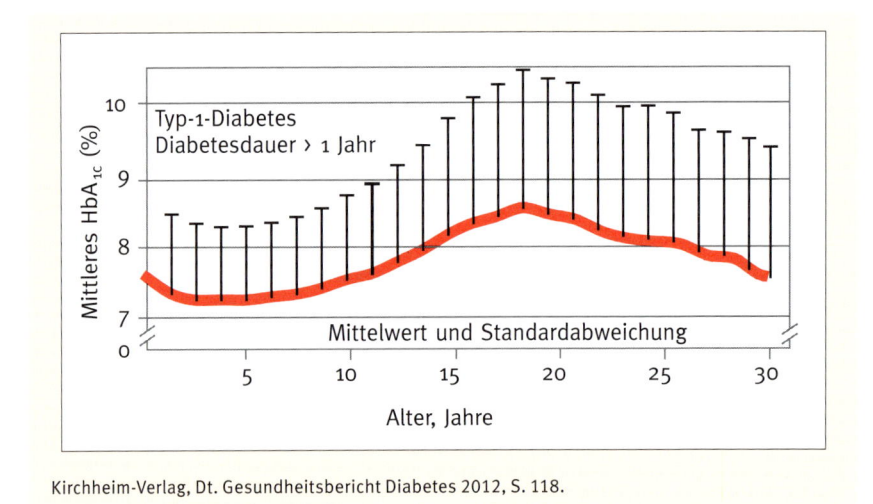

▲ Mittlere HbA1c-Werte bei Typ 1-Diabetes nach mindestens einem Jahr Diabetes-Dauer.

Kirchheim-Verlag, Dt. Gesundheitsbericht Diabetes 2012, S. 118.

Diese Anpassungen sind während dieser Zeit immer wieder erforderlich. Deshalb sollten möglichst häufige Blutzuckermessungen täglich durchgeführt werden. Dazu ist auf jeden Fall die Mitarbeit der jugendlichen Patienten erforderlich. Aus diesem Grund sollte der Übergang zu mehr Eigenverantwortung des Jugendlichen rechtzeitig beginnen und von den Eltern und dem Diabetes-Team unterstützt werden.

Wenn möglich sollten tägliche Eltern-Kind-Konflikte um die bestmöglichste Stoffwechseleinstellung bzw. das tägliche Management des Diabetes vermieden werden.

Wichtig sind auch möglichst rechtzeitige Informationen und Gespräche mit den Jugendlichen über ihr Verhalten und Vorgehen bei Alkoholkonsum oder über das Rauchen. Was ist zu tun, wenn der jugendliche Patient die erste Freundin, den ersten Freund hat? Oft ist in solchen Situationen eine psychologische Mitbetreuung sehr hilfreich und notwendig.

Um unsere jugendlichen Patienten während dieser Zeit optimal zu betreuen, versuchen wir als Diabetes-Team eine vertrauensvolle Beziehung zu dem selbstständig werdenden Jugendlichen aufzubauen, so dass sich die Beratungen immer mehr an ihn selbst als an seine Eltern richten. Auch ist die Vermittlung zwischen Jugendlichen und Eltern eine häufige Aufgabe des Diabetes-Teams. Wichtig dabei ist, eine vertrauensvolle Beziehung zu den Eltern zu bewahren, die sich ja aus der vollständigen Verantwortung in Richtung einer gemeinschaftlichen Fürsorge zurückziehen.

Mehr Insulin während der Pubertät

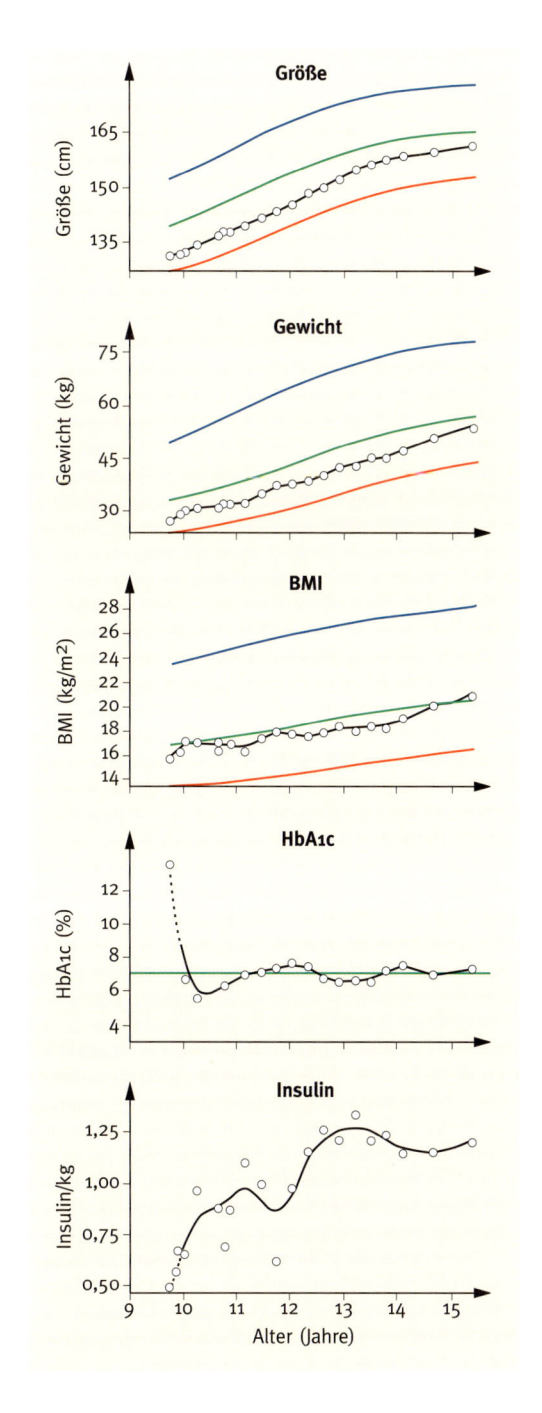

▶ Übersicht über Größe, Gewicht, BMI, HbA1c und Insulin im Verlauf seit der Erstmanifestation mit ca. zehn Jahren bei einem jetzt 15-jährigen Mädchen mit Typ-1 Diabetes.

137

Dieser Prozess zur Selbstständigkeit im Management seines Diabetes benötigt Zeit. Deshalb sollte zur Selbstständigkeit langsam herangeführt werden. Keinesfalls sollte man sich lediglich am Alter des Jugendlichen, sondern an seinen individuellen Bedürfnissen orientieren.

Wie oben schon erwähnt, ist in bestimmten Situationen eine psychologische Mitberatung zu empfehlen.

Zusammenfassung

In der Pubertät kommt es zu körperlichen und psychischen Veränderungen, die erhebliche Auswirkungen auf den Diabetes haben können. Diese führen zu einem deutlich gesteigerten Insulinbedarf. Deshalb sollte die Insulindosis rechtzeitig und ausreichend an den gesteigerten veränderten Bedarf angepasst werden.

Darüber hinaus kann es zu erheblichen Problemen/Schwierigkeiten im täglichen Umgang mit dem Diabetes kommen. In dieser Zeit benötigen die jugendlichen Patienten eine individuelle, oft intensive Betreuung, damit frühzeitig auftretende Schwierigkeiten vermieden werden können.

Wichtig ist eine vertrauensvolle, ehrliche Beziehung zu dem selbstständig werdenden Jugendlichen. Zur Selbstständigkeit sollte langsam herangeführt werden. In bestimmten Situationen ist eine psychologische Mitberatung zu empfehlen.

Diabetes im Jugendalter

Das Jugendalter ist, ob mit oder ohne Diabetes, für Eltern und Kinder eine aufregende und zum Teil anstrengende Zeit. Die körperliche und geistige Entwicklung verändert das Verhalten, die Empfindungen und das Denken der Jugendlichen. Das hält Eltern und andere Erwachsene häufig in Atem. Andererseits gibt es den Jugendlichen Gelegenheit, sich in neuen Rollen zu erleben und damit Erfahrungen zu sammeln. Dabei kann der Diabetes zu einer ständigen Quelle von Auseinandersetzungen zwischen Eltern und Kindern werden. Jugendliche in der Pubertät fühlen sich bereits wegen den sichtbaren und spürbaren körperlichen Veränderungen anders als zuvor. Der Diabetes kann dieses Gefühl der Andersartigkeit noch verstärken. Auf der anderen Seite gewinnen Freundschaften und Unternehmungen außerhalb der Familie vermehrt an Bedeutung. Der Stellenwert von Beziehungen, Interessen und Zielen wird neu geordnet. Dabei kann es passieren, dass der Diabetes, zusammen mit vielen anderen »Pflichten«, am Ende der Liste landet. Insulin spritzen oder Bolus abgeben, Blutzucker testen, Ernährungsplan beachten und Diabetes-Tagebuch führen gehören dann zu den lästigen bzw. unwichtigen Punkten des Lebens. Häufig wird der Diabetes auch in den Hintergrund gestellt, damit das Gefühl der »Andersartigkeit« nicht noch mehr empfunden wird.

Nicht immer muss die Pubertät krisenhaft und anstrengend verlaufen. Vieles hängt davon ab, wie die Umgebung auf die Veränderungen reagiert und damit umgeht. Wir Erwachsene können die Jugendlichen durch diesen spannenden Lebensabschnitt begleiten und dafür sorgen, dass sie keinen Schaden nehmen. Dazu bedarf es an erster Stelle Geduld und Beharrlichkeit. Heute wissen wir, dass viele der ungewöhnlichen Verhaltensweisen von Jugendlichen vor allem daher rühren, dass in diesem Alter wichtige Bereiche des Gehirns »umgebaut« werden und daher sowohl Gefühle als auch Erinnerungsvermögen und vorausschauendes Denken zeitweise etwas in Unordnung geraten.

Die Abschnitte der Jugendzeit

Die Jugendzeit ist ein Lebensabschnitt, der wie eine Brücke zwischen Kindheit und Erwachsenenalter liegt. Dabei kann man diesen Abschnitt noch in drei Stufen einteilen:
1. Die frühe Jugend (12 bis 14 Jahre)
2. Die mittlere Jugend (15 bis 17 Jahre)
3. Und die späte Jugend (18 bis 23 Jahre)

Jedes Kind erreicht diese Stufen etwas früher oder später. Solche kleinen Unterschiede in der Entwicklung sind normal und gleichen sich mit der Zeit aus. Zum Beispiel fängt für viele Mädchen die frühe Jugendzeit heute bereits mit 11 Jahren an. Insgesamt hat sich die Pubertät in den letzten Jahrzehnten zeitlich vorverlagert, so dass Kinder früher in das Jugendalter kommen.

Suche nach Antworten

Auf allen drei Altersstufen kommen auf die Jugendlichen eine Reihe von Veränderungen zu, mit denen sie sich auseinander setzen müssen. Die vier wichtigsten Fragen, die sich Jugendliche bewusst oder unbewusst stellen sind:
- »Wer bin ich?« (Die Frage nach der eigenen Identität).
- »Wie sehe ich aus?« (Die Vorstellungen über den eigenen Körper).
- »Wer sind meine Freunde?« (Die Suche nach Zugehörigkeit).
- »Wer bestimmt über mein Leben?« (Die Frage nach Unabhängigkeit).

Die Suche nach Antworten treibt die Jugendlichen häufig zu Aktionen, die uns Erwachsene befremden. Sie müssen aber ihre eigenen Erfahrungen sammeln und vieles selbst ausprobieren. Fertige Lösungen von Erwachsenen werden selten angenommen.

Wenn Sie die Fragen genau betrachten, wird auch deutlich, dass der Konflikt mit der Diabetesversorgung nicht ausbleiben kann. Unweigerlich müssen sich die Jugendlichen mit ihrer Erkrankung auseinandersetzen. Wie sie das tun und was unsere Aufgabe dabei ist, wird in den folgenden Abschnitten beschrieben.

Die frühe Jugend (12 bis 14 Jahre)

Die auffälligsten körperlichen Veränderungen finden meistens in dieser Zeit statt. Ein rasches Wachstum verändert das kindliche Aussehen in Richtung Erwachsene. Viele Teenager sind mit diesen Veränderungen sehr beschäftigt. Häufig sind sie über ihr Aussehen verunsichert oder unglücklich. Sie überspielen es, indem sie sich die Haare grün färben, sich piercen lassen oder typisch jugendliche Kleidungsstücke tragen.

Der Freundeskreis

Neben den körperlichen Veränderungen kommt es auch zu vielen anderen Änderungen im Leben der Jugendlichen. Es kommen neue Interessen hinzu und alte werden aufgegeben. Dadurch lernen sie neue Freunde und Aktivitäten kennen. Insgesamt wird der Freundeskreis größer. Dabei kann es passieren, dass die Jugendlichen den Diabetes vor neuen Bekanntschaften verschweigen, verstecken oder herunterspielen. Viele sind auch einfach zu bequem, erklären zu müssen, was Diabetes bedeutet.

Hinweis
Nur nicht uncool oder lächerlich aussehen!

Die gesunden Pausenbrote und die bunten Gürteltaschen für die Blutzuckermessgeräte oder für die Insulinpumpe, die früher noch gemocht wurden, gehören der Vergangenheit an. Nicht weil Ihr Jugendlicher undankbar oder aufsässig ist, sondern weil alles was nach »Kind« aussieht, abgelehnt wird. Jugendliche haben die große Angst, sich vor anderen zu blamieren. Daher sollte die »Diabetesausrüstung« auch den neuen Stil der Jugendlichen treffen.

Blutzuckermessgeräte, Insulinpens, das Aussehen der Insulinpumpe und anderes Diabetes-Zubehör sollten von den Jugendlichen selbst ausgesucht werden. Für ihre Mahlzeiten wollen Jugendliche Geld haben, um sich selber etwas zu kaufen. Das ist für sie gelebte Unabhängigkeit und nicht weil sie das Essen von zu Hause schlecht finden.

Der Dauerbrenner: Blutzucker testen und Werte eintragen

Das Tagebuch mit den Blutzuckerwerten verändert sich in dieser Zeit oft genauso wie die Schulhefte. Aus netten Aufschrieben werden schlecht leserliche, fahrige und lückenhafte Notizen. Das Eintragen oder besser, Nichteintragen der Blutzuckerwerte gibt zudem Anlass zu regelmäßigen Auseinandersetzungen. Die meisten Eltern und Diabetes-Teams bestätigen, dass die Tagebücher von Jugendlichen durch fehlende oder zweifelhafte Blutzuckerwerte auffallen. Warum Teenager sich damit schwertun, hat unterschiedliche Gründe.

Blutzucker aufschreiben ist lästig: Wie die meisten Pflichten kostet auch das Eintragen des Blutzuckers vielen Jugendlichen zu viel Zeit. Sie finden es überflüssig und behaupten, sich ihre Blutzuckerwerte gut merken zu können. Hier ist seitens der Eltern eine gewisse Beharrlichkeit erforderlich. Wenn es sein muss, führen Sie das Tagebuch wieder selbst und erkundigen sich nach den Werten oder versuchen, bei den Messungen zu Hause dabei zu sein. Der Teenager vom Typ »lästig« ist nach anfänglichem Murren oft dankbar, wenn auf diese Weise sein Leben erleichtert wird. Wenn Jugendliche mit Computern umgehen, empfehlen Sie ihnen Messgeräte, die Blutzuckerwerte an den PC übertragen. Eltern können die gespeicherten Werte ebenfalls abfragen. Es kommt darauf an, dass Ihr Diabetologe bzw. Ihre Diabetologin genügend Blutzuckerwerte zu sehen bekommt, um die Insulinbehandlung anzupassen.

Blutzucker aufschreiben ist Kontrolle: Viele Jugendliche empfinden die Fragen von Eltern nach ihren Schulnoten, ihren Freunden und auch nach ihren Blutzuckerwerten als Kontrolle. Sie fühlen sich überwacht oder bevormundet und wehren sich, indem sie keine Antworten geben oder die Blutzuckerwerte einfach nicht aufschreiben. »Wenn meine Eltern einen hohen Wert sehen, fragen sie gleich, was ich gemacht habe«, lautet der Kommentar eines 13-jährigen Jungen.

Auch gefällt es manchen Jugendlichen nicht, wenn die Blutzuckerwerte oder die Einstellung der Pumpe in der Diabetes-Ambulanz ausgelesen werden. Hier ist es wichtig, dass sie einbezogen und nicht bloßgestellt werden. Die Botschaft sollte sein: Wir sind keine Detektive, die nach hohen Blutzuckerwerten fahnden, sondern Partner in der Diabetesbehandlung!

Wenn Ihr Teenager sich kontrolliert fühlt, versuchen Sie, zu hohe oder zu niedrige Blutzuckerwerte nicht gleich negativ zu bewerten und reagieren Sie eher neutral. Jugendliche haben schon genügend Emotionen, sodass wir Erwachsenen nicht noch mehr dazu tun müssen. Fragen Sie auch nicht sofort nach dem Diabetes, wenn der Jugendliche das Haus betritt. Es kommt darauf an, dass Ihre Reaktionen mehr als Interesse und weniger als Überwachung empfunden werden. Die Jugendlichen sollten allerdings gelegentlich auch merken, dass Eltern sich Sorgen um sie machen. Auch wenn es häufig nicht so aussieht, brauchen sie diese Fürsorge, um sich weiter der Familie zugehörig zu fühlen.

Beim Arztbesuch beklagen Eltern häufig die hohen Blutzuckerwerte oder die dürftigen Tagebücher. Bei jüngeren Kindern hilft das manchmal, um sie zu mehr Mitarbeit zu motivieren. Bei Jugendlichen kann es dagegen bewirken, dass sie sich bloßgestellt fühlen.

Blutzucker ist Privatsache: Wie bereits erwähnt, achten Jugendliche vermehrt auf ihre Privatsphäre. Sie mögen es nicht, wenn ihr Zimmer und ihr Schreibtisch von den Eltern zu oft be-

BESONDERHEITEN DES DIABETES IN DER PUBERTÄT

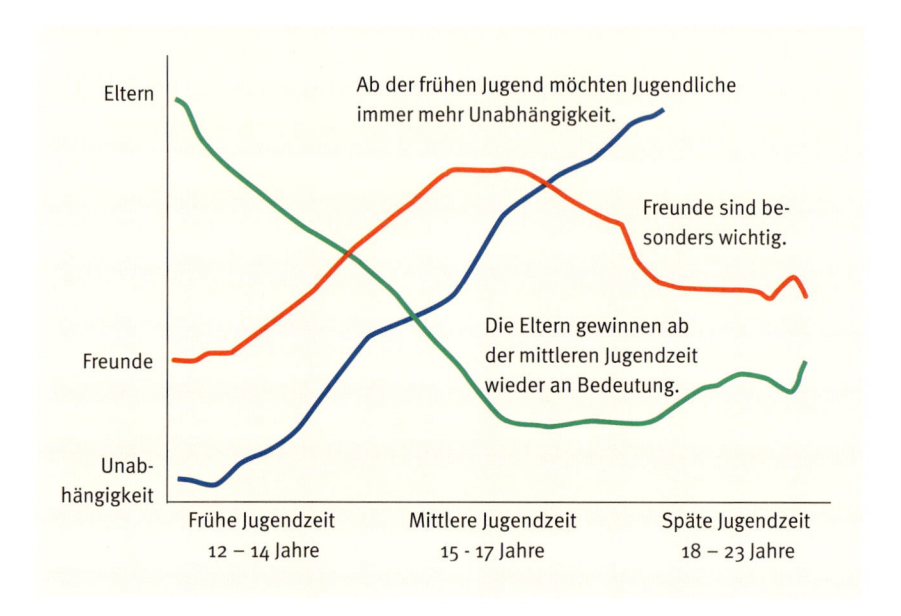

```
Eltern                Ab der frühen Jugend möchten Jugendliche
                      immer mehr Unabhängigkeit.

                                          Freunde sind be-
                                          sonders wichtig.

                              Die Eltern gewinnen ab
Freunde                       der mittleren Jugendzeit
                              wieder an Bedeutung.

Unab-
hängigkeit
              Frühe Jugendzeit   Mittlere Jugendzeit   Späte Jugendzeit
              12 – 14 Jahre      15 - 17 Jahre         18 – 23 Jahre
```

▲ Was Jugendlichen wichtig ist.

sichtigt wird. Das Gleiche gilt für die Blutzuckerwerte. »Das ist doch mein Blutzucker und geht niemanden was an« ist eine typische Argumentation in diesem Alter.

Man sollte dabei unterscheiden, warum Blutzuckerwerte verschwiegen oder versteckt werden. Wenn es tatsächlich darum geht, dass der Blutzucker als etwas »Persönliches« empfunden wird, kann man darauf drängen, dass wenigstens der Arzt sie sehen sollte. Jugendliche befinden sich in einer Situation, in der sie in der Schule und im Freundeskreis auch Leistungen erbringen müssen. Das führt häufig zu Belastungen. Wenn Blutzuckerwerte auch unter diesem Leistungsdruck fallen, versuchen sie sich dem Druck zu entziehen.

Betrachten Sie also Ihren Jugendlichen als jemanden, der dabei ist, seine »Eigenständigkeit« aufzubauen, der Ihre Hilfe aber weiter benötigt.

Der Diabetes ist nur ein Teil des Lebens. Eltern und Betreuer sollten besonders darauf achten, dass sich Jugendliche nicht zu sehr als »Diabetiker« fühlen. Sie können Ihrer Tochter oder Ihrem Sohn dabei helfen, dass der Diabetes an Einfluss auf sein Leben verliert. Geben Sie zu Verstehen, dass sie oder er kein »Diabetiker« ist, sondern jemand, der Musik mag, Sport treibt oder anderen Interessen nachgeht und unter anderem auch Diabetes hat. Je vielfältiger das Leben eines Jugendlichen ausfällt, umso weniger Bedeutung kommt dem Diabetes zu.

Versuchen Sie immer den Kontakt zu neuen Freunden Ihres Kindes zu halten, auch wenn Sie öfters als Chauffeur einspringen müssen. Zu Beginn der Jugendzeit sind Beziehungen zu anderen sehr wichtig. Das können Sie am besten an der Handyrechnung sehen. Gleichzeitig verlieren Unternehmungen mit der Familie an Bedeutung. Viele dieser Veränderungen werden oft von dramatischen Gefühlsausbrüchen und endlosen Diskussionen begleitet. Behalten Sie dabei nicht nur den Diabetes sondern auch die gesamte Entwicklung Ihres Kindes im Auge.

Die mittlere Jugendzeit (15 bis 17 Jahre)

Die Jugendlichen in diesem Alter haben zwar ihre körperlichen Veränderungen weitgehend akzeptiert, sie experimentieren aber weiterhin mit ihren Ansichten und ihrer äußeren Erscheinung. Ihre Denkfähigkeit und der sprachliche Ausdruck entwickeln sich weiter. Viele Jugendlichen halten sich geistig anderen weit überlegen. Gleichzeitig steigt ihre Risikobereitschaft stark an, denn sie halten sich oft für »unverwundbar«. Ein häufig benutzter Satz lautet deshalb: »Was soll schon schiefgehen?« oder »Mir kann das nicht passieren«. Gewagte Aktionen werden durchgeführt, ohne über mögliche Folgen nachzudenken. Man lebt im »Hier-und-Jetzt.« Ein Teenager in diesem Alter weiß zum Beispiel sehr gut wie es zu Unterzuckerungen kommt und was man dagegen tun muss. Trotzdem wird entschieden, dass es überflüssig ist, Traubenzucker dabei zu haben, weil man sich auch was schnell kaufen kann. Die Vorstellung, dass es einmal nicht klappen könnte, wie man sich das denkt, wird kaum ernst genommen und durch endlose Argumentationen belegt. Spätestens in diesem Alter wird mit Nahrungsmitteln und besonders Getränken experimentiert. Manche Jugendliche probieren heimlich verschiedene Insulinmengen aus, um zu sehen, welche Wirkung damit erzielt wird.

Rauchen, Alkohol und Drogen

Neben eher harmlosen Auswüchsen können Rauchen, Alkohol und Drogen zu ernsthaften Problemen führen. Nach Einschätzung von Experten liegt das Einstiegs- oder Probieralter bei Rauchen zwischen 11 und 14 Jahren, bei Alkohol bei ca. 15 Jahren und bei illegalen Drogen zwischen 16 und 18 Jahren. Die Jugendlichen brauchen realistische und glaubhafte Informationen über die Auswirkungen von Alkohol- und Drogenkonsum sowohl auf die allgemeine Gesundheit als auch auf den Diabetes. Glücklicherweise ist das Rauchen unter Jugendlichen in den letzten Jahren deutlich zurückgegangen.

Erste Liebe

Die ersten ernsthaften Beziehungen zum anderen Geschlecht finden in diesem Alter statt. Was und wie viel bei Verabredungen zwischen Mädchen und Jungen passiert, hängt davon ab, wieweit die Jugendlichen entwickelt sind und wie sich ihre Freunde verhalten. Untersuchungen haben gezeigt, dass Jugendliche mit Diabetes etwas später ihre ersten sexuellen Kontakte haben als ihre Altersgenossen. Das hat nichts zu bedeuten und hängt mit großer Wahrscheinlichkeit damit zusammen, dass Jugendliche mit Diabetes sich etwas langsamer aus der Familie ablösen. Das hat seine Berechtigung, denn eine zu frühe Ablösung aus dem Elternhaus würde die meisten Jugendlichen im Umgang mit dem Diabetes überfordern. Die Sexualität entwickelt sich aber bei Jugendlichen mit Diabetes genauso wie bei ihren Altersgenossen.

Daher sollten Jugendliche mit Diabetes genauso über Sexualität und Verhütung aufgeklärt werden, wie andere Jugendliche. Viele von ihnen machen sich Gedanken über den Einfluss des Diabetes auf ihre Sexualität und ihre Anziehungskraft auf das andere Geschlecht. Viele Jungen haben schon etwas über Impotenz bei Diabetes gehört, wagen es aber nicht, danach zu fragen. Wenn dann die ersten sexuellen Kontakte ins Stocken geraten – was im Jugendalter häufig vorkommt – wird es auf den Diabetes geschoben und führt zu unbegründeten Ängsten. Mädchen fragen sich, ob sie Kinder bekommen können und wie sich der Diabetes auf die Schwangerschaft auswirkt. Für diese Fragen sollten neben den Eltern auch die Betreuer in den Kliniken zur Verfügung stehen.

Jugendliche ernst nehmen

Geben Sie den Jugendlichen das Gefühl, dass sie von Ihnen ernst genommen werden. Versuchen Sie Gemeinsamkeiten zu finden, die keine Streitpunkte beinhalten. Allerdings sollten Sie nicht aus der Behandlung des Diabetes aussteigen. Die Forschung liefert dafür gute Argumente: Wissenschaftler haben beobachtet, dass Jugendliche, deren Eltern sich trotz aller Streitigkeiten weiter um den Diabetes kümmerten, bessere Blutzuckerwerte erzielten als Jugendliche, deren Eltern sich aus der Behandlung zurückzogen. Die augenscheinliche körperliche und geistige Entwicklung darf nicht darüber hinwegtäuschen, dass viele Jugendliche mit eigenständigen Aufgaben häufig überfordert sind. Sie sind emotional und von ihrer Motivation her noch nicht stabil genug, sich längerer Zeit verlässlich um ihren Diabetes zu kümmern.

Die elterliche Betreuung des Diabetes ist in diesem Alter eine Gratwanderung zwischen Unterstützung und Kontrolle.

Wenn die elterliche Hilfe als Kontrolle empfunden wird, löst das Ärger und Verstimmung aus. Die Jugendlichen müssen immer wieder daran erinnert werden, dass die Fragen und Bemühungen der Eltern ihrer Gesundheit dienen und zu den natürlichen Aufgaben der Eltern zählen. Jugendliche scheinen Unterstützung eher anzunehmen, wenn Eltern sie fragen, »wie« sie helfen können anstatt sofort »Anweisungen« zu geben. Konkrete Angebote wie Hilfe beim Aufschreiben der Blutzuckerwerte oder die Festlegung der Insulindosis werden besser akzeptiert, wenn die Jugendlichen mitentscheiden können. Sie sollten nicht das Gefühl haben, dass die Eltern sie damit kontrollieren oder schikanieren wollen.

Untersuchungen haben gezeigt, dass Jugendliche mit Diabetes sich mehr Gedanken über ihre Zukunft machen als Jugendliche ohne Diabetes. Das ist berechtigt, denn der Diabetes erfordert mehr Engagement für die eigene Gesundheit, den andere nicht leisten müssen. Unsere Aufgabe ist es, den Jugendlichen verständlich zu machen, dass sich der Aufwand allemal lohnt.

Risiko ist alles
Obwohl Psychologen erforscht haben, dass Jugendliche mit Diabetes insgesamt weniger Gefahren und Risiken eingehen als andere, bleiben sie davon nicht gänzlich verschont. Moped, Skateboard und andere rollende Gefährte fordern besonders die Nerven der Eltern. Neben den allgemeinen Gefahren dieser Aktivitäten ist auf die Wechselwirkung mit dem Diabetes zu achten. Mit Fahrrädern und Rollerskates werden hohe Geschwindigkeiten erreicht, die mehr Aufmerksamkeit erfordern. Niedrige Blutzuckerwerte vermindern das Reaktionsvermögen und den Gleichgewichtssinn. Das sollten Jugendliche oft genug hören, damit sie selbst Vorkehrungen dagegen treffen können. Das Gleiche gilt für die unterschiedliche Wirkung verschiedener Alkoholsorten auf die Blutzuckerlage. Im Gespräch mit dem Diabetes-Team und vor allem bei Schulungen müssen diese Themen aufgegriffen werden. Eltern sollten sich gleichfalls informieren, damit sie bei Diskussionen mit ihren Kindern entsprechend gewappnet sind.

Die späte Jugendzeit (18 bis 23 Jahre)

In diesem Alter beginnt sich die Beziehung zwischen Eltern und Jugendlichen zu entspannen. Es wird wieder einfacher miteinander auszukommen. Schulabschlüsse und die Planung der beruflichen Ausbildung nehmen an Bedeutung zu. Die elterlichen Ratschläge werden wieder angehört und häufiger akzeptiert. Die Ziele der jungen Leute werden realistischer und sie sind auch bereit, mehr Verantwortung für die Diabetesbehandlung zu übernehmen.

Eltern sollten ihre beratende Rolle beibehalten, aber den Jugendlichen genügend Raum lassen, sich selbständig um die eigenen Angelegenheiten zu kümmern.

Die Arztbesuche werden in diesem Alter zunehmend von den Jugendlichen selbst vorgenommen. Allerdings schadet es nicht, wenn sich die Eltern nach wie vor für die Behandlung interessieren und mit dem Diabetes-Team in Kontakt bleiben. Die Gruppe der Gleichaltrigen hat für die Jugendlichen in diesem Alter nicht mehr die große Bedeutung wie früher. Dafür werden einzelne Freundschaften oder Beziehungen wichtig und die künftige Lebensplanung rückt in den Vordergrund. Die Jugendlichen sollten die Möglichkeit haben, darüber mit ihren Eltern, Lehrern, aber auch mit den Betreuern in der Klinik zu sprechen. Was bei dem in diesem Alter dann anstehenden Übergang in die Betreuung eines Erwachsenen-Diabetologen zu beachten ist, können sie im Abschnitt »Wenn Kinder erwachsen werden« nachlesen.

Tipps für Eltern von Jugendlichen

Selbständigkeit – aber wann und wie viel?

Lange Zeit waren Fachleute überzeugt, dass Eltern und vor allem Mütter sich zu viel und zu lange um den Diabetes ihres Kindes kümmern. Dieses Verhalten wurde als »Overprotection« bezeichnet und bedeutet nichts anderes als ein »Zuviel an Fürsorge und Behütung«. Man glaubte, Kinder mit Diabetes könnten durch eine übermäßige Betreuung seitens der Eltern in der Entwicklung ihrer Selbständigkeit gehemmt werden. Also versuchte man Eltern zu helfen, ihre Kinder »rechtzeitig« loszulassen, damit sie möglichst früh eigenständig werden und mit dem Diabetes selbständig umgehen. In den letzten Jahren hat sich allerdings herausgestellt, dass dieser Weg nicht unbedingt der Richtige ist. Im Gegenteil: In neueren amerikanischen Studien konnte sehr gut dargestellt werden, dass besonders Jugendliche davon profitieren, wenn ihre Eltern sich nicht aus der Diabetesbehandlung zurückziehen sondern sie bis ins Erwachsenenalter unterstützen. Je mehr und länger sich Eltern um den Diabetes der Jugendlichen kümmern, umso besser verlief die Diabeteseinstellung.

Jugendliche profitieren von der Hilfe ihrer Eltern

Viele Jugendliche möchten sich um ihren Diabetes kümmern und versichern das auch ihren Eltern und den Ärzten. Aber sobald sie wieder in ihrer alltäglichen, jugendlich geprägten Umgebung angekommen sind, fällt es ihnen schwer, ihre eigenen Ziele zu erfüllen. Daher sollten weder Eltern noch andere Betreuer zu früh zu viel Verantwortung von den Jugendlichen erwarten. Keineswegs darf man sich dabei am Alter des Kindes bzw. Jugendlichen orientieren. Es gibt keine Regel die besagt, dass ein 13-Jähriger Tag für Tag zuverlässig seine Insulindosis richtig anpassen muss und dabei noch seine sämtlichen Blutzuckerwerte (sofern er welche gemessen hat) in das Diabetestagebuch einträgt. Es ist besser, die Selbständigkeit im Umgang mit dem Diabetes Schritt für Schritt gemein-

Mehr Insulin während der Pubertät

sam mit dem Kind auszuprobieren und einzuüben.

Ob die Hilfe der Eltern angenommen wird, hängt im Wesentlichen davon ab, in welcher Form sie angeboten wird. Im Jugendalter vermutet man hinter jede Nachfrage eine Kontrolle und jeder Ratschlag wird als Befehl erlebt. Wenn man das weiß, können sich die Eltern auch darauf einstellen. Die Zauberformel heißt »aushandeln und beraten«. Dabei sollten Eltern immer wieder versichern, dass sie sich für den Diabetes interessieren und nach Möglichkeiten suchen, sich weiter in die Versorgung einzubringen. In welchem Maß das geschieht, kann ausgehandelt werden und was zu tun wäre

▼ Vergleich Jugendliche und Erwachsene

kann dann Gegenstand der Beratung sein. Ermutigen sie Ihr Kind immer wieder zu mehr Selbständigkeit, ohne es zu plötzlich mit dem Diabetes alleine zu lassen.

Diabetes geht die ganze Familie etwas an

Diabetes bei Kindern und Jugendlichen betrifft die gesamte Familie. Jugendliche sind, auch wenn sie mehr Zeit mit Freunden verbringen, nach wie vor ein Familienmitglied.

Eine aktuelle Umfrage unter Jugendlichen in Deutschland hat ergeben, dass für die meisten von ihnen, die Eltern zu den wichtigen Ansprechpartnern und Vertrauenspersonen gehören. Es liegt somit an uns Erwachsene sie ein-

Egal ob die Jugendlichen zweimal (CT) oder mehrmals (ICT) Insulin am Tag gespritzt haben, sie lagen am Ende der Studie mit ihrem HbA1c immer höher als die Erwachsenen

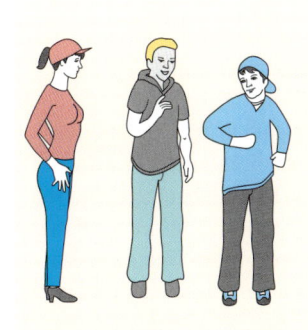

HbA1c bei **CT**: 9,8 %
HbA1c bei **ICT**: 8,1 %

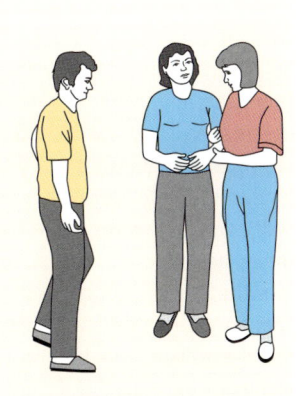

HbA1c bei **CT**: 9,0 %
HbA1c bei **ICT**: 7,1 %

zubeziehen und nicht nur zu erwarten, dass sie sich an uns anpassen. Warum das nicht einfach ist, liegt an den Besonderheiten dieser Entwicklungsphase. Nicht nur äußerlich verändern sich die Kinder in der Pubertät. Komplizierte Umbau- und Reifungsprozesse im Gehirn von Pubertierenden machen ihr Denken und Fühlen für uns schwer nachvollziehbar. Deshalb ist das Verhalten von Jugendlichen häufig auch so schwer nachzuvollziehen.

Bei Schwierigkeiten mit dem Diabetes im Jugendalter muss die ganze Familie ihr Bestes geben, damit die Konflikte abnehmen und Normalität eingekehrt. Die Jugendlichen sollten sich nicht alleine gelassen fühlen, auch wenn sie sich manchmal so verhalten, als ob sie das wollten.

In der Jugendzeit kann es zu höheren HbA1c-Werten kommen

Die Schwierigkeit, bei Jugendlichen den Blutzucker in den Griff zu bekommen, zeigte auch das Ergebnis einer bekannten amerikanischen Untersuchung (die sogenannte DCCT-Studie) an der 1441 Menschen mit Diabetes teilgenommen haben: Ein Teil von ihnen bekam eine sehr einfache Behandlung mit einer morgendlichen und abendlichen Insulinmischung aus Kurz- und Langzeit-Insulin (konventionelle Therapie, CT). In der anderen Gruppe wurde einmal am Tag Verzögerungsinsulin gespritzt und dann immer vor den Mahlzeiten eine entsprechende Menge Kurzzeitinsulin dazu gegeben (intensivierte Therapie, ICT). Am Ende der Studie hat man die HbA1c-Werte in den beiden Gruppen miteinander verglichen. Man wollte sehen, welche Behandlungsform zu besseren Ergebnissen geführt hat. Da etwa ¼ der Teilnehmer Jugendliche waren, konnten auch ihre HbA1c-Werte mit denen der Erwachsenen verglichen werden.

Die Ergebnisse verdeutlichen, dass sowohl Erwachsene als auch Jugendliche mit Typ-1 Diabetes in der konventionellen Therapie (CT, zwei Spritzen am Tag) höhere HbA1c-Werte hatten als in der intensivierten Therapiegruppe (ICT, drei und mehr Insulinspritzen täglich). Aber viel wichtiger ist noch der Vergleich der HbA1c-Werte zwischen Erwachsenen und Jugendlichen: Die Jugendlichen konnten weder in der konventionellen Therapiegruppe noch in der intensivierten Therapiegruppe die HbA1c-Werte der Erwachsenen erreichen. Sie schnitten in beiden Gruppen höher ab und das, obwohl sie während der ganzen Studie bestens betreut wurden.

Dieser Vergleich bringt uns auf dem Boden der Realität zurück, was die Diabeteseinstellung bei Jugendlichen betrifft. Wir müssen uns in der Pubertät auf höhere HbA1c-Werte gefasst machen als das, was wir vor und nach der Pubertät sehen. Demnach gelten Jugendliche mit HbA1c-Werten von 8,0 bis 8,5 Prozent als gar nicht so hoch eingestellt, bezogen auf ihrer Altersgruppe (s. auch Seite 134–138).

Realistische Erwartungen an die Diabeteseinstellung

Eine gute Blutzuckereinstellung ist nicht immer leicht zu erreichen. In der Jugendzeit ist es oft nicht möglich. Die körperlichen und hormonellen Veränderungen führen zu einer Wechselhaftigkeit in der Insulinwirkung und damit zu häufigen Blutzuckerschwankungen. Erschwerend kommen das ebenfalls schwankende Verhalten und das mangelnde Interesse der Jugendlichen am Diabetes hinzu. Die Gefühlsschwankungen, die Jugendliche oft durchmachen (und ihre Umgebung ebenfalls) kann sich zusätzlich auf die Blutzuckerlage auswirken. Setzen Sie daher für sich und für Ihren Jugendlichen realistische und erreichbare Ziele bei der Diabeteseinstellung in dieser Zeit. Zu hohe Erwartungen führen zwangsläufig zu großen Enttäuschungen und Frustrationen. Kleine Schritte. die auch die Jugendlichen erreichen können, verhelfen zu Erfolgserlebnissen und fördern die Mitarbeit. Wichtig ist, dass auch in diesem Alter die Besuche in der Diabetesambulanz eingehalten werden, die Jugendlichen an Diabetesschulungen teilnehmen und Sie als Eltern mit ihrem Kind in Kontakt bleiben. Besprechen Sie mit Ihrem Diabetes-Team welche Ziele für dieses Alter angemessen und normal sind. Seien Sie zuversichtlich, dass am Ende der Jugendzeit wieder bessere HbA1c-Werte auf sie alle warten.

Nicht zu viel Mitarbeit von Jugendlichen erwarten

Wie bei den HbA1c-Werten sollte auch von der Mitarbeit der Jugendlichen bei der Diabetesbehandlung nicht zu viel erwartet werden. Gleichzeitig ist es wichtig, selbst kleine Fortschritte und geringe Verbesserungen im Engagement der Kinder positiv aufzugreifen.

Mutter: »Heute hast Du ja nur zwei Blutzuckerwerte in dein Diabetestagebuch eingetragen. Hast du nicht mehr Blutzuckertests gemacht?
Junge: »Doch.«
Mutter: »Und warum steht nicht mehr drin?«
Junge: »Vergessen aufzuschreiben. Aber gestern habe ich alles eingeschrieben. Fast alles.«
Mutter: »Gestern, gestern. Aber was ist heute?«

Die Mutter lobt die Bemühungen des Jungen vom Vortag nicht, sie geht nur auf seine Versäumnisse von heute ein. In diesen Fällen wäre es hilfreicher zu fragen: »Wie kommt es, dass es gestern so gut geklappt hat?« und nicht den heutigen, schlechten Tag zu betonen. Immer, wenn schwierige Aufgaben bei Jugendlichen besser funktionieren, sollten Eltern positiv darauf reagieren. Ohne Anerkennung geht auch im Jugendalter nichts. Allerdings müssen Eltern gelegentlich ein Vergrößerungsglas benutzen, um etwas Lobenswertes zu finden.

Aber es gibt durchaus auch in der Diabetesbehandlung kleine Erfolge, die natürlich häufig von den großen Alltagskonflikten überschattet werden.

Eindeutige und zeitnahe Absprachen

Für Eltern und andere Betreuer von Jugendlichen gilt es, bei Abmachungen auf die Eindeutigkeit der Absprachen zu achten.

Ein 15-jähriges Mädchen ruft am Nachmittag zuhause an, weil sie länger bei ihrer Freundin bleiben möchte:
Mädchen: »Mama ich komme später heim. Ich kann bei Michaela was essen.«
Mutter: »Nein, du bist zum spritzen heute Abend zuhause.«
Mädchen: »Aber ich habe doch alles dabei.«
Mutter: »Das wird zu spät. Du kommst Heim und fertig.«
Mädchen: »Nee, das sehe ich gar nicht ein.«
Mutter: »Muss ich dich holen, wie ein kleines Kind?«
Mädchen: »Ich will hierbleiben! Ich komme halt etwas später!«
Mutter: »Du bist unmöglich. Mach, was du willst.« (Legt auf).

Das Mädchen machte natürlich, was es wollte, und kam erst am nächsten Tag nach Hause. Wenn Jugendliche sich ganz verweigern, muss man eindeutige, überschaubare Forderungen an sie stellen. In diesem Fall hätte die Mutter festlegen können, dass das Mädchen ihren Blutzuckerwert und Insulindosis telefonisch zu Hause mitteilt und zu einer bestimmten Uhrzeit, zum Beispiel 22 Uhr, nachhause kommt. Zwar hätte sich auf dem ersten Blick das Mädchen durchgesetzt und wäre länger geblieben. Aber die Mutter hätte die Rahmenbedingungen bestimmt und das letzte Wort gehabt.

Immer in Verbindung bleiben

Eltern sollten versuchen, die Diabetesbehandlung bei Jugendlichen, egal wie alt diese sind, im Auge zu behalten. Bieten Sie ihre Unterstützung immer wieder an und zeigen Sie ruhig dass Sie besorgt sind, wenn dies angebracht ist. Aber lassen Sie sich und Ihren Jugendlichen nicht durch zu hohe Ansprüche und Erwartungen frustrieren. Fragen Sie Ihr Kind, bei welchen Problemen mit dem Diabetes Sie helfen können. Interessieren Sie sich für seine anderen Aktivitäten und stärken Sie sein Selbstbewusstsein, indem Sie auch kleinere Erfolge loben. Lassen Sie ihren Jugendlichen Verantwortung für die Diabetesbehandlung übernehmen, aber ohne, dass Sie selbst Verantwortung abgeben. Bleiben Sie in Sachen Diabetes »online«.

Das Jugendalter zeigt sich in allen Lebenslagen

Typisch für Jugendliche ist, dass sie sich in vielen Lebensbereichen mit Regeln und Abmachungen etwas schwertun. Sie kommen häufig zu spät nach Hause, sind scheinbar unordentlich (oder wir verstehen ihren Ordnungssinn nicht), fordern immer mehr als erlaubt, sind müde wenn was zu tun ist und können ihre Schulleistungen nicht immer halten. Warum also sollte der Diabetes und seine Behandlung eine Ausnahme sein?

Wichtig ist zu erkennen, wann Jugendliche sich in einer Situation befinden, aus der sie alleine schwer wieder herausfinden. Hier müssen Eltern darauf achten, dass sie sich nicht zu weit von ihren pubertierenden Kindern entfernen.

Gute Aussichten

Zum Schluss möchten wir darauf hinweisen, dass trotz der angesprochenen Probleme die Mehrzahl der Jugendlichen und ihre Eltern gut durch die Pubertät kommt. Auch die Einstellung des Blutzuckers wird im späten Jugendalter wieder stabiler und die jungen Leute werden ausgeglichener.

Hypoglykämie

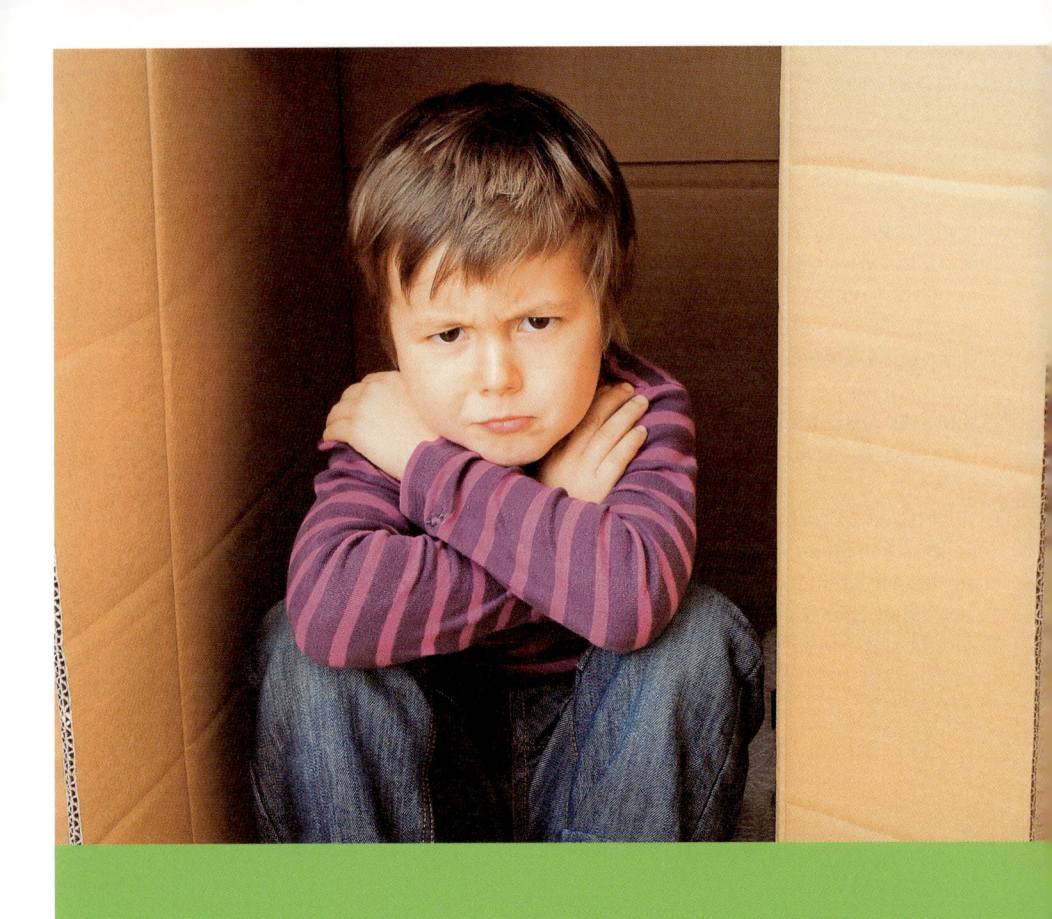

Von einer Hypoglykämie – Unterzuckerung – sprechen wir, wenn der aktuelle Blutzucker unter 65 mg/dl liegt. Eine Unterzuckerung tritt meist plötzlich auf und wird von Kindern nicht immer zuverlässig bemerkt.

Was bedeutet Hypoglykämie?

Wichtig ist dann vor allem die richtige und schnelle Behandlung. Das Auftreten von klinischen Anzeichen (Symptomen) einer Unterzuckerung kann individuell sehr unterschiedlich sein. Auch ab welchem Blutzuckerwert ihr Kind eine Unterzuckerung wahrnimmt, ist sehr verschieden. Deshalb ist es praktischer, Unterzuckerungen bei ihrem Kind oder Jugendlichen folgendermaßen zu unterscheiden:

▪ Asymptomatische Unterzuckerungen
Wenn bei Blutzuckerwerten unter 70 mg/dl keine klinischen Veränderungen bei ihrem Kind auftreten und es auch zu keiner hormonellen Gegenregulation kommt. Sie können nur mithilfe einer Blutzuckermessung festgestellt werden.

▪ Leichte Unterzuckerungen
Wenn körperliche Symptome auftreten, die aber sofort durch die Einnahme schnell wirkender Kohlenhydrate behoben werden können.

▪ Schwere Unterzuckerungen
Es kommt zur Bewusstseinseinschränkung oder zum Bewusstseinsverlust. Ihr Kind ist nicht mehr in der Lage, sich selbst zu helfen, das heißt es ist auf fremde Hilfe angewiesen. Auch kann es zu einem Krampfanfall kommen.

Wie häufig kommt es zu einer Hypoglykämie?

Leichte, kurz dauernde Unterzuckerungen lassen sich bei der Behandlung des Diabetes nicht vermeiden. Sie sind beim älteren Kind und Jugendlichen in der Regel selbst bei gehäuftem Auftreten ohne schwerwiegende Auswirkungen für die weitere Entwicklung. Sorgen bereiten jedoch unbemerkte lang dauernde nächtliche Hypoglykämien oder die schweren Hypoglykämien mit Krampfanfall und Bewusstseinsverlust. Die Anzahl der schweren Hypoglykämien in den letzten Jahren ist zurückgegangen. Durch die Einführung der intensivierten Insulintherapie ICT in den 90er Jahren und der dadurch verbesserten Stoffwechseleinstellung kam es zunächst zu einer deutlichen Zunahme der Hypoglykämien. Durch Erkennen der Risikofaktoren, intensiver Schulung sowie durch die steigende Anzahl der Kinder und Jugendlichen mit Pumpentherapie, vereinzelt in Kombination mit kontinuierlicher Glukosemessung, konnte in den letzten Jahren die Häufigkeit der schweren Hypoglykämien wieder deutlich reduziert werden.

Hypoglykämie

Was sind die Anzeichen einer Hypoglykämie?

Hypoglykämieanzeichen (Symptome) können in sogenannte autonome (durch Adrenalinwirkung) und neuroglykopenische (durch Glukosemangel des Gehirns) Anzeichen unterteilt werden. Die Wirkung des Adrenalins, eines unserer vier Hormone, die dem Insulin entgegenwirken, hatten wir Ihnen schon ganz zu Anfang im Kapitel über die Wirkung des Insulins und seiner »Gegenspieler« erklärt. Die autonomen Symptome sind Ausdruck der physiologischen Veränderungen des autonomen Nervensystems im Rahmen der Zuckerregulation. Neuroglykopenische Symptome sind Folge des Glukosemangels im Gehirn. Sie äußern sich vor allem durch Veränderungen des Verhaltens und der Wahrnehmung. Die folgende Tabelle gibt Ihnen eine Übersicht über mögliche Anzeichen (Symptome) einer Hypogly-

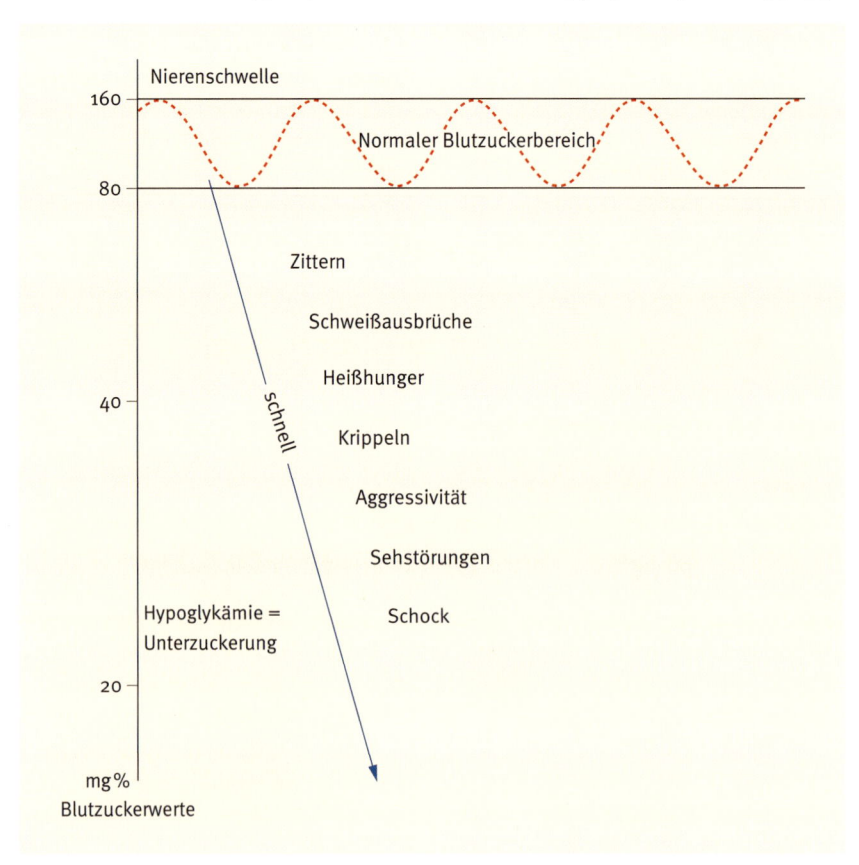

▼ Die Anzeichen einer Hypoglykämie

kämie. Die eindeutige Zuordnung der Symptome ist oft schwierig.

Autonome und neuroglykopenische Symptome einer Hypoglykämie

Autonome, durch Adrenalin verursachte Symptome: Schwitzen, Wärmegefühl, Zittern, Schwanken, unsicheres Gehen, Unruhe, Herzrasen, Hunger, Bauchweh, Blässe im Gesicht, weite Pupillen, Angst und Kopfschmerzen. Wichtig ist auch, dass die Unterzuckerung von ihrem Kind wahrgenommen wird.

Neuroglykopenische, durch Glukosemangel des Gehirns ausgelöste Symptome: Müdigkeit, Mattigkeit, Schläfrigkeit, Konzentrationsstörung, Reizbarkeit, Schwindel, Verwirrtheit, Nervosität, Veränderung der Persönlichkeit, Stimmungsschwankungen, verwaschene Sprache, Schwierigkeiten beim Denken, Kopfschmerzen, Sehstörungen, Probleme bei der Koordination der einzelnen Muskeln, Missempfindungen wie Kribbeln, Wärmegefühl, schließlich Krampfanfälle und Bewusstlosigkeit.

Von schweren Unterzuckerungszuständen zu erfahren oder sie sogar zu erleben, stellt für die Eltern eine extreme Belastungssituation dar. In früheren Jahren waren wir deshalb auch außerordentlich zaghaft, den Angehörigen diese Zustände bis zur letzten Konsequenz zu beschreiben. Die Erfahrung hat aber gezeigt, dass nur eine umfassende Information in der kritischen Situation wirklich weiterhilft. Es hat sich gezeigt, dass durch ausführliche Unterzuckerungsschulungen über die spezifischen Symptome, Ursachen und sofortige Maßnahmen Unterzuckerungen wirksam vorgebeugt werden (s. auch im Kapitel

Skala der Symptome

B	100 mg %	Optimaler Wert
L	80 mg %	Wohlbefinden
U	70 mg %	Gegenregulation beginnt
T	60 mg %	Adrenerge Reaktion (autonome Anzeichen)
Z	50 mg %	Neuroglykopenische Zeichen beginnen
U	40 mg %	Lethargie (Müdigkeit, Verlangsamung)
C	30 mg %	Bewusstseinseinschränkung
K	20 mg %	Bewusstlosigkeit, Krampfanfall
E	10 mg %	Gefahr für bleibende Schädigungen
R	0 mg %	Mit dem Leben nicht vereinbar

Hypoglykämie

»Diabetes-Schulung«). Leider besteht häufig eine Unzuverlässigkeit der Anzeichen, sodass die Kinder diese nicht immer richtig wahrnehmen. Auf diese Hypoglykämie-Wahrnehmungsstörung gehen wir in einem späteren Kapitel ausführlich ein.

Hypoglykämieanzeichen ohne Hypoglykämie

Dabei verspüren die Kinder zwar die Anzeichen einer Hypoglykämie, haben aber keine Blutzuckerwerte im Unterzuckerungsbereich. Es besteht nämlich eine Abhängigkeit von der Geschwindigkeit des Blutzucker-Abfalls und von der Gewöhnung an zu hohe Blutzuckerwerte. Fallen die Blutzuckerwerte sehr schnell, zum Beispiel von 300 mg% auf 100 mg%, verspürt Ihr Kind Anzeichen wie bei einer wirklichen Hypoglykämie. Auch wer für längere Zeit höhere Blutzuckerwerte hat, die im Durchschnitt deutlich über 200 mg% liegen, kann bei einem raschen Blutzuckerabfall auf Werte von 80 mg/dl Empfindungen wie bei einer wirklichen Hypoglykämie haben. Diese Zustände brauchen Sie jedoch nicht wie eine Hypoglykämie zu behandeln, die Blutzuckerwerte befinden sich ja nun im Normbereich. Deshalb sollten Ihr Kind oder Sie bei Verdacht auf eine Unterzuckerung, wenn möglich, immer erst einmal den Blutzuckerwert messen. Es gilt der Leitsatz »erst messen, wenn es noch möglich ist, dann essen«.

Auch kann nach einer schweren Unterzuckerung die Wahrnehmung für eine Hypoglykämie für eine gewisse Zeit gestört sein. In diesem Fall ist eine Hypoglykämie-Wahrnehmungsschulung sehr wichtig.

Wodurch kommt es zu Hypoglykämien?

Die wichtigsten Gründe, wodurch es zu einer Unterzuckerung kommen kann, können eine verstärkte Insulinwirkung, eine nicht ausreichende Nahrungszufuhr (zu wenige Kohlenhydrate) oder intensive körperliche Aktivität bzw. Sport sein. Vor allem zur Vermeidung einer erneuten, schweren Hypoglykämie ist die Klärung der Frage, wie es überhaupt zu einer so akut bedrohlichen Situation gekommen ist, enorm wichtig.

Die häufigsten Ursachen für eine Unterzuckerung sind:

- Überschätzung des Kohlenhydratanteils in der Nahrung
- Auslassen einer Mahlzeit
- Weniger Appetit zum Beispiel bei Infekten
- Übelkeit, Erbrechen, Magen-Darm-Infekt
- Zu langer Spritz-Essabstand
- Intensiver Sport ohne Zusatz-KHE oder Reduktion der Insulindosis
- Alkoholkonsum bei Kindern und Jugendlichen
- Massive »Spritzbeulen«, die zu einer veränderten und verspäteten Insulinfreisetzung führen

- Injektion in das Muskelgewebe anstatt ins Unterhautfettgewebe
- Das Verwechseln der Insuline, zum Beispiel anstatt Normalinsulin Verzögerungsinsulin oder anstatt schnell wirksames Insulinanalog lang wirksames Basalinsulin (sehr selten)
- Aufregung, Wetter, heißes Bad oder Sauna nach dem Spritzen, Nahrungsumstellung und vieles mehr

Außerdem hat man erkannt, dass bestimmte Kinder und Jugendliche besonders anfällig für Hypoglykämien sind. Dazu zählen Kleinkinder, Kinder und Jugendliche mit sehr niedrigem oder im normalen Bereich liegendem HbA1c, Kinder nach wiederholten Unterzuckerungen oder bei eingeschränkter Wahrnehmung für Unterzuckerungen. Untersuchungen haben gezeigt, dass während des Schlafes 55 Prozent der schweren Unterzuckerungen auftreten.

So beugen Sie Hypoglykämien vor

Kinder und Jugendliche mit Typ-1 Diabetes sollen immer schnell wirkende Kohlenhydrate in Form von Traubenzucker, Fruchtsaft oder Jubin® bei sich tragen, um diese bei leichten Unterzuckerungen sofort einnehmen zu können und so einer schweren Unterzuckerung vorzubeugen.

Neben der altersgerechten Schulung von Kindern und Jugendlichen sind auch Eltern und Betreuer/innen in Kindergärten und Kindertagesstätten sowie Lehrkräfte in den Schulen zu schulen. Sie sollten eine Einweisung über die Anzeichen, Risiken und Behandlungsmöglichkeiten von Unterzuckerungen erhalten.

Wie eingangs bereits erwähnt, erhöht sich das Risiko schwerer Hypoglykämien mit der Intensivierung der Insulintherapie. Durch häufige, regelmäßige Blutzuckermessungen kann dieses Risiko vermieden werden. Studien haben gezeigt, dass durch die Umstellung auf die Pumpentherapie signifikant Unterzuckerungen, vor allem nächtliche Unterzuckerungen, verringert werden können.

In Kombination mit der kontinuierlichen Glukosemessung (CGM) gibt es seit Kurzem die Möglichkeit, eine möglichst optimale Stoffwechseleinstellung zu erreichen ohne die Zunahme von Hypoglykämien (s. auch Kapitel »Kontinuierliche Glukosemessung«).

▼ Spritzbeulen

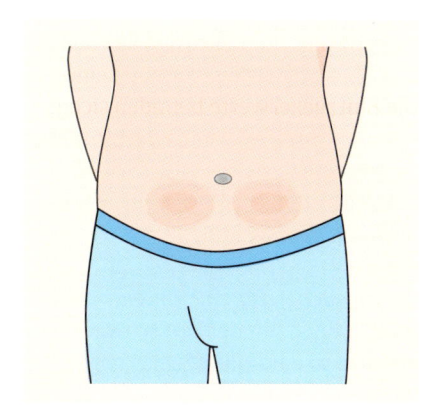

Ebenfalls führt die Behandlung durch ein interdisziplinäres Diabetes-Team dazu, die Häufigkeit von Unterzuckerungen zu senken. Insbesondere die Risikogruppen profitieren am meisten von einer intensiven, speziellen, altersgerechten Schulung.

Gegenregulation

Bei Menschen ohne Diabetes kommt es beim Abfall des Blutzuckerspiegels zu gegenregulatorischen Maßnahmen, die einen weiteren Blutzucker-Abfall verhindern und damit das Auftreten einer schweren Hypoglykämie praktisch unmöglich machen. Diese normale Glukoseregulation ist bei Kindern und Jugendlichen mit Typ-1 Diabetes gestört (s. auch Kapitel »Diabetes – was ist das?«)

Das von außen zugeführte Insulin wirkt zunächst beim Auftreten einer Unterzuckerung unvermindert weiter und aus der Leber kann deswegen nicht genügend Zucker (Glukose) freigesetzt werden. Schon kurze Zeit nachdem der Diabetes bei ihrem Kind aufgetreten ist, ist die Ausschüttung von Glucagon als Reaktion auf eine Unterzuckerung vermindert. Die autonome, durch Adrenalin verursachte Gegenregulation kann durch wiederholt auftretende Unterzuckerungen ebenfalls gestört sein.

Die Anzeichen für eine Unterzuckerung können mit der Zeit schwächer werden, so dass Unterzuckerungen nicht mehr so gut wahrgenommen werden. Somit steigt die Gefahr von schweren Hypoglykämien.

Während des Schlafes besteht ein höheres Risiko für Unterzuckerungen. Die Insulinempfindlichkeit ist höher als am Tag und die normale Glukoseregulation scheint stärker beeinträchtigt zu sein als tagsüber.

Statistisch gesehen treten unbemerkte, sogenannte asymptomatische, aber auch schwerere Unterzuckerungen, während der Nacht häufiger auf als tagsüber.

Deshalb sollte stets vor der Nacht der Blutzucker bestimmt werden. Bei zu niedrigen Werten kann der Blutzucker durch eine erneute Kohlenhydratzufuhr angehoben werden oder die Basalrate kann bei der Pumpe temporär, für einige Stunden, abgesenkt werden. Wird das Basalinsulin zur Nacht verändert oder die nächtliche Basalrate erhöht, empfehlen wir eine Blutzucker-Kontrolle in der Nacht. Damit kann eine nächtliche Unterzuckerung verhindert bzw. das Risiko verringert werden.

Anzeichen einer unbemerkten Unterzuckerung in der Nacht
- Unruhiger Schlaf
- Alpträume
- Aufgewühltes Bett
- Müdigkeit, Schlappheit, Abgeschlagenheit am Morgen
- Kopfschmerzen
- Im Vergleich zu den anderen Tagen deutlich zu hohe Blutzucker-Morgenwerte
- Evtl. Nachweis von Aceton im Urin

Wie behandle ich eine Hypoglykämie?

So wie jedes Kind ganz individuell und verschieden die Anzeichen für eine Unterzuckerung wahrnimmt, ist auch die Behandlung von Hypoglykämien ganz individuell. Wichtig dabei ist natürlich auch das Alter ihres Kindes und wie lange es schon seinen Diabetes hat.

Die folgenden Angaben zur Behandlung von Unterzuckerungen entsprechen unseren Erfahrungswerten und können natürlich von Kind zu Kind oder Jugendlichen variieren.

»Hypo-Handling«

Blutzucker	Behandlung
Blutzucker zwischen 80 und 65 mg/dl	0,5 bis 1 KHE/BE in Form von schnell wirkenden Kohlenhydraten, wie Traubenzucker, Saft etc.
Blutzucker zwischen 64 und 50 mg/dl	1 bis 1,5 KHE/BE in Form einer Kombination aus »schnellen« und »langsamen« Kohlenhydraten
Blutzucker unter 50 mg/dl	Mindestens 2 KHE/BE aus sowohl »schnellen« als auch »langsamen« Kohlenhydraten

Es ist also durchaus möglich, dass ein Kind oder Jugendlicher bei einem Blutzucker von 65 mg/dl mit einer halben KHE/BE wieder einen stabilen Werte erreicht, ein anderer hingegen eine ganze oder gar 1,5 KHE/BE benötigt. Werden die Kinder älter und kräftiger, benötigen sie nach unseren Erfahrungen auch mehr KHE/BE, um aus einer Unterzuckerung zu kommen. Wird gerade bei Jugendlichen nicht adäquat auf eine Unterzuckerung reagiert, benötigen diese immer höhere Menge von Kohlenhydraten, um aus der Hypoglykämie effektiv herauszukommen.

Wichtig ist, dass die Kinder ca. ½ bis eine Stunde nach der Unterzuckerung nochmals den Blutzucker kontrollieren. Damit kann festgestellt werden, ob sich der Blutzucker wieder stabilisiert hat und ob die gegebene Kohlenhydratmenge richtig war.

Wann sollte nachts der Blutzucker durch eine erneute Kohlenhydratgabe angehoben werden?

In der Tabelle finden Sie unsere Empfehlungen für eine zusätzliche Kohlenhydratgabe bei niedrigen Blutzuckerwerten in der Nacht. Wichtig ist auch hier, dass bei Blutzuckerwerten unter 80 mg/dl nach einer Stunde nochmals getestet werden sollte. Wie bereits erwähnt, können individuelle Unterschiede bei den Kindern und Jugendlichen in Abhängigkeit des Alters auftreten. Dies sollte bei der KHE/BE-Gabe berücksichtigt werden.

Wie verhalte ich mich bei einer schweren Hypoglykämie?

Bei einer schweren Unterzuckerung ist das Bewusstsein ihres Kindes stark getrübt oder es befindet sich im Koma. In

HYPOGLYKÄMIE

Kohlenhydratgabe in der Nacht

Blutzuckerwert	Zusätzliche Kohlenhydratgabe (KH)
Über 120 mg/dl	Keine
80 bis 120 mg/dl	0,5 KHE/BE in Form von »langsamen« KH
60 bis 80 mg/dl	0,5 KHE/BE in Form von »schnellen« KH sowie 1 KHE/BE von »langsamen« KH
40 bis 60 mg/dl	1 KHE/BE in Form von »schnellen« KH und 1 KHE/BE von »langsamen« KH
Unter 40 mg/dl	2 KHE/BE in Form von »schnellen« KH sowie mindestens 1 KHE/BE von »langsamen« KH

diesem Zustand können auch Krampfanfälle auftreten. Dadurch versucht der Körper in dieser Extremsituation Zucker aus den Armen und Beinen für die lebenswichtigen Organe bereitzustellen.

Bei einem Krampfanfall oder Bewusstlosigkeit darf dem Kind nichts über den Mund wegen der Gefahr des Verschluckens verabreicht werden.

Jetzt ist die »Notfallspritze« mit dem Glucagon die einzige schnelle Hilfe. Gleichzeitig sollte auf jeden Fall der Notarzt benachrichtigt werden. Der Notarzt wird dann über die Vene (intravenös) Glukose verabreichen.

Verhalten bei schwerer Unterzuckerung
- Ruhe bewahren
- Das bewusstlose Kind oder den Jugendlichen in die stabile Seitenlage bringen und Atemwege frei machen
- Glucagon spritzen
- Arzt benachrichtigen

Glucagonspritze

Zu jeder Erstausstattung nach Diagnosestellung gehört Glucagon, das es als »Notfall-Spritze« in der Apotheke gibt. Das Hormon Glucagon wird in den Alpha-Zellen der Bauchspeicheldrüse gebildet. Seine Aufgabe ist es, den Blutzuckerspiegel anzuheben. Darüber haben sie bereits im Kapitel »Diabetes – was ist das?« gelesen.

Wie verabreiche ich Glucagon richtig?
Glucagon muss – genauso wie Insulin – gespritzt werden. Das am meisten verwendete Produkt enthält eine Spritze mit Lösungsmittel und ein kleines Fläschchen mit dem Hormon in Pulverform. Sie entfernen den Verschluss der Medikamentenampulle. Dann wird die Gummikappe von der Kanüle abgezogen. Als nächstes stechen Sie die Spritze genau durch den kleinen Kreis in der Mitte des Gummistopfens der Flasche. Mit der Spritze wird das Lösungsmittel in die Flasche

Was bedeutet Hypoglykämie?

gebracht und das Pulver löst sich sofort auf. Bitte nur ganz leicht schwenken, sonst schäumt das Glucagon und Sie haben Schwierigkeit, das gelöste Glucagon aufzuziehen! Kinder unter sechs Jahren erhalten eine halbe Ampulle, älteren Kindern und Jugendlichen verabreichen Sie die ganze Ampulle. Gespritzt wird das Glucagon genau wie Insulin, also subkutan. Jeder der Insulin spritzen kann, kann auch Glucagon spritzen. Verabreicht wird das Glucagon an den üblichen Injektionsstellen, meistens am Oberschenkel. Sollte in der Aufregung das Glucagon einmal nicht streng subkutan verabreicht worden sein sondern mehr intramuskulär oder versehentlich sogar intravenös, macht das in diesem Fall nichts aus. Das Glucagon braucht einige Minuten, bis es wirkt. Das Glucagon kann aber nur wirken, wenn der »Leberspeicher« gefüllt ist. Nach ganztägigem Sport, massiver Anstrengung bei einem Marathonlauf, nach einem Fastentag oder auch nach übermäßigem Alkoholgenuss wirkt deshalb Glucagon oft nicht. In diesem Fall muss vom Notarzt Glukose intravenös gegeben werden. Unangenehme Nebenwirkungen des Glucagons sind Übelkeit und Erbrechen. Die Kinder können deshalb manchmal ihre nächste Mahlzeit nicht in gewohntem Maße essen und brauchen stattdessen Tee mit Traubenzucker.

Da Sie nicht wissen, ob Ihr Kind nicht noch einmal unterzuckert, sollten Sie nach dem Aufwachen zusätzliche KHE geben. Wir empfehlen mindestens zwei bis drei schnellen KHE/BE (Saft, Kekse oder Zwieback) aber auch Riegel oder andere fetthaltige Nahrungsmittel, damit die Wirkung vor allem nachts lange vorhält.

Wie schon erwähnt, ist es nach dem Auftreten einer schweren Unterzuckerung wichtig, den Grund dafür herauszufinden, um möglichst Unterzuckerungen im weiteren Verlauf zu verhindern.

Der Gebrauch des Glucagons ist technisch nicht schwer. Aber im Ernstfall können Sie nicht erst die Gebrauchsanweisung lesen, sondern sollten es sofort einsetzen können. Außerdem wäre es wünschenswert, wenn außer Ihnen auch andere Personen zu Hause oder bei Freizeiten, die beste Freundin oder der beste Freund, mit der Glucagonspritze umgehen können. In der Schule kann dies vom Lehrer übernommen werden.

▼ So sieht eine Glucagonspritze aus.

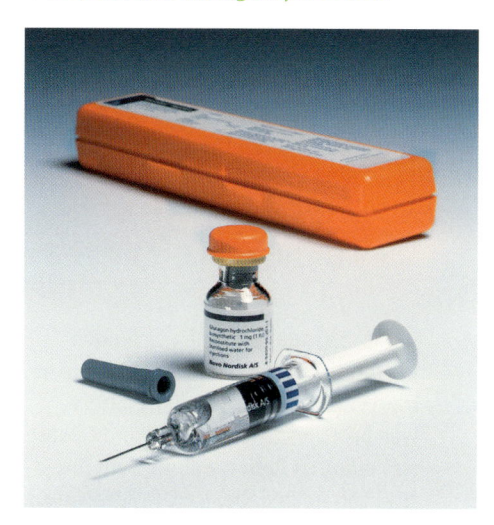

> **TIPP**
>
> **SOS-Anhänger**
>
> Sollte Ihr Kind einmal wegen einer schweren Hypoglykämie im Urlaub in die Klinik kommen, ist ein »SOS«-Anhänger an einer Halskette oder eine Notfallinformationskarte im Geldbeutel recht nützlich.

Schauen Sie bitte übrigens von Zeit zu Zeit in den Kühlschrank, wo Sie das Glucagon wie das Insulin lagern. Es ist auch nur eine bestimmte Zeit haltbar.

Komplikationen und Folgen von schweren Unterzuckerungen

Ob schwere Unterzuckerungen langfristige Folgen für das Gehirn haben können, wird bis heute sehr unterschiedlich diskutiert.

Neuere Untersuchungen konnten eine mögliche langfristige Einschränkung der kognitiven Funktionen als Folge von häufigeren Unterzuckerungen nicht nachweisen. Es hat sich gezeigt, dass die intensivierte Therapie mit einer möglichst guten Stoffwechseleinstellung Folgeerkrankungen und das Risiko einer beeinträchtigten intellektuellen Entwicklung eher senkt.

In Einzelfällen ist bei lang anhaltender, schwerer Unterzuckerung jedoch ein bleibendes neurokognitives Defizit nicht auszuschließen.

Tritt eine schwere Unterzuckerung auf, bedeutet dies für das Kind und seiner Familie häufig eine starke psychische Belastung. In diesem Fall empfehlen wir eine psychosoziale Mitbetreuung und Begleitung.

Extrem selten kann eine schwere, lang anhaltende Unterzuckerung bei jungen Erwachsenen zum Tode führen. Man spricht dann von einem sogenannten »Dead-in-bed-Syndrom« oder übersetzt »Tod-im-Bett-Syndrom«. Noch seltener ist dieses Syndrom bei Kindern und Jugendlichen unter 19 Jahren. Bei kleinen Kindern mit Typ-1 Diabetes, die ja häufiger Unterzuckerungen haben, gibt es dieses Ereignis praktisch nicht.

Unterzuckerungen im Vorschulalter

Jüngere Kinder befinden sich noch mitten in der Sprachentwicklung. Am besten verstehen daher ihre Eltern, was bestimmte Ausdrücke und Gesten zu bedeuten haben. Solange ein jüngeres Kind noch dabei ist, die Sprache zu erlernen und seinen Wortschatz auszuweiten, müssen wir Erwachsene uns bemühen, die kindlichen Äußerungen zu verstehen und daraus »schlau« zu werden. Kinder im ersten Lebensjahr ahmen gerne Geräusche, Laute und

Worte aus ihrer Umgebung nach. Im zweiten Lebensjahr nimmt die Entwicklung der Sprache dann merkbar zu und die Kinder beherrschen schon eine Reihe von Worten, die sie immer passender verwenden. Mit ca. drei Jahren beginnen die Kinder meist ihre Bedürfnisse und Befindlichkeit wie zum Beispiel Hunger, Durst, warm oder kalt sprachlich auszudrücken und bilden dabei erste Sätze. Allerdings gibt es große Unterschiede im Tempo der Sprachentwicklung. Manche Kinder entfalten ihre sprachlichen Fähigkeiten früher, andere brauchen etwas länger. Am Ende des Vorschulalters treffen sie sich dann meistens auf ein ähnliches Sprachniveau. Unabhängig davon, ob ein Kleinkind zwei oder 200 Worte beherrscht, es reicht nicht aus, um bestimmte Ereignisse verlässlich auszudrücken.

Dazu zählen vor allem körperliche Eindrücke, die durch den Diabetes und seiner Behandlung hervorgerufen werden. Vor allem die Anzeichen von Unterzuckerungen können Eltern und Betreuern von jüngeren Kindern vermehrt Sorgen bereiten. Kinder sind dabei auf die Beobachtung durch ihre Eltern bzw. von uns Erwachsenen angewiesen.

Wahrnehmung körperlicher Anzeichen

Kinder im Vorschulalter begreifen ihrem Körper durch konkrete Erfahrungen. Dazu zählt zum Beispiel das sichtbare Blut oder ein tastbarer Knochen oder der Schmerz, wenn man hinfällt. Organe haben häufig bestimmte Eigenschaften oder Aufgaben, wie etwa das Herz, das immer Klopfen muss, oder der Magen, der laut knurren kann. Körpersignale werden meist nur dann besonders beachtet, wenn sie sehr ausgeprägt sind, wie zum Beispiel der Schmerz oder wenn man auf die Toilette muss. Für andere, feinere körperliche Anzeichen sind jüngere Kinder weniger empfänglich, zumal sie meist durch äußere Ereignisse und Beschäftigungen abgelenkt sind. Dazu kommt, dass sie ihre Körperempfindungen nicht so gründlich beobachten und nur vage beschreiben können.

Insgesamt ist die Fähigkeit, in sich hinein zu horchen und bewusst nach Unterzuckerungsanzeichen zu suchen, in diesem Alter noch nicht genügend ausgereift.

Aber selbst eindeutige Anzeichen werden häufig durch andere, ablenkende Ereignisse um das Kind herum, überlagert oder verdeckt. Typisch ist es für Kinder in dieser Altersgruppe, dass sie sich in Fantasiewelten und Spielsituationen vertiefen können. Das ist nicht nur normal, sondern auch wichtig für die psychische Entwicklung. Damit haben es aber Unterzuckerungsanzeichen genauso schwer auf sich aufmerksam zu machen, wie die Mutter, die mehrere Male zum Essen rufen muss, bis das Kind sich endlich aus seiner Beschäftigung herauslösen kann. Es ist also völlig normal, dass Kleinkinder, Kindergarten- und Vorschulkinder die beginnenden Unterzuckerungen häufig nicht deutlich oder nicht gleich spüren und damit auch nicht sofort darauf reagieren können.

Je jünger das Kind ist, umso mehr ist es unsere Aufgabe, mit ihm gemeinsam auf Anzeichen zu achten und ihm diese anschaulich und gleichzeitig spielerisch aufzuzeigen.

Keinesfalls sollten Kinder solche Symptome mit Angst und Aufregung in Zusammenhang bringen. Das könnte dazu führen, dass sie die Anzeichen als beängstigend erleben und sie mehr verdrängen als darauf aufmerksamer zu werden.

Auf Spurensuche oder Unterzuckerungsanzeichen entdecken

Je jünger Ihr Kind ist, umso mehr sind Sie es als Eltern, die auf Spurensuche gehen und sich mit den Anzeichen Ihres Kindes vertraut machen. Dabei haben Sie den großen Vorteil, dass Sie die normalen Gewohnheiten und Verhaltensweisen Ihres Kindes bestens kennen. Abweichungen und Veränderungen fallen Ihnen daher besonders auf. Manche dieser Veränderungen können Anzeichen für Unterzuckerungen sein.

Plötzliche Verhaltensänderung kann Unterzuckerung anzeigen!

Viele Unterzuckerungsanzeichen bei jüngeren Kindern zeigen sich durch Veränderungen im Alltagsverhalten. So kann das Kind zu einem Zeitpunkt müde werden, zu dem es sonst nie schläft. Oder sich in einer Situation »trotzig« geben, in der es sonst viel Spaß und positive Aktivität zeigt. Auch ungewöhnliche »Sturheit« oder extreme Zankerei mit den Geschwistern sind als Hinweise nützlich. Untypische Änderungen im Verhalten und in den Gefühlen können durch einen niedrigen Blutzucker ausgelöst sein und sollten durch eine Messung abgeklärt werden.

Verhaltensweisen jüngerer Kinder bei Unterzuckerungen

Knatschen ohne Grund

Zu den häufigen sichtbaren Anzeichen von niedrigem Blutzucker bei jüngeren Kindern gehört trotziges oder verweigerndes Verhalten. Das Kind reagiert plötzlich gereizt oder wird »böse«, ohne dass ein äußerer Anlass dafür vorhanden wäre. Beim Spielen wird auf einmal das Spielzeug weggeworfen oder etwas zuvor Gebautes zerstört. Auch Ungeschicklichkeit oder Tollpatschigkeit bei Tätigkeiten, die das Kind für gewöhnlich gut beherrscht, kann ein Symptom für einen niedrigen Blutzucker sein. Beim Zusammensein mit anderen Kindern oder gegenüber den Eltern kommt es zu abweisenden Reaktionen. Kleine Kinder heben dabei typischerweise beide Hände zur Abwehr oder zum Ausdruck ihres Unmutes und drehen sich weg. Manchmal führen sie eine Hand hinter dem Kopf und versuchen nach vorne zu schlagen. Solche Verhaltensweisen können auf einen niedrigen Blutzucker hinweisen. Wenn keine anderen Gründe für Sie ersichtlich sind oder wenn Sie das Kind nicht mit der üblichen Ansprache von diesem Verhalten abbringen können, sollte der Blutzucker zügig getestet werden.

Wenn die Stimmung sinkt
Jüngere Kinder sind normalerweise beim Spielen sehr aufmerksam und bester Laune. Sie beschäftigen sich ausführlich mit den Dingen, die sie interessiert. Wenn Sie Ihrem Kind ansehen, dass die sonst wache Haltung eher einer gewissen Mattigkeit und Teilnahmslosigkeit gewichen ist und das Kind wie in »Zeitlupe« vor sich hin spielt, könnte der Blutzucker abgesunken sein. Das Gleiche gilt, wenn das Kind innehält und ebenfalls etwas teilnahmslos zum Beispiel an seinen Fingern herumspielt.

Müdigkeit zu ungewöhnlichen Zeiten
Ein weiteres Anzeichen für Unterzuckerungen ist Müdigkeit. Tritt diese zu Zeiten auf, zu denen Ihr Kind normalerweise hellwach und aktiv ist, sollten Sie den Blutzucker kontrollieren oder Ihr Kind genauer im Auge behalten. Bleibt die Müdigkeit bestehen oder nimmt sie sogar zu, könnte tatsächlich der Blutzucker abgesunken sein.

Der plötzliche Hunger
Schwierig ist es zu entscheiden, ob ein Kind tatsächlich Hunger hat, oder ob dieses Gefühl von einer Unterzuckerung herrührt. Auch hier ist es nützlich, das Verhalten mit den üblichen Gewohnheiten des Kindes zu vergleichen. Hat es auch sonst um diese Zeit Hunger? Wie lange ist die letzte Mahlzeit her? Hat das Kind etwas zum Essen erblickt oder kam das Hungergefühl ganz von selbst? Solche Fragen helfen, die Situation besser einzuschätzen. Dabei sollten Sie nicht nur nach einem, sondern nach mehreren Anzeichen für Unterzuckerungen suchen.

Ein Anzeichen kommt selten allein
Bei vielen Kindern kündigt sich die Unterzuckerung durch ein erstes Anzeichen an. Bei kleinen Kindern ist es häufig eines der oben beschriebenen Veränderungen in ihrem Verhalten und in den Gefühlen. Um sicher zu gehen, ist es hilfreich gezielt nach weiteren Anzeichen zu suchen. Aber auch die anderen Anzeichen, die Sie im Kapitel »Die Diabetes-Schulung« finden, können bei jüngeren Kindern auftreten. Wenn mehrere Anzeichen zusammentreffen oder ein Anzeichen besonders stark ausgeprägt ist, sollten Sie mit einem Blutzuckertest Klarheit schaffen. Es ist besser, einen »Fehlalarm« zu erleben als in eine Unterzuckerung zu geraten. Ergibt die Blutzuckermessung tatsächlich einen niedrigen Wert, bekommt das Kind etwas zu essen. In der Regel sind es leckere Sachen wie Orangensaft, Traubenzucker oder Kekse. Damit wird das Kind über die Blutzuckerkontrolle »hinweggetröstet«. Handelt es sich um einen »Fehlalarm«, können Sie Ihr Kind mit besonderer Zuwendung oder einer kleinen anrechnungsfreien Süßigkeit »entschädigen«.

HYPOGLYKÄMIE

> **TIPP**
>
> **Anzeichen für eine Unterzuckerung**
> - Hat das Kind eine deutliche Gesichtsblässe?
> - Sind Stirn, Hände oder Rücken nass oder verschwitzt?
> - Kann man ein leichtes Zittern in den Händen spüren?
> - Klagt das Kind, ihm sei es »komisch« oder es habe »Bauchweh«?
> - Ist es im Nackenbereich sehr warm oder verschwitzt?

Beschützen statt bewachen

Leicht kommen Eltern und Betreuer von jüngeren Kindern in die Rolle von Bewachern. Je weniger das Kind sich zu seinem Befinden äußern kann, umso mehr scheint eine »Überwachung« die richtige Methode zu sein, um Unterzuckerungen rechtzeitig zu erkennen. Das stimmt so natürlich nicht ganz und bedarf einer Richtigstellung. Sie können lernen, Ihr Kind genau zu beobachten und seine »Körpersprache« zu verstehen. Kinder drücken Unterzuckerungsanzeichen oft nonverbal aus und wir müssen es richtig interpretieren lernen. Dabei ist es wichtig, dass wir Kinder jeden Alters in diese » spannende Spurensuche« einbeziehen und ihnen immer wieder verdeutlichen, dass wir auf ganz bestimmte Anzeichen achten und nicht ihr ganzes Verhalten einschränken möchten. Jüngere Kinder sind gerade dabei die Welt zu entdecken und zu erobern. Da wäre es falsch, sie dabei einzuschränken. Je älter Ihr Kind wird, umso mehr kann es bei der rechtzeitigen Erkennung von Unterzuckerungen mithelfen. Je jünger es aber ist, umso mehr sind es die Eltern, die sich in ihr Kind hineinversetzen müssen und durch eine fürsorgliche Beobachtung für sein Wohlbefinden sorgen. Unsere Bemühungen sollten darauf abzielen, niedrige Blutzuckerwerte, unter 55 mg/dl, besonders bei Vorschulkindern zu vermeiden.

Spielerisch Anzeichen suchen

Mit jüngeren Kindern kann man spielerisch auf die Suche nach Anzeichen für eine Unterzuckerung gehen. Als besonders hilfreich hat sich dabei das **Anzeichenmännchen** erwiesen. Diese Zeichnung stellt den Körperumriss eines Menschen dar. Jüngere Kinder malen gerne und das Ausmalen von Figuren macht ihnen viel Spaß. Dazu werden sie wie folgt eingeladen: »Schau mal dieses **Anzeichenmännchen** an. Du kannst seinen Körper mit den Buntstiften gleich ausmalen. Aber nur an bestimmten Stellen. Und mit bestimmten Farben. Und zwar dort, wo Du auch schon mal etwas gespürt hast wenn Dein Blutzucker niedrig ist. Male also die Stellen im **Anzeichenmännchen** mit roter Farbe aus, an denen Du schon oft etwas gespürt hast. Die anderen Stellen, an denen Du manchmal was spürst, kannst du gelb ausmalen. Und dort wo Du nie etwas merkst oder spürst, malst Du einfach grün aus. Jetzt viel Spaß!«

Was bedeutet Hypoglykämie?

Bei dieser einfachen und spielerischen Übung werden auf anschaulicher Weise mögliche Unterzuckerungsanzeichen wie etwa »komisches Gefühl im Bauch« oder »Kribbeln am Kopf« bestimmten Körperregionen zugeordnet und durch das Ausmalen ausgedrückt. Das Kind wird motiviert, seine Körperempfindungen zu benennen. Dabei ist es wichtig, dass sie animiert werden, dies mit ihren eigenen Worten auszudrücken.

Solche spielerische Übungen sind eine wirkungsvolle Methode, um auch mit jüngeren Kindern über Unterzuckerungsanzeichen angstfrei zu sprechen und ihnen auch noch Spaß zu bereiten.

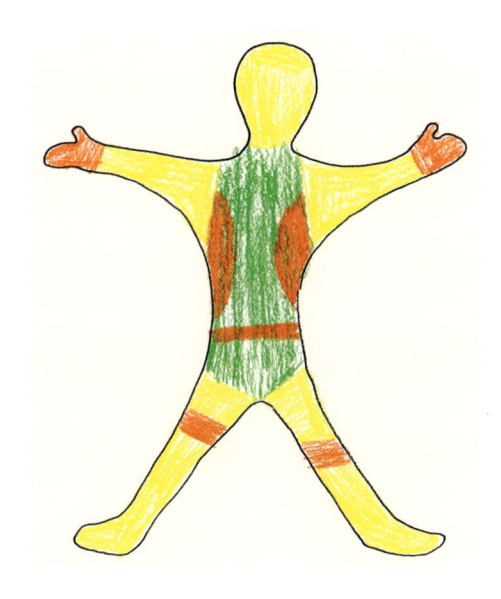

▶ Mithilfe der Anzeichenfigur lernen jüngere Kinder ihre Körperempfindungen spielerisch auszudrücken.

Alterstypisches Denken bei Vorschulkindern

Kinder bringen Unterzuckerungen häufig mit Ereignissen in Zusammenhang, die zeitgleich damit aufgetreten sind. Ein fünfeinhalbjähriges Mädchen sagte nach einer Unterzuckerung, ihr sei es komisch geworden, weil der Bruder ihr beim Spielen den Ball weggenommen habe. Solche Scheinzusammenhänge herzustellen, ist für die kindliche Logik typisch und sollte nicht kritisiert, sondern erklärt werden. Auf dieser Altersstufe sind »unsichtbare Wirkungen«, wie die des Insulins auf den Blutzucker, kaum vorstellbar.

Wenn es spannend zugeht

Es ist nicht einfach, dem Kind zu vermitteln, bei interessanten Tätigkeiten auf die körpereigenen Signale zu achten. Typisch ist, dass jüngere Kinder bei äußerst spannenden Spielen oft sogar die sehr deutlichen Anzeichen für eine Blasenentleerung nicht merken. In dem Augenblick aber wenn die Mutter fragt: »Musst Du denn nicht auf die Toilette gehen?« merkt das Kind plötzlich den Harndrang und springt auf. Ähnlich kann es mit Anzeichen für Unterzuckerungen gehen. Neigt das Kind bei intensiver Beschäftigung zu Unterzuckerungen, ohne dass es Anzeichen spürt, ist eine vermehrte Beobachtung unumgänglich. Dies sollte weder ängstlich-kontrollierend noch vorwurfsvoll sein. Vielmehr sollte man darauf achten, dass das Kind lernt, dass es ganz natürlich ist, wenn die Eltern öfters nachfragen, wie es ihm geht oder ob es sich gerade »komisch« fühlt.

Wenn dann Unterzuckerungsanzeichen auftreten, muss das Kind wissen, dass nach der Blutzuckerkontrolle und einer eventuellen Mahlzeit die ursprüngliche Beschäftigung bald weitergehen kann. Auch ist eine unmittelbare Belohnung in Form von Lob oder anderen Zuwendungen ein angemessenes Mittel, um Spielunterbrechungen wegen einer Unterzuckerung nicht wie eine Bestrafung erscheinen zu lassen. Fragen nach Unterzuckerungsanzeichen und anschließende Blutzuckertests sollen die Kinder nicht stören, sondern ihr Interesse wecken. Sie dürfen daher auch gegen die Unterbrechungen protestieren.

Unterzuckerungen nachbesprechen lohnt sich

Unterzuckerungen, die den Tagesablauf des Kindes gestört haben, sollten nach ihrer Behebung besprochen werden. Dabei kann man nach möglichen Anzeichen fragen und so das Kind motivieren, sich für seine Körpersignale zu interessieren. Das Reden über Unterzuckerungen soll weder bedrohlich noch wie ein »Verhör« aussehen. Es darf nie der Eindruck entstehen, das Kind sei an der Unterzuckerung Schuld.

Die Entdeckung und die schnelle Behebung von Unterzuckerungen erfordert bei jüngeren Kindern viel Aufmerksamkeit und Einfühlungsvermögenn. Wenn Kinder aber durch das Verhalten ihrer Eltern lernen, dass Unterzuckerungen beherrschbar sind, werden sie mit einer entsprechend positiven Einstellung aufwachsen und sich mit der Zeit vermehrt um ihre Anzeichen kümmern.

Unterzuckerungen bei Schulkindern und Jugendlichen

Schulkinder haben meistens ein gutes Gespür für ihre Anzeichen und können sie aufgrund ihrer sprachlichen Fähigkeiten auch treffend benennen. Hat das Kind den Diabetes allerdings im Vorschulalter schon bekommen, sollten die Anzeichen auf ihre Gültigkeit hin überprüft werden. Kinder sind häufig auf früher gelernte anstatt auf gegenwärtig vorherrschende Anzeichen fixiert.

Anzeichen richtig zuordnen

Das Spüren von Anzeichen einer Unterzuckerung sollte auch rechtzeitig zu Gegenmaßnahmen führen, wie das Beispiel eines neunjährigen Mädchens zeigt: Charlotte kommt mit relativ niedrigen Blutzuckerwerten aus der Schule nachhause. Sie hatte sich zwar auf dem Heimweg »aufgeregt und wütend« und »ziemlich zittrig« gefühlt, aber sie dachte das liegt daran, dass sie sich so über die ungerechte Note der Lehrerin geärgert hat. Deswegen denkt sie gar nicht daran, dass diese körperlichen Veränderungen Anzeichen von einer beginnenden Unterzuckerung sein könnten und hat erst ziemlich spät Traubenzucker genommen. Das Beispiel von Charlotte zeigt, dass das Leben von Schulkindern insgesamt komplizierter geworden ist. Sie verbringen mehr Zeit außer Haus, haben mit vielen Leuten zu tun und müssen immer öfter eigenständig Entscheidungen treffen. Daher ist es wichtig für den Umgang mit Unterzuckerung, dass möglichst konkrete Abmachungen getroffen werden. Dazu zählt auch, dass man Anzeichen bei Unsicherheit überprüfen sollte. Nutzen Sie die Zeitspanne, in der sich ihr Kind im Schulkind-Alter befindet. Hier können solche Abmachungen und »Verträge« getroffen werden, und sie werden fast immer eingehalten. Das zeigt sich auch in den Ergebnissen der Diabetesbehandlung. Vor allem jüngere Schulkinder haben im Vergleich zu älteren Schulkindern und Jugendlichen häufiger eine bessere Blutzuckereinstellung.

HYPOGLYKÄMIE

Schulkinder nicht überfordern

Eben weil Kinder in diesem Alter auch bereit sind Aufgaben in der Diabetes-Behandlung zu übernehmen, besteht auch die Gefahr, dass wir sie gelegentlich überfordern. Schulkinder sind zwar von ihrem Denken her sehr gut entwickelt, emotional sind sie aber nach wie vor Kinder und Belastungen wenig gewachsen. Deswegen sollte immer wieder das Thema Unterzuckerungen angesprochen werden. Wenn die Kinder ihre Anzeichen rechtzeitig erkannt haben und entsprechend auch reagierten, sollte man sie immer wieder positiv verstärken und Ihnen dafür Zuwendung schenken. Das motiviert sie und gibt Ihnen das Gefühl nicht alleine zu sein mit dem Diabetes. Die Mitarbeit von Schulkindern bei der Diabetes-Behandlung sollte immer wieder gewürdigt werden.

Besondere Situationen

Schulkinder sind in der Regel sehr sportlich. Sie nehmen an vielen Wettbewerben teil oder spielen in ihrer Freizeit mit Freunden die unterschiedlichsten Sportarten. Auch ist das Schulkind-Alter der Beginn vom Vereinssport. Das sollte sich durch den Diabetes auch nicht ändern. Vielmehr können sie als Eltern ihr Kind ermuntern, seine Anzeichen bei körperlichen Aktivitäten im Auge zu behalten. Genauso wie man sich vor einem Spiel warm läuft, gehört eine Blutzuckermessung oder zumindest ein kurzes und intensives »in sich hineinhorchen« dazu, ob man vielleicht Anzeichen bei sich spürt.

▼ Anzeichen der Unterzuckerung können sich in verschiedenen Situationen unterschiedlich bemerkbar machen.

Meine Situationen oder Ereignisse	Wie spüre ich die Anzeichen für eine Unterzuckerung
Sport	sehr gut 1 2 3 4 ⑤ sehr schlecht
daheim	sehr gut ① 2 3 4 5 sehr schlecht
ruhig herumsitzen	sehr gut ① 2 3 4 5 sehr schlecht
Schule	sehr gut 1 ② 3 4 5 sehr schlecht
unterwegs	sehr gut 1 2 ③ 4 5 sehr schlecht
Krankenhaus	sehr gut ① 2 3 4 5 sehr schlecht
lernen	sehr gut ① 2 3 4 5 sehr schlecht
schlafen	sehr gut 1 2 ③ 4 5 sehr schlecht

Das Spüren der Anzeichen hängt davon ab, wie sehr sich das Kind darauf konzentriert und welche Folgen es damit verbindet. Entsprechend kann die Reaktion auch unterschiedlich ausfallen. So kann ein Kind, das sich im Unterricht langweilt die Anzeichen sehr schnell spüren während ein anderes Kind, das sich voll auf den Lernstoff konzentriert, seine Symptome verpasst. Genauso können bei körperlichen Aktivitäten die Anzeichen durch die Anstrengung überdeckt werden, während man beim Lesen vielleicht das Zittern der Hand oder das Flimmern vor den Augen gleich bemerkt. Aber es kann auch völlig umgekehrt sein, nämlich dass Kinder die Unterzuckerungs-Anzeichen beim Sport sofort bemerken und wenn sie Computerspielen diese völlig ausblenden. Daher ist es besonders wichtig, dass man bei Schulungen oder beim Hypo-Training (s. Kapitel »Hypoglykämie-Wahrnehmung«) auf die besonderen Situationen jedes einzelnen Kindes eingeht. Unterzuckerungen haben zwar bei allen Kindern sehr ähnliche Anzeichen, aber der Zeitpunkt ihrer Wahrnehmung und ihr Auftreten kann von Kind zu Kind verschieden sein.

Jugendliche und Unterzuckerungen

Besonders deutlich wird der individuelle Umgang mit Unterzuckerungen im Jugendalter. Wir wissen, dass sich Anzeichen von Unterzuckerungen während der Pubertät rasch ändern können. Anzeichen, die in der frühen Pubertät vorhanden sind, können sich schon nach kurzer Zeit ändern und in der späten Pubertät gibt es wiederum andere Anzeichen. Am besten lassen Sie die Diabetes-Beraterin oder Ihren Diabetes-Arzt nach den Anzeichen fragen.

Im Jugendalter kommen noch einige Erschwernisse dazu, die den Umgang mit Unterzuckerungen nicht einfach machen. Manche Jugendliche möchten nicht, dass ihre Freunde und Bekannte sehen, dass sie sich mit ihrem Diabetes befassen. Während jüngere Schulkinder noch stolz ihr Messgerät zeigen, legen Jugendliche diesbezüglich mehr Wert auf Diskretion. Das hat oft weniger mit Verheimlichung zu tun, als mit einer Art sozialem Scham und mit dem Wunsch, nicht aufzufallen. Deswegen behandeln manche Jugendliche eine Unterzuckerung, die sie eigentlich gut spüren, nicht in der Öffentlichkeit. Hier können wir Alternativen anbieten, indem wir statt einem Traubenzucker zum Beispiel eine Cola zu trinken empfehlen. Hilfreich ist es auch, die besten Freunde von Jugendlichen zumindest was die Hypoglykämie angeht in die Diabetes Behandlung einzuweihen. Das sollte aber auf jeden Fall mit Einverständnis des Jugendlichen erfolgen.

Im Rahmen von Diabetes-Schulungen können Jugendliche auf spezielle Situationen vorbereitet werden damit sie auch unter widrigen Umständen ihre Unterzuckerung erkennen und behandeln. Dazu zählen zum Beispiel Blutzuckermessungen während Kinobesuche oder gezielte Fragen nach Unterzuckerungen bei körperlicher Aktivität. Solche direkte Übungen erleichtern den Umgang mit Unterzuckerungen im Alltag.

Unterzuckerungen: lästig oder bedrohlich?

Dieser Frage wurde in vielen Untersuchungen nachgegangen. Aber selbst große Studien haben bislang nicht nachgewiesen, dass Unterzuckerungen die geistige Leistungsfähigkeit wirklich einschränken. In einer sehr gut angelegten Schweizer Untersuchung wurde die Intelligenzentwicklung von Kindern mit Diabetes von Beginn der Erkrankung an über Jahre hinweg gemessen. Dabei zeigten sich keine Unterschiede zwischen Kindern, die eine schwere Unterzuckerung erlitten haben und solchen, die keine Hypoglykämien hatten. Das bedeutet natürlich nicht, dass Unterzuckerungen ungefährlich sind. Vor allem die indirekten Folgen können gefährlich werden etwa beim Fahrrad-, Inliner- oder Skateboardfahren. Und natürlich bei motorisierten Fahrzeugen muss besonders auf Unterzuckerung geachtet werden. Der direkte Einfluss von niedrigen Blutzuckerwerten auf die Psyche ist vor allem im Moment des Unterzuckers von Bedeutung. Manchmal kann man sich in der Unterzuckerung danebenbenehmen, übermäßig aggressiv oder aufgedreht-heiter bis peinlich wirken. Das wird einem häufig erst nach der Unterzuckerung bewusst, wenn andere erzählen, wie man sich verhalten hat. Für Eltern ist der Anblick ihres Kindes während einer schweren Unterzuckerung sicherlich sehr dramatisch. Gleichzeitig müssen sie aber Hilfe leisten. Deswegen ist es wichtig zu wissen, dass eine Unterzuckerung ein vorübergehender Zustand ist, den wir relativ rasch ändern können und keine Nachwirkungen zurückbleiben.

Die Angst vor Unterzuckerungen

Die Höhe des Blutzuckers unterliegt immer gewissen Schwankungen. Das gilt sowohl für Menschen mit als auch ohne Diabetes. Der Unterschied ist, dass die Schwankungen beim Diabetes viel größer sind als ohne Diabetes. Wenn wir den Blutzucker einstellen, möchten wir also, dass er sich stabil in einem guten Bereich bewegt ohne große Abweichungen nach oben bzw. nach unten. Besonders die unteren Blutzuckerwerte können Anlass zur Sorge geben, weil sie sich direkt auf das Verhalten und die körperliche Verfassung auswirken. Deshalb ist es auch normal, dass manche Eltern Angst vor Unterzuckerungen haben. Aber auch Kinder und Jugendliche erleben manchmal solche Ängste.

Ob sich jemand vor Unterzuckerungen besonders fürchtet, muss nicht unbedingt damit zusammen hängen, dass es schon einmal zu einer schweren Unterzuckerung gekommen ist. Allein die Vorstellung eines solchen Ereignisses kann Angstreaktionen hervorrufen und zu Verunsicherungen führen.

Der körpereigene Unterzucker-Alarm

Unser Körper verfügt mit der Gegenregulation (s. auch Kapitel »Hypoglykämie«) über eine wirksame Abwehr gegen Unterzuckerungen, mit mehreren Alarmstufen. Dazu zählen auch Hormone, die den Blutzucker recht rasch wieder ansteigen lassen. Sinkt der Blutzucker unter 80 bis 50 mg/dl, antwortet der Körper zuerst mit vermehrter Ausschüttung von Hormonen, darunter das Adrenalin. Das sorgt dafür, dass durch Schwitzen, Zittern und anderen deutlichen Symptomen die Unterzuckerung bemerkt wird. Sollte das nicht der Fall sein, kommt es zu einer weiteren Alarmreaktion. Diesmal ist es das Nervensystem, vor allem das Gehirn, das bei Blutzuckerwerten unter 50 mg/dl mit Konzentrationsproblemen, Kopfschmerzen, Sehstörungen und Stimmungsänderungen reagiert. Bleibt der Blutzucker immer noch niedrig, werden durch die

▼ Unterzuckerungen haben einen Verlauf, dessen Erkennung mit der »Hypo-Treppe« geübt wird.

```
100 komisches Gefühl
 90 faul, müde
    80 schlapp, blass
    70 zitrick
       60 zitrick, k.g.
       50 schlapp
          40 sehr zitrick
          30 kein Zeit-
             20 gefühl
             10
             mg/dl
```

Gegenregulation die in der Leber und in den Muskeln gespeicherten Zuckerreserven freigesetzt. Die Unterzuckerung ist also kein plötzliches Ereignis, sondern ein Prozess, der einen Verlauf hat und an mehreren Stellen unterbrochen werden kann. Der Sinn dieser mehrfachen Abwehrkette ist es sicherzustellen, dass der Unterzucker bemerkt wird. Kein Kind mit Diabetes ist also Unterzuckerungen schutzlos ausgesetzt.

Unterzuckerungsängsten offen begegnen

Einige Eltern und Kinder haben trotzdem große Unterzuckerungsängste und müssen ständig daran denken, dass der Blutzucker plötzlich absinken könnte. Ähnlich wie Menschen mit einer starken Höhenangst, die nicht über eine Brücke gehen, weil sie fürchten, dass diese just in diesem Moment einstürzen würde. Es hilft dann auch nicht zu erklären, dass die Brücke sehr stabil ist und immer wieder überprüft wird. Die Angst bleibt trotzdem. Auch Eltern mit einer übermäßigen Hypoglykämie-Angst sind gut geschult und wissen über die Insulinbehandlung Bescheid. Trotzdem können sie der Stabilität des Blutzuckers nicht hinreichend trauen und müssen ihn aus Angst ständig kontrollieren. Das ist auf die Dauer sehr anstrengend und belastend. Jugendliche, die solche Hypoglykämie-Ängste haben, trauen sich immer weniger unter Menschen und wenn, dann nur mit hohen Blutzuckerwerten, weil sie sich dadurch sicherer fühlen. In solchen Fällen ist der erste Schritt immer das Gespräch mit dem behandelnden Arzt oder der Diabetesberaterin, um Lösungen zu finden.

Was tun bei Unterzuckerungsängsten?

Sollten die Ursachen der Hypoglykämie-Angst in starken Blutzuckerschwankungen liegen, kann man zum Beispiel eine kontinuierliche Blutzuckermessung erwägen (s. auch Kapitel »Kontinuierliche Glukosemessung«). Auch ist in einem solchen Fall zu überlegen, ob Ihr Kind nicht auf eine Pumpentherapie umgestellt werden könnte. In großen Studien hat es sich gezeigt, dass durch eine Umstellung auf die Pumpentherapie die Anzahl der Unterzuckerungen häufig reduziert werden kann. Auch könnte ihr Kind viel flexibler und gezielter auf seine individuellen Anforderungen mithilfe der Pumpe, zum Beispiel durch die Anwendung der temporären Basalrate oder des Bolus-Rechners reagieren. Natürlich kann die Insulinpumpe nicht direkt die Angst mindern und manchmal löst eine maßlose

Technisierung der Behandlung zusätzliche Unsicherheiten und weitere Ängste aus. Wenn Sie oder Ihr Kind häufig Ängste vor Unterzuckerungen haben, kann es sinnvoll sein, psychotherapeutische Hilfe in Anspruch zu nehmen. Viele Diabetes-Teams haben psychologische Mitarbeiter, die Ihnen und ihrem Kind weiterhelfen können. Zögern sie nicht zu lange, denn Ängste haben die Eigenschaft sich eher zu verfestigen als sich zu verflüchtigen.

Hypoglykämie-Wahrnehmungs-Training

Eine bewährte Methode, um die Angst vor Unterzuckerungen zu senken ist die Verbesserung der Wahrnehmung von Unterzuckerungs-Anzeichen. Mit speziellem Verhaltenstraining kann der Umgang Ihres Kindes mit Unterzuckerungen geübt werden. Solche psychologischen und verhaltensmedizinischen Übungen werden »Hypoglykämie-Wahrnehmungs-Training« genannt.

Die ersten systematischen Versuche bei Patienten mit Diabetes, die Wahrnehmung ihrer Anzeichen zu verbessern, begannen bereits in den 1980er Jahren. Daraus haben sich dann richtige Trainingsprogramme entwickelt, in denen Menschen mit Diabetes lernen, ihre Blutzuckerwerte genauer vorher zu sagen und ihre Anzeichen sicherer zu spüren. Die meisten dieser Trainings sind auch heute noch für Erwachsene mit Diabetes konzipiert. Für Kinder sind allerdings spezielle Trainings-Methoden erforderlich, die das Entwicklungsalter berücksichtigen.

Richtige Reaktion bei Unterzuckerungen einüben

Während man bei Erwachsenen mit Diabetes die Wahrnehmung von Anzeichen schärft, müssen wir bei Kindern als erstes die Bereitschaft wecken, sich überhaupt für ihre Anzeichen zu interessieren und die Aufmerksamkeit darauf zu lenken. In Hypoglykämie-Trainings für Kinder und Jugendliche, wie etwa dem am Olgahospital entwickelten Stuttgarter-Hypoglykämie-Erkennung-Training, wird die Unterzuckerungserkennung in vier Schritten geübt:

1. Aufmerksam werden auf Symptome
Viele, vor allem jüngere Kinder haben sich daran gewöhnt, dass die Eltern ihnen die Unterzuckerungen »ansehen«. Daher fehlt es ihnen natürlicherweise an der Motivation, sich selber um die Unterzuckerungen zu kümmern. Wenn sie aber merken, dass sie durch mehr Aufmerksamkeit auch zusätzliche Freiheiten im Alltag bekommen und eigenständiger werden, wird auch ihr Interesse an der Wahrnehmung von Anzeichen geweckt.

Hypoglykämie

2. Spüren von Anzeichen
Das Spüren von Anzeichen ist im Alltag gar nicht so einfach. Vor allem weil im Kindesalter die Aufmerksamkeit häufig durch andere Eindrücke abgelenkt ist. Das Spüren von Anzeichen erfordert also eine gewisse Routine. Indem man solche Symptome beschreibt, gemeinsam bespricht und vorspielt, bleiben sie besser in Erinnerung verankert und werden, wenn sie auftreten, schneller bemerkt.

3. Erkennen der Unterzuckerung
Wenn ein Kind oder Jugendlicher Anzeichen spürt, muss auch entschieden werden, ob es sich tatsächlich um eine Unterzuckerung handelt. Bei eindeutigen Symptomen wie starkes Zittern oder Schwitzen ist das noch relativ einfach. Aber Müdigkeit, Kopfschmerzen oder Hunger können auch gewöhnlich auftreten. Hier gilt es schnell zu entscheiden, ob es sich um ein Unterzuckerungsanzeichen handelt und sicherheitshalber den Blutzucker zu messen.

4. Handeln mit Gegenmaßnahmen
Hier wird im Training eingeübt, was in der Diabetesschulung gelernt wurde. Das betrifft die Mitnahme von Traubenzucker und anderen blutzuckersteigernden Nahrungsmitteln und ihr schneller Verzehr. Auch sollte man jemanden Bescheid geben, dass der Blutzucker niedrig ist.

Durch das Hypo-Training lernen Kinder und Jugendliche den Umgang mit Unterzuckerungen und werden sicherer in der Erkennung von Anzeichen. Auch konnten wir in einer eigenen Untersuchung zeigen, dass die Teilnahme an dem Stuttgarter Hypo-Training bei Eltern und Kindern die Angst vor Unterzuckerungen deutlich senken konnte.

Wenn Anzeichen sich verändern

Unterzuckerungs-Anzeichen verändern sich im Laufe des Diabetes. Deswegen ist es auch wichtig, dass Kinder und Jugendliche wissen, welche Anzeichen sie gegenwärtig beachten sollten. Typisch ist, dass Kinder häufig auf die Anzeichen achten, die sie bei früheren Schulungen gelernt haben und so auf aktuelle Symptome nicht reagieren. Im Hypo-Training, aber auch bei den regelmäßigen Ambulanz-Besuchen sollte also immer eine frische Anzeichen-Liste erstellt werden.

Anzeichen, die „out" sind	Anzeichen, die „in" sind
Kopfschmerzen	doppelt sehen
Zittern	Hunger
	Konzentrationsprobleme
	Kopf kippt weg

◂ Anzeichen ändern sich mit der Zeit. Wichtig ist zu wissen, welche gerade »In« sind und Du gut spüren kannst.

Wenn Anzeichen verschwinden

Bei Erwachsenen mit Diabetes kommt es nach einer langen Diabetesdauer zu einer gestörten Wahrnehmung von Unterzuckerungen. Die typischen Unterzuckerungs-Anzeichen werden von den Betroffenen nicht wahrgenommen. Dieses Fehlen von Anzeichen nach langer Diabetesdauer kommt bei Kindern kaum vor. Erstens haben Kinder und Jugendliche ihren Diabetes noch nicht so lange und zweitens weiß man aus Untersuchungen, dass im jüngeren Alter die Gegenregulation besonders gut funktioniert.

Trotzdem können sich vor allem Kinder mit sehr guten Blutzuckerwerten an leichte Unterzuckerung gewöhnen und reagieren nicht mehr so schnell wie es nötig wäre. Der Körper passt sich an den niedrigen Blutzuckerspiegel an, so dass sich die Anzeichen erst bei sehr niedrigen Werten bemerkbar machen. Was hier neben einem Hypo-Training hilft, ist die konsequente Behandlung der Unterzuckerung. Auch milde Unterzuckerungen sollten mit sehr schnell wirkenden Kohlenhydraten behoben werden, damit der Blutzucker sich schnellstmöglich normalisiert und salopp ausgedrückt das Gehirn keine Zeit hat der Leber zu befehlen, körpereigene Zuckerreserven freizusetzen. Damit wird das Risiko von weiteren Unterzuckerungen gemindert.

HYPOGLYKÄMIE

Hypo-Anzeichen Liste für .... Datum ....

Welche von den Anzeichen bemerkst Du zur Zeit?

Anzeichen				
Starkes Hungergefühl	○ ja	○ nein	○ manchmal	○ bin nicht sicher
Herzklopfen	○ ja	○ nein	○ manchmal	○ bin nicht sicher
Kraftlos	○ ja	○ nein	○ manchmal	○ bin nicht sicher
Müdigkeit	○ ja	○ nein	○ manchmal	○ bin nicht sicher
Innere Unruhe	○ ja	○ nein	○ manchmal	○ bin nicht sicher
Übelkeit	○ ja	○ nein	○ manchmal	○ bin nicht sicher
Zittrigkeit	○ ja	○ nein	○ manchmal	○ bin nicht sicher
Feuchte, kalte Hände	○ ja	○ nein	○ manchmal	○ bin nicht sicher
Feuchte, kalte, blasse Haut	○ ja	○ nein	○ manchmal	○ bin nicht sicher
Kopfschmerzen	○ ja	○ nein	○ manchmal	○ bin nicht sicher
Körperschmerzen	○ ja	○ nein	○ manchmal	○ bin nicht sicher
„Sich-gehen-lassen"	○ ja	○ nein	○ manchmal	○ bin nicht sicher
Albernheit	○ ja	○ nein	○ manchmal	○ bin nicht sicher
Aggressiv, verärgert	○ ja	○ nein	○ manchmal	○ bin nicht sicher
Konzentrationsstörungen	○ ja	○ nein	○ manchmal	○ bin nicht sicher
Sehstörungen	○ ja	○ nein	○ manchmal	○ bin nicht sicher
Flimmern vor den Augen	○ ja	○ nein	○ manchmal	○ bin nicht sicher
Brennen, juckende Augen	○ ja	○ nein	○ manchmal	○ bin nicht sicher
Schwindelgefühle	○ ja	○ nein	○ manchmal	○ bin nicht sicher
Verlangsamte Reaktionen	○ ja	○ nein	○ manchmal	○ bin nicht sicher
Durcheinander, Benommenheit	○ ja	○ nein	○ manchmal	○ bin nicht sicher
„bockig sein"	○ ja	○ nein	○ manchmal	○ bin nicht sicher
Schwitzen	○ ja	○ nein	○ manchmal	○ bin nicht sicher
Frieren	○ ja	○ nein	○ manchmal	○ bin nicht sicher
Traurigkeit	○ ja	○ nein	○ manchmal	○ bin nicht sicher
Gleichgewichtsstörung	○ ja	○ nein	○ manchmal	○ bin nicht sicher
Ungeschicklichkeit	○ ja	○ nein	○ manchmal	○ bin nicht sicher

Hast Du auch Anzeichen, die hier nicht aufgeschrieben sind? Wenn „Ja" welche?

....

....

▲ **Auffrischen von Hypo-Anzeichen mit der Anzeichen-Liste.**

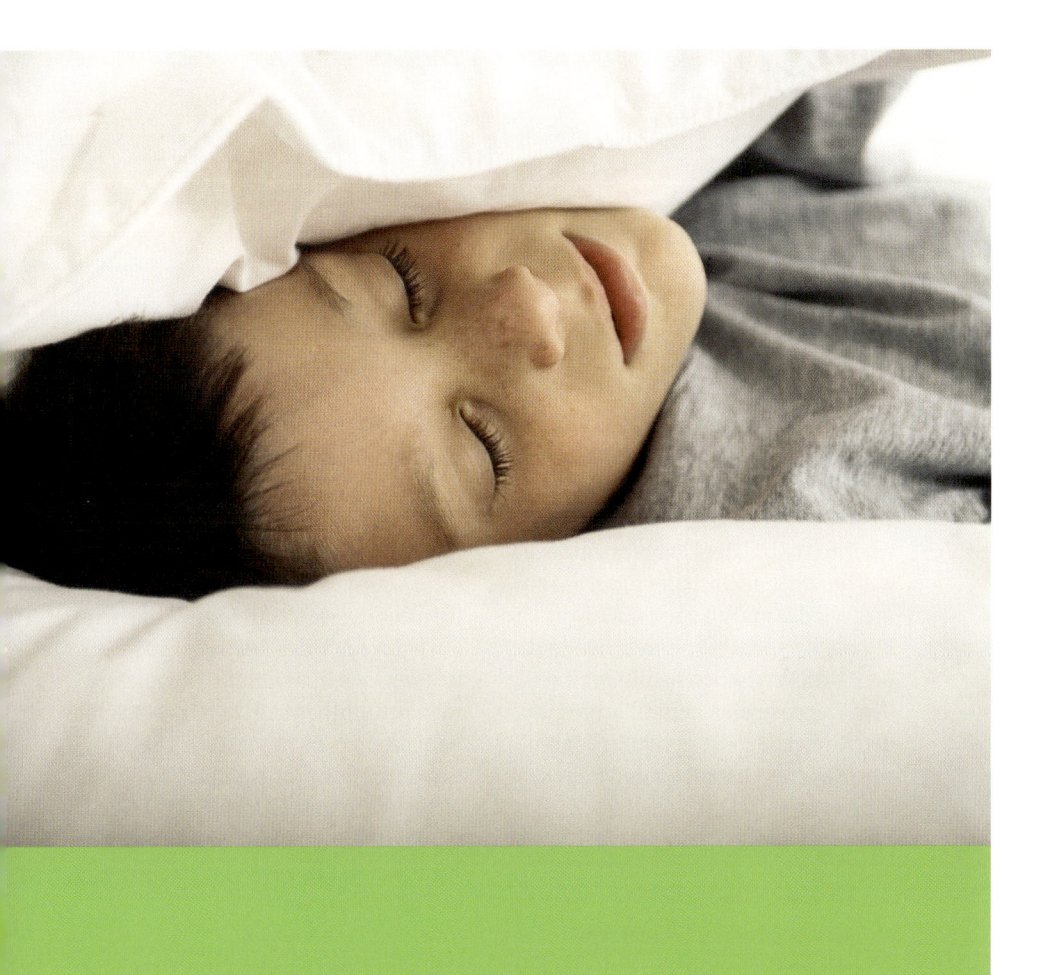

Hyperglykämie

Vorübergehend hohe Blutzuckerwerte ohne Stoffwechselentgleisung sind nicht gefährlich – über eine längere Zeit stellen sie aber eine ernsthafte Gefährdung dar. Was Sie bei Überzuckerung (Hyperglykämie) beachten sollten, wird in diesem Kapitel beschrieben.

Wie kann es zu einer Hyperglykämie kommen?

Wenn im Körper der Insulinspiegel abfällt, kommt es unweigerlich zu einer Blutzuckererhöhung. Sie haben dies damals miterlebt, als bei Ihrem Kind der Diabetes entdeckt wurde. Aber auch später kann es immer wieder mal zu ganz massiven Blutzuckerspitzen kommen, wenn das Verhältnis zwischen Insulin und seinem Gegenspieler, dem Glucagon, aus dem Gleichgewicht gerät. Zu Beginn des Diabetes besteht ein teilweiser Insulinmangel. Im Verlauf kommt es aber zu einem vollständigen Mangel an Insulin, so dass höhere Insulindosen zum Erreichen einer guten Stoffwechseleinstellung bei Ihrem Kind oder Jugendlichen erforderlich sind. Diese Veränderung spiegelt auch das Ende der Remissionsphase wieder. Wie im Kapitel »Therapieformen Insulintherapie« bereits erwähnt, bedeutet das nicht, dass die Diabetes-Einstellung Ihres Kindes schlecht ist, sondern mehr Insulin notwendig ist. Kommt man diesem Bedarf nicht nach, kommt es zur Verschlechterung der Blutzuckerwerte.

Die häufigste Ursache für höhere Blutzuckerwerte ist ein erhöhter Insulinbedarf. Typischerweise führen Infekte mit hohem Fieber oder Entzündungen zur Überzuckerung (Hyperglykämie). Aber auch Stress und psychische Belastungen können zu massiven Blutzuckerspitzen führen. Sie werden aber vielleicht auch schon festgestellt haben, dass das Wachstum und insbesondere die hormonellen Umstellungen in der Pubertätsphase zu deutlichen Blutzuckerspitzen führen (bitte lesen Sie dazu auch das Kapitel »Diabetes und Pubertät«).

CHECKLISTE

Hohe Zuckerwerte

- Infekt, Fieber, Schmerzen
- Nadel verstopft?
- Pen defekt?
- Verfallsdatum der Insulinpatrone?
- Fehlerhafte Blutzuckermessung (Codierung, Teststreifen übers Verfalldatum)
- Pumpen-Katheter verstopft?
- Spritzstellenproblem (»Spritzbeule«, Verhärtung)
- Stress
- Wann war die letzte Insulingabe?
- Hat Ihr Kind ausreichend getrunken? Ist Aceton im Urin?

Ursachen einer Hyperglykämie

- Erhöhter Insulinbedarf (bei Infekt, Fieber, Entzündung, Stress, unter bestimmten Medikamenten, während des Wachstums, in der Pubertätsphase, während der Periode)
- Zu wenig Insulin (Verhärtete Spritzstellen, Katheterproblem, kein Insulin zum Essen, vergessener Insulinbolus, defekter Pen, verfallenes Insulin, fehlende Dosis-Anpassung)

Anzeichen der Hyperglykämie

Höhere Blutzuckerwerte (Hyperglykämische Werte) führen zu leichten bis starken Beschwerden, im schlimmsten Fall zur Bewusstlosigkeit und dem diabetischen Koma.

▼ Die Anzeichen der Hyperglykämie

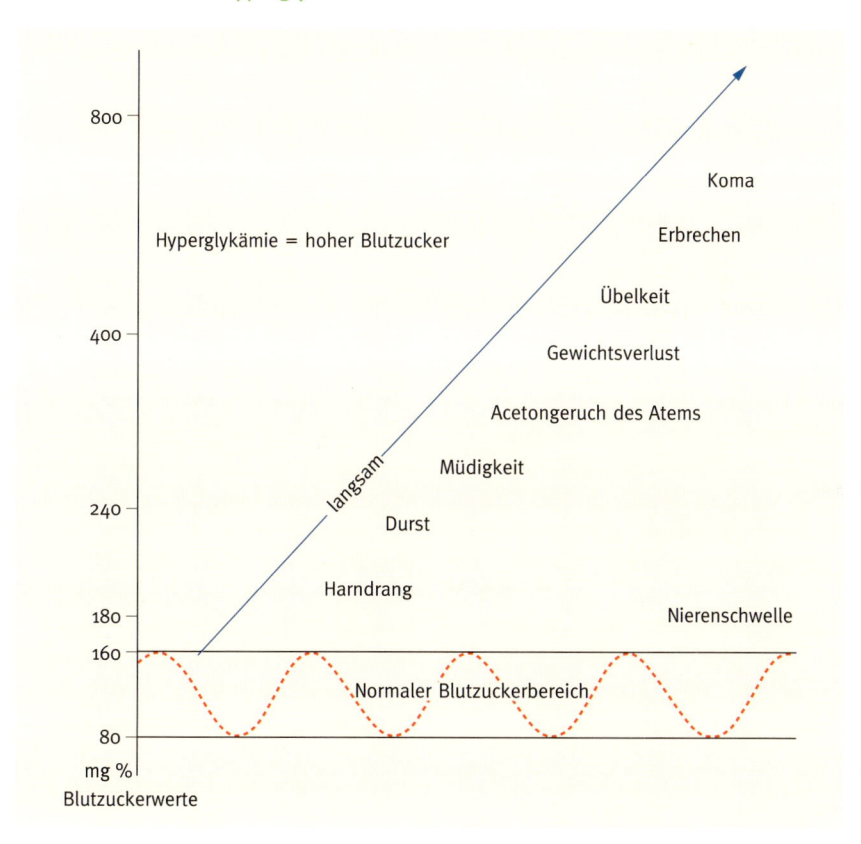

- 800
- Koma
- Erbrechen
- Übelkeit
- 400
- Gewichtsverlust
- Acetongeruch des Atems
- langsam
- Müdigkeit
- 240
- Durst
- Harndrang
- 180 — Nierenschwelle
- 160
- Normaler Blutzuckerbereich
- 80
- mg %
- Blutzuckerwerte

Hyperglykämie = hoher Blutzucker

Hyperglykämie

Leichte Blutzuckererhöhungen bleiben oft unbemerkt. Frühe Anzeichen für eine Überzuckerung werden häufiger nicht richtig wahrgenommen bzw. andere, naheliegendere Ursachen dafür gesucht.

Frühe Anzeichen einer Hyperglykämie können sein: Schlappheit, Müdigkeit, Niedergeschlagenheit, vermehrter Durst, vermehrtes Wasserlassen, trockener Mund. Steigen die Blutzuckerwerte weiter an, treten auf: Gewichtsverlust, Bauchschmerzen, Übelkeit und Erbrechen, Muskelkrämpfe, Verwirrung und Bewusstseinstrübung, tiefe Atmung mit Acetongeruch, die sogenannte Kußmaul'sche Atmung und Bewusstlosigkeit.

Treten Bauchschmerzen als Komplikation lang dauernder hoher Blutzuckerwerte bzw. einer schlechten Stoffwechseleinstellung auf, haben wir schon häufiger erlebt, dass die Kinder oder Jugendliche mit Verdacht auf eine Blinddarmentzündung stationär aufgenommen wurden. Nach Korrektur der ausgeprägten Hyperglykämie und Ausgleich der Acetonurie bzw. des Wasser-Elektrolyt-Haushaltes verschwanden die anfangs heftigen Bauchschmerzen, die Kinder mussten nicht operiert werden.

Bei Jugendlichen, die nicht gut eingestellt sind und eine schlechte Stoffwechseleinstellung haben, kann eine beginnende Ketoazidose wie ein Infekt mit Übelkeit, Erbrechen und Bauchschmerzen aussehen. Denken Sie deshalb in einem solchen Fall auch an diese Möglichkeit und nehmen sie rechtzeitig Kontakt zu ihrem Diabetes-Team auf oder bringen Sie ihr Kind in die Notfallsprechstunde.

Verhalten bei Infekt (mit oder ohne Fieber)

Wie bereits erwähnt, kommt es durch einen Infekt zu höheren Blutzuckerwerten. In diesem Fall sollten Sie häufiger Blutzuckerkontrollen sowie Urintests auf Aceton durchführen. Sind die Blutzuckerwerte beständig hoch, müssen Sie die Insulindosis im Gesamten erhöhen. Wir empfehlen Erhöhungen der Insulindosis um jeweils 20 Prozent, jedoch haben viele Kinder, Jugendliche und ihre Familien mit der Zeit ihre eigenen individuellen Erfahrungswerte.

Eine Erhöhung um 20 Prozent bedeutet, dass zum Beispiel morgens anstatt zehn Einheiten NPH-Verzögerungsinsulin oder lang wirksames Insulinanalog zwölf Einheiten verabreicht werden. Durch das häufigere Messen in diesen Situationen haben sie auch die Möglichkeit, Korrekturen höherer Werte rascher vorzunehmen.

Sollten sie Aceton- bzw. Ketonkörper im Urin bei ihrem Kind nachweisen, ist es wichtig, dass ihr Kind zusätzlich noch viel trinkt. In diesen Fällen können sie sich jederzeit an das sie betreuende Diabetes-Team wenden. Mehr über die Aceton-Testung im Urin erfahren sie auch im Kapitel »Selbstkontrolle und Kontrolle«.

Verhalten beim Magen-Darm-Infekt

Auch bei einem Magen-Darm-Infekt ist es wichtig, engmaschig Blutzuckerkontrollen durchzuführen und den Urin regelmäßig auf Aceton zu testen. Da sie nicht wissen, wie viel Ihr Kind isst bzw. ob die Nahrung vollständig aufgenommen wird, empfehlen wir nur ⅔ der sonst üblichen Dosis des Verzögerungs- oder Basalinsulins zu spritzen. Praktisch bedeutet das, dass Sie anstatt zum Beispiel 15 Einheiten NPH-Verzögerungs- oder Basalinsulin nur zehn Einheiten beim Infekt spritzen. An der Pumpe können sie, solange der Infekt anhält, die Basalrate vorübergehend (temporär) für einige Stunden oder sogar für den ganzen Tag zunächst um 20 Prozent, bei Bedarf auch stärker um 40 Prozent oder sogar um 50 Prozent absinken. Das Normal- oder »Turbo-Insulin« zu den Mahlzeiten geben sie ausnahmsweise erst nach dem Essen, wenn Sie abschätzen können, was und wie viel ihr Kind tatsächlich gegessen hat.

Austausch bei Magen-Darm-Infekt

Es ist wichtig, gut verträgliche und kohlenhydratreiche Nahrung zu sich zu nehmen.
10 g Kohlenhydrate = 1 KHE sind enthalten in:
- Ca. 1 gestrichenem Esslöffel Traubenzucker (10 g)
- 15 g Haferflocken
- 1,5 St. normaler Zwieback (kein Diabetikerzwieback)
- 10 Salzstangen
- 60 g pürierte Banane
- 100 g geriebener Apfel
- 100 ml Coca Cola oder Ähnliches (kein Light-Getränk)
- 80 g Kartoffelbrei (mit Wasser zubereitet)

Warum können Hyperglykämien gefährlich werden?

Einzelne Blutzuckerspitzen sind nicht gefährlich, es wird nur dann kritisch, wenn die Werte über längere Zeit hoch sind und sich schließlich auch Aceton einstellt. Dies ist für Sie ein Alarmsignal, dass es jetzt allerhöchste Zeit wird, Insulin zu spritzen und darauf zu achten, dass Ihr Kind ausreichend Flüssigkeit zu sich nimmt. Auch wenn Ihr Kind nichts essen will, es braucht auf jeden Fall Insulin! Vor allem dann, wenn es einen Infekt mit gesteigertem Grundumsatz des Körpers und nachfolgend hohen Blutzuckerwerten hat.

Sollten Sie nichts unternehmen, kann der klinische Zustand ihres Kindes so kritisch werden wie zu Beginn bei der Diagnosestellung. Der Körper versucht zwar, den Zucker auszuscheiden, schafft es aber nicht mehr. Auch das Aceton kriegt er nicht mehr »los«, die Ketonkörper häufen sich im Blut an, es entwickelt sich die gefürchtete Komplikation der Ketoazidose (massive Übersäuerung und Überzuckerung) mit anschließendem Koma.

Diabetische Ketoazidose

Relativ konstant haben seit vielen Jahren etwa 20 Prozent der Kinder und

Hyperglykämie

Jugendlichen, bei denen ein Typ-1 Diabetes auftritt, klinisch zu Beginn eine Ketoazidose, das heißt ihre Diabeteserkrankung ist erst relativ spät erkannt worden. Vor allem sehr junge Kinder, aber auch Kinder aus sozial schwachen Familien und mit Migrationshintergrund sind gefährdet, bei Diabetesbeginn kränker als Andere zu sein.

Aber auch im weiteren Verlauf des Diabetes kann es zu dieser ausgeprägten Stoffwechselentgleisung kommen. Gefährdet dafür sind neben den vorhin genannten Gruppen auch Mädchen.

Deshalb werden sie und ihr Kind über diese möglichen Komplikationen zu Beginn ausführlich geschult. Darüber hinaus wird dieses Thema in den regelmäßig stattfindenden, altersangepassten Schulungen ebenfalls besprochen.

Die Anzeichen (Symptome), die für eine schwere Stoffwechselentgleisung sprechen, haben wir ihnen vorhin schon aufgeführt. Im Rahmen der massiven Hyperglykämie gehen dem Körper ganz erheblich auch Salze und Flüssigkeit verloren. Schwitzen bei hohem Fieber aber auch Erbrechen tragen dazu bei, dass Ihr Kind »eintrocknet«. Die Folge davon ist ein Abfall des Blutdrucks, das Herz schlägt schneller, um trotzdem die einzelnen Organe ausreichend mit Blut zu versorgen. Der hohe Blutzucker macht müde und matt, der Durst wird quälend, aber trotzdem muss Ihr Kind ständig auf die Toilette laufen. Zum Schluss werden die Kinder schläfrig und dämmern vor sich hin. Die Atmung wird ganz tief, da so der Körper versucht, die Übersäuerung des Blutes auszugleichen, die durch den massiven Anfall von Ketonkörpern entstanden ist. Der Atem Ihres Kindes riecht faulig-süßlich, wie vergorenes Obst oder auch wie normaler Nagellackentferner (Kußmaul'sche Atmung).

Spätestens jetzt muss ihr Kind sofort in die Klinik. Dort wird dann der Flüssigkeitsverlust sowie die Elektrolytverluste über Infusionen ausgeglichen und die ausgeprägte Überzuckerung über intravenös gegebenes Insulin (über die Vene) langsam normalisiert.

Die diabetische Ketoazidose bzw. das diabetisches Koma sind ein absoluter Notfall und können sehr gefährlich sein, im schlimmsten Fall lebensbedrohlich. Deshalb sollte es in keinem Fall so weit kommen. Da sich eine diabetische Ketoazidose über Stunden bis Tage entwickelt, haben Sie genügend Möglichkeiten, vorher einzugreifen (s. Notfallmaßnahmen bei drohender Ketoazidose). Auf jeden Fall sollten Sie rechtzeitig Kontakt mit ihrem betreuenden Diabetes-Team aufnehmen. Sie werden Ihnen auch mitteilen, ab wann das Management daheim nicht mehr möglich ist und Sie mit ihrem Kind in die Klinik kommen sollten.

Notfallmaßnahmen bei drohender Ketoazidose (positiver Aceton-Nachweis)
- Möglichst nicht allein sein, wenig bewegen
- Viel Wasser trinken (häufig kleinere Mengen)

- Insulin spritzen, auch wenn Ihr Kind nichts isst oder erbricht
- Alle zwei Stunden Blutzucker und Aceton im Urin messen
- Bei weiter hohen Blutzuckerwerten alle zwei Stunden erneut mit Insulin korrigieren, evtl. nach Rücksprache mit dem Diabetes-Team höhere Korrektur-Dosen verwenden (Notfall-Schemata ihres Diabeteszentrums).
- Nahrungseinnahme erst wenn der Blutzucker unter 200 mg% ist
- Rechtzeitig Rücksprache mit dem Diabetes-Team halten

Die Dosis »auf den letzten Drücker«. Bei Jugendlichen kommen Ketoazidosen leider manchmal auch deshalb vor, weil sie einfach die Behandlung des Diabetes haben »schleifen« lassen. Wenn dann erst »auf den letzten Drücker« noch hohe Dosen Kurzzeitinsulin oder schnell wirksames Insulinanalog gespritzt werden, um den »Zucker wieder ins Lot zu bringen« und eine stationäre Aufnahme in die Klinik zu vermeiden, kommt es häufiger vor, dass dieses Insulin überhaupt nicht wirkt. Bei einer Ketoazidose ist nämlich die Hautdurchblutung so schlecht, dass das gespritzte Insulin im Unterhautfettgewebe »liegen bleibt« und nicht mehr richtig in die Blutbahn aufgenommen wird. Spätestens wenn Sie einen solchen Zustand bei Ihrem Kind anhand der Blutzuckerkontrollen und dem klinischen Befinden bemerken, sollte der Anruf in der Klinik erfolgen und schleunigst, zur Not auch mit dem Krankenwagen, die stationäre Aufnahme erfolgen. Glücklicherweise gelingt es meist rechtzeitig, die Jugendlichen wieder aus der bedrohlichen Situation »rauszubringen«.

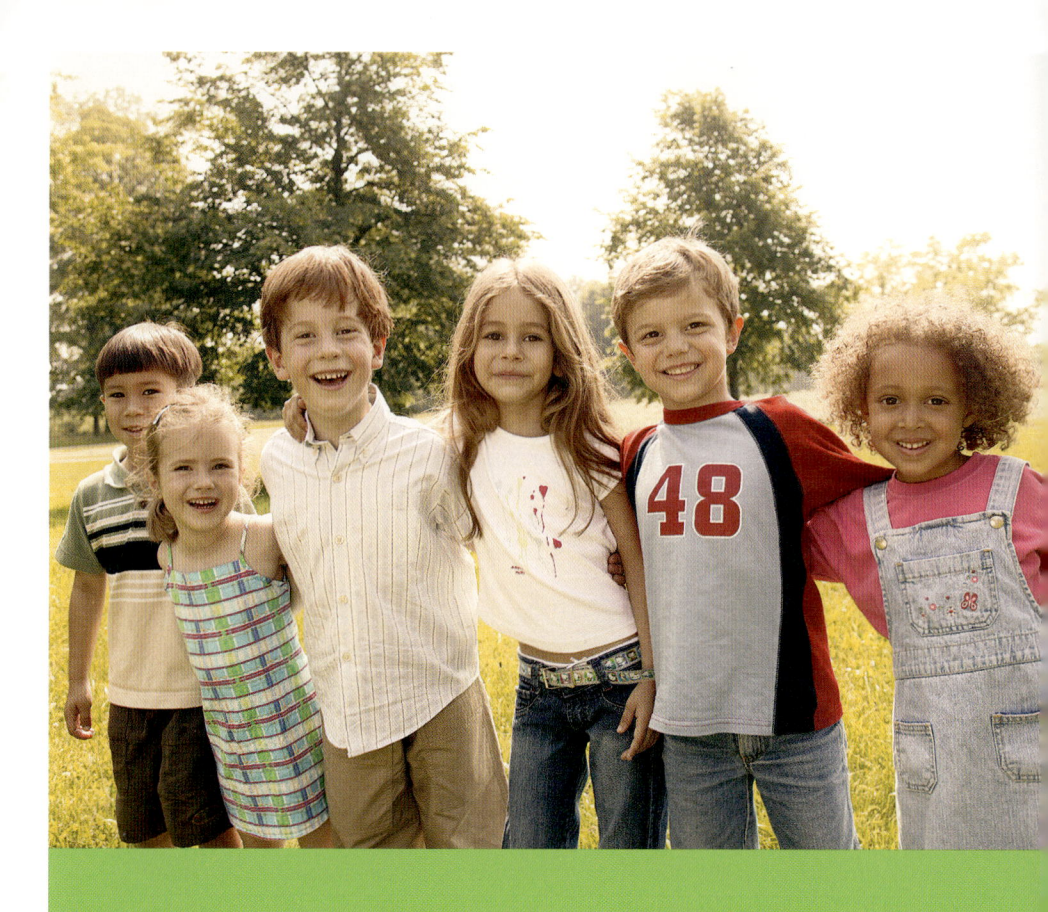

Die Diabetes-Schulung

Nachfolgend werden Sie einen Einblick in die Besonderheiten der Schulung von Kindern- und Jugendlichen mit Diabetes mellitus bekommen. Durch jahrelange Schulungstätigkeit und durch die Arbeit mit Familien sind diese Erfahrungen entstanden.

Warum sind Diabetes-Schulungen so wichtig?

Durch die Diagnosestellung Diabetes befinden Sie sich als Familie in einer besonderen Situation. Der Schmerz des Verlustes der Gesundheit ihres Kindes und ihrer eigenen Wünsche und Perspektiven, stellt eine Vielzahl von Fragen dar. Die Trauer und der Schmerz über das Eingetretene führen oftmals zu einer anfänglichen Blockade in der Aufnahmemöglichkeit der beginnenden Schulung. Die Gespräche bieten Ihnen eine Chance Lösungsansätze zu finden, die es ihnen ermöglichen sich Schritt für Schritt dem Diabetes zu öffnen. Vielleicht standen Sie gerade vor einem beruflichen Neuanfang nach dem Erziehungsurlaub, der Start von ihrem Kind in den Kindergarten und Übergabe an eine Tagesmutter, oder ihr Kind hat sich schon von Ihnen gelöst, es ist auf einer weiterführenden Schule oder gar in der Pubertät. Finanzielle Sorgen, die einen Start in ihr Arbeitsleben nur schwer verschieben lassen.

Der Beginn der Schulung setzt genau dort an. Gründe der Entstehung, Unterschiede der Diabetes- Formen und Studienergebnisse erläutern nochmals genau, weshalb es zu dieser Erkrankung gekommen ist. Durch die Erkrankung ihres Kindes stehen Sie als Eltern momentan vor einer enormen Herausforderung. Das Gefühl, kein sichtbares Ziel erkennen zu können, erschwert zusätzlich die Aufnahmefähigkeit während der Schulung. Durch die Diabetes-Schulung werden Sie die Möglichkeit bekommen, das theoretische und praktische Wissen über das Krankheitsbild Diabetes in ihren familiären Alltag zu integrieren. Damit Sie und ihr Kind optimal unterstützt werden, ist es für uns von großer Bedeutung einen Einblick in ihren bisherigen Tagesablauf zu bekommen. Durch das Kennenlernen ihrer Familienstruktur, ihrer wichtigen Erziehungsschwerpunkte und ihrer berufliche Situation können Sie gezielt in ihrer neuen Aufgabe unterstützt werden.

Das Erstgespräch dient dazu, Sie als Familie und ihr Kind, kennenzulernen und Ihnen die bestehenden Rahmenbedingungen der Klinik und der beginnenden Schulung vorzustellen. Eine Unterstützung und Hilfestellung bei der Planung und Organisation der übrigen Familie erleichtert den Einstieg in die Schulung.

Der Hauptschwerpunkt der Schulung liegt darin, Ihnen die nötigen Grundkenntnisse des Diabetes zu vermitteln, hierfür sind individuelle Schulungsunterlagen eine wertvolle Grundlage. Altersabhängig ist es bereits möglich, ihr Kind aktiv in die Schulung mit einzubeziehen. Hier gilt: »Weniger ist oft mehr«.

Die Diabetes-Schulung

Die Schulung gliedert sich in einen praktischen und einen theoretischen Teil. Den praktischen Teil der Schulung übernehmen vorwiegend die Schwestern und Pfleger der Stoffwechselstation. Hier lernen Sie die Durchführung der Blutzuckerkontrolle, den Umgang mit dem Insulin, die Verabreichung des Insulins mit der Spritze oder die Insulinbolusabgabe über die Insulinpumpe sowie die Zusammenstellung und Berechnung der Mahlzeiten. Der theoretische Teil der Schulung basiert auf den Grundlagen und den Hintergründen der Diabetestherapie. Dadurch werden Sie in die Lage versetzt die Diabetestherapie ihres Kindes zu verstehen und diese nach dem Klinikaufenthalt zu Hause umsetzen zu können.

Nach dem heutigen medizinischen Stand gibt es zwei Methoden den Diabetes zu behandeln. Eine Methode ist die Insulinspritzentherapie, die andere die Insulinpumpentherapie. Beide Therapien sind gleichermaßen für Kinder und Jugendliche geeignet. Sie unterscheiden sich lediglich in der Form der Insulinverabreichung. Bei der Insulinspritzentherapie wird das Insulin drei bis viermal täglich über eine Insulinspritze oder einen sogenannten Insulinpen in das Unterhautfettgewebe gespritzt. Bei der Insulinpumpentherapie wird das Insulin über einen Katheter, der alle zwei bis drei Tage ins Unterhautfettgewebe gelegt wird, verabreicht. Bei Kindern unter sechs Jahren hat sich gezeigt, dass eine Pumpentherapie gewisse Vorteile mit sich bringt. So kann etwa die Nahrungsaufnahme frei gestaltet werden und eine notwendige Korrektur bei hohen Blutzuckerwerten ist einfacher möglich.

Besonderheiten bei Kleinkindern und sehr jungen Kindern

Im Kleinkindesalter werden Sie als Eltern sehr gefordert, da Sie für ihr Kind viele Entscheidungen treffen müssen. Sie werden es beim Lernen und Sammeln seiner eigenen Erfahrungen begleiten. Oft werden Sie spontan nicht wissen, was dem kleinen Kind fehlt. Es stellt sich häufig die Frage, ob es mit der Entwicklung zu tun hat oder ob es sich um ein diabetisches Problem handelt. Hinzu kommt, dass das Trotzalter von ihnen mehr Gelassenheit fordern wird. Schon ein Kleinkind ohne Diabetes ist eine Herausforderung. So kann ein Trotzanfall nach der Insulingabe und anschließender Nahrungsverweigerung Sie an ihre Grenzen bringen. Sollte sich diese Abwehrreaktion mit der Zeit nicht bessern, so ist es von Vorteil, sich Tipps von einem Fachpsychologen im Bereich Diabetes einzuholen.

Erkrankt ein sehr junges Kind an Diabetes, liegt der Hauptschwerpunkt der Schulung bei Ihnen, den Eltern. Ziel der Schulung gerade im Kleinkindbereich, ist es, Sie als Eltern zu stärken und Ihnen Möglichkeiten zu zeigen, wie sich die Erkrankung in ihren Alltag integrieren lässt. Egal mit welcher Therapiemethode ihr Kind in Zukunft behandelt wird, so ist in der Altersgruppe der Kleinkinder mit wenig bis keinerlei Therapieverständnis zu rechnen. Diese Kinder können den Diabetes noch nicht verstehen und somit zu ihrer Behandlung selbst wenig beitragen.

Neben der Stoffwechselinstabilität und der hohen Insulinempfindlichkeit stellt der übermäßige Bewegungsdrang eine weitere Besonderheit dar. Nicht selten muss ihr Kind bei der Injektion des Insulins oder beim Legen des Pumpenkatheters festgehalten werden. Denn welches Kleinkind möchte sich freiwillig drei- bis viermal am Tag spritzen oder alle zwei Tage einen Katheter legen lassen?

Allerdings verfliegt diese Abwehr nach der Injektion oder des Katheterwechsel so schnell, wie sie gekommen ist. Kinder machen sich nicht so viele Gedanken um das Spritzen wie wir als Erwachsene. Ihr Kind lebt von Ihnen als Vorbild. Wenn Sie es schaffen, trotz der Diagnose ihrem Kind zu vermitteln, »es ist alles in Ordnung«, kann es mit der neuen Situation viel schneller und besser umgehen. Hilfreich ist es, wenn Sie die Diabetesbehandlung nicht als Feind ansehen. Machen Sie sich immer wieder klar, dass diese Behandlung ihrem Kind primär hilft. Jüngere Kinder lassen sich zwar viel

schneller auf neue Situationen ein, das heißt aber nicht, dass sie alles einfach so hinnehmen. Kinder, vor allem Jüngere, haben einen starken und natürlichen Egoismus. Dieser Egoismus führt nicht selten dazu, dass Kinder, obwohl eine Notwendigkeit besteht, nicht alles hinnehmen. Dies wiederum erfordert von Ihnen als Eltern täglich ein Höchstmaß an Einsatz.

Häufig löst die Injektion zu Beginn der Erkrankung Ängste und massive Abwehrreaktionen bei Kindern aus. Schon allein das Vorbereiten der Spritze oder des Katheters bewirkt ein Unbehagen, vermeiden wollen und Abwehr. Wichtig ist, dass Sie die Injektion ohne ihr Kind vorbereiten. Es hat sich bewährt, das Kind lieber kurz festzuhalten und sich auf keine Diskussion einzulassen, um ein schnelles Umsetzen der benötigten Injektion zu erreichen. Die Diabetesbehandlung spielt für Kleinkinder meist nur im Augenblick der Blutzuckerkontrolle und der Injektion eine Rolle. Versuchen Sie deshalb, die doch oftmals schwierige und emotionale Belastung des Spritzens und des Katheterlegens, nicht so nah an sich heran kommen zu lassen. Es gibt immer wieder Kinder, die mit Wut und manchmal auch aggressivem Verhalten gegen die Insulinverabreichung reagieren. Was für Sie als Eltern tröstend ist, ist dass die Zeit für sie läuft das heißt ihr Kind wird lernen das Spritzen oder das Legen des Katheters zu akzeptieren. Positiv haben sich sogenannte Rituale während des Spritzens oder des Katheterwechsels erwiesen, zum Beispiel das Anhören eines Hörspiels, die Ablenkung durch eine DVD oder eine Fernsehsendung. Zur Schmerzlinderung beim Katheterwechsel hat sich das Auftragen einer anästhesierenden Creme, Emla® bewährt.

Die Unterzuckerung

Die Anzeichen einer Unterzuckerung, unterscheiden sich in dieser Altersgruppe nicht von den sonst bekannten Unterzuckerungsanzeichen. Viele Kinder äußern sich durch ein auffälliges Verhalten, haben Hunger, werden müde oder ungeduldig. Es ist völlig normal, dass ihr Kind die Unterzuckerung nicht merken kann und für Sie keine äußerlich sichtbaren Anzeichen hat. Diese Unsicherheiten sind Ihnen sicher noch von damals bekannt, als sie ihr Kind nach der Geburt langsam kennengelernt haben und lernten seine Bedürfnisse richtig einzuordnen.

Durch häufigere Blutzuckerkontrollen bekommen Sie Sicherheit und die nötige Erfahrung. Die genaue Berechnung und das Abwiegen der benötigten Kohlenhydrate haben sich in der Gruppe der Kleinkinder als besonders wichtig gezeigt. Altersbedingt ist mit verlängerten Esszeiten und einer spontanen Essverweigerung zu rechnen. Denn nicht selten dient das Essen nach einer gewissen Zeit dem Spiel. Auch kann man Unterzuckerungen entgegenwirken, indem man darauf achtet, wie genau die Mahlzeiten ausgetauscht werden, falls ihr Kind eine Mahlzeit nicht fertig essen möchte.

Wenn Sie in die Mahlzeit mit einkalkulieren, dass kleine Kinder in der Regel eher langsamer essen, verringert sich die Gefahr, dass sich daraus eine Unterzuckerung entwickeln kann. Sollte eine Unterzuckerung eingetreten sein, so ist sie bei jungen Kindern am günstigsten mit flüssigem Traubenzucker, zum Beispiel Jubin®, zu behandeln. Die Kinder sind eher »beißfaul« und möchten meistens keine größeren Mengen essen. Für unterwegs ist es vorteilhaft, eine gerichtete Dose mit Kohlenhydraten mitzunehmen. Diese sogenannte Notfall-Mitnahmebox kann Ihnen in einer eingetretenen Unterzuckerungssituation helfen, die benötigte Ruhe zu bewahren.

Die Stoffwechselinstabilität

Bei jungen Kindern kann es trotz konsequenter und intensiver Therapieumsetzung zu einer enormen Stoffwechselinstabilität kommen. Dies erfordert häufig eine erneute Korrektur des Blutzuckers. Durch die wechselnden Werte kann es erforderlich sein, auch nachts, Blutzuckerkontrollen durchzuführen. Diese nächtlichen Kontrollen bedeuten meist eine weitere zusätzliche Belastung, die sich nicht selten dadurch äußert, dass ihre Leistungsfähigkeit am Tage nachlassen kann. Eine Arbeitsteilung der Eltern hat sich in der Umsetzung des Diabetes bewährt. Durch diese Teilung bleibt die Verantwortung bei beiden Elternteilen. Unsere Erfahrung zeigt jedoch, dass gerade die Mütter viel Verantwortung übernehmen. Falls Sie die Möglichkeit

> **TIPP**
>
> **Hilfreich ist es, Folgendes vorzubereiten:**
>
> Eine mit Kohlenhydraten gefüllte Dose mit genauen Angaben zum Verhalten bei niedrigen Blutzuckerwerten, eine Dose für sportliche Aktivitäten oder Ausflüge auf welcher ebenfalls Blutzuckerwerte und der benötigte Kohlenhydratbedarf aufgeführt sind, sowie ein auffälliger Rucksack oder eine Tasche, mit dem benötigtem Diabetes- Bedarf für den Kindergartentag.
> In diesem Rucksack sollten neben dem Blutzucker-Messgerät und der Stechhilfe außerdem optimale Lebensmittel zur Unterzuckerungsbehandlung verstaut sein, sodass mit einem Griff alles für das Kind parat ist.

haben Freunde und Verwandte mit in die Therapie einzubinden – tun Sie es!

Die Geschwister

Die plötzliche Krankheit ihres Kindes trifft in der Regel die gesamte Familie. Dies hat zur Folge, dass eine verstärkte Belastung auf alle Familienmitglieder zukommt.

Sowohl Sie als Eltern, als auch die gesunden Geschwister müssen sich auf die neue Situation, am Anfang und im Verlauf des Diabetes einstellen. Es ist normal, dass das Verhältnis zu ihren anderen Kindern kurzfristig darunter leiden kann. Vielleicht gibt es Großeltern, Verwandte oder Freunde, die sich gerade jetzt etwas mehr um die Geschwister kümmern können.

So können Sie einer eventuell Benachteiligung des Geschwisterkindes vorbeugen und Sie sind in der Anfangszeit gleichzeitig etwas entlastet.

Die Kindergartenzeit

Damit ihr Kind einen optimalen Start im Kindergarten hat, bieten wir individuelle Schulungen für das Team des Kindergartens an. Vorhandene Strukturen im Kindergarten sollten durch eine möglichst angepasste Therapie kein Hindernis für ihr Kind darstellen. Der Wiedereinstieg ihres Kindes, auch mit Diabetes, lässt sich durch eine gute Vorbereitung und mit Absprachen erreichen. Die Schulung verfolgt das Ziel, dass eine gute Integration des Kindes und eine Teilnahme an allen Aktivitäten möglich sind.

Ein weiterer Schwerpunkt liegt darin, das Kind in seiner Selbstständigkeit zu fördern. So wird das Kind durch die

Die Diabetes-Schulung

Unterstützung der Erzieherin schrittweise lernen, selber Blutzuckermessungen durchzuführen.

Hierbei haben sich Blutzucker-Messgeräte mit integrierten Messstreifen bewährt. Die Handhabung ist einfach und weist kaum Fehlerquellen auf.

Sollte eine Insulinverabreichung während der Betreuung notwendig sein, so kann es notwendig werden, dass eine Integrationskraft oder die Mobile Kinderkrankenpflege die Verabreichung übernimmt. Aus rechtlicher Sicht müssen Erzieher/Innen kein Insulin verabreichen.

Die 1. und 2. Grundschulklasse

Alterstypische Besonderheiten der Grundschulkinder sind: sie verbringen längere Zeiten außer Haus, ihre Bedürfnisse äußern sie direkt, der Wunsch auch bei Freunden zu sein nimmt zu, sie sind belastbarer und können gezielt Leistungen erbringen. Durch den Eintritt in die Schule kommt es zu einigen Veränderungen, auch in der Umsetzung des Diabetes. Die Kinder sind jetzt längere Zeiten außer Haus und sollten in der Lage sein, einen Teil der Verantwortung für ihr Diabetes-Management zu übernehmen. Praktische Fertigkeiten, wie die Kontrolle des Blutzuckers und die Einnahme von Zwischenmahlzeiten werden in dieser Altersgruppe problemlos durchgeführt.

Schulkinder wollen lernen; sie sind bereit altersentsprechend Verantwortung zu übernehmen. Sie können jetzt kleine Absprachen einhalten und Regeln beachten. Allerdings benötigen die Kinder noch Unterstützung, da sie in der ersten Klasse nur ein eingeschränktes Zahlenverständnis bis 20 besitzen. Gute Erfahrung konnten wir mit speziellen Schulungstagen zur Vorbereitung auf den Schulbeginn machen. Schulkinder profitieren von spielerisch gestalteten Kursen. Hauptschwerpunkt ist das Vermitteln und Einüben von praktischen Fertigkeiten. Das Schulungsziel ist, die Kinder auf die neue Lebenssituation vorzubereiten. Wir empfehlen den Lehrern, an einer Fortbildung zum Thema Diabetes teilzunehmen oder sich bei Bedarf individuell schulen zu lassen. Von großem Vorteil sind klare Absprachen am Anfang des Schuljahres. Der Stundenplan und feste Strukturvorgaben im Grundschulalltag ermöglichen eine günstige Planbarkeit der Diabetesbehandlung. Es ist wichtig, die benötigte Therapie an die Veränderung durch den Schuleintritt anzupassen. Dies verhindert das Aufkommen von Ängsten und Sorgen.

Interessiert zeigen sich viele Kinder bei der Wahl der Kohlenhydrate und beim Abwiegen der benötigten Menge. Viele Erstklässler sind Experten auf dem Gebiet, was sie essen dürfen und was nicht. Trotzdem kann es natürlich sein, dass ihr Kind heimlich nascht.

Die Unterzuckerung

Viele Schulkinder können ihre Unterzuckerungsanzeichen wahrnehmen, benötigen aber Unterstützung in der Behandlung. Um diese Behandlung optimal durchführen zu können hat sich eine mit Kohlenhydraten gefüllte Dose, mit genauen Angaben zum Verhalten bei niedrigen Blutzuckerwerten, bewährt. Diese »Hypo-Boxen« sind mit optimalen Lebensmitteln zur Unterzuckerungsbehandlung, wie zum Beispiel Traubenzucker, Saft und Süßigkeiten gefüllt. Die Blutzuckerkontrollen zu den Pausenzeiten bieten eine zusätzliche Sicherheit in der Erkennung von Unterzuckerungen. Um sicher zu sein, dass die Zwischenmahlzeiten im Schulalltag nicht vergessen werden, haben sich Brotboxen bewährt, die so gekennzeichnet sind, dass die Kinder wissen, welches Brot zu welcher Pause gegessen werden soll. Für Kinder, die mit einer Insulinpumpe behandelt werden, ist dies gleichermaßen der Fall. Sollten die Kinder schon sicher in der Eingabe der Pumpe sein, so ist es hilfreich einen Zettel mit der KHE-Menge in die Brotbox zu legen. Sollte ein häufiger Klassenzimmerwechsel stattfinden, so hat sich das Mitführen des »Diabetes-Rucksackes« bewährt. Die Klassenlehrer können zusätzliche Stressmomente verhindern, wenn sie ein paar Traubenzucker in ihrer eigenen Tasche mit sich führen.

Der Sportunterricht und/ oder das Schwimmen stellt häufig eine besondere Herausforderung für die Kinder dar. Empfehlenswert ist es, vor und nach dem Sport, den Blutzucker zu kontrollieren und bei einem entsprechend niedrigem Wert nochmals eine zusätzliche KHE/BE zu essen. Förderlich ist es, wenn Sie ihr Kind am Anfang begleiten, um zu sehen, welche Auswirkungen sportliche Belastungen auf den Blutzuckerspiegel haben. Eine ständige Erreichbarkeit über ein Mobiltelefon gibt Ihnen und dem Lehrer eine weitere Sicherheit in der Umsetzung des Diabetes. Eine Ablösung ist somit Schritt für Schritt möglich.

Die 3. und 4. Grundschulklasse

In der 3. bis 4.Grundschulklasse geben uns die Kinder klare Signale und fordern mehr Freiheiten ein. Die Kinder erlernen sehr schnell die Kontrolle ihres Blutzuckers und können diesen dann ohne große Probleme außer Haus durchführen. Viele Aspekte der Diabetesbehandlung können sie verstehen und übernehmen. Um die Kontrollen verantwortungsbewusst durchzuführen und an die Zwischenmahlzeiten zu denken, hat sich eine Uhr mit akustischem Signal bewährt. Mit zunehmendem Alter lernen die

Kinder die Symptome einer Unterzuckerung besser wahrzunehmen und eigenständig zu behandeln. Eine gute Vorbereitung an die bestehenden Strukturen hat sich auch in dieser Altersgruppe bewährt. Sehr interessiert zeigen sich die Kinder beim Aufziehen der Insulinspritze und beim Legen des Pumpenkatheters. Meist beginnen sie schon nach kurzer Zeit das Insulin unter Aufsicht aufzuziehen. Hilfreich in der Umsetzung der Injektion sind auch hier Rituale. Eine entspannte Sitzposition und ruhige Rahmenbedingungen, können ein Verkrampfen der gewählten Spritzstelle verhindern. Oftmals kommt es zu einem zögerlichen Wechsel der Injektionsstellen oder ein bestimmter Bereich wird komplett ausgespart. Hier kann durch Absprachen wie zum Beispiel ein täglicher Wechsel der Körperseiten entgegengewirkt werden. Auch bei der Pumpentherapie kann es vorkommen, dass eine Lieblingsstelle bevorzugt wird. Nicht selten wird der Katheterwechsel deswegen hinausgezögert.

Durch längere Zeiten außer Haus profitieren Schulkinder am meisten davon, wenn sie selbst in der Lage sind, ihr Insulin zu spritzen oder das Insulin über die Pumpe abzugeben. Hierbei bieten spezielle Schulungstage, sogenannte Therapieoptimierungen eine gute Basis, wie etwa in Gruppen von gleichaltrigen Kindern, Wissen über den Diabetes zu erlangen und eigenständig umzusetzen. Durch die entstehende Gruppendynamik ist eine hohe Motivation zu erkennen. Ohne unser persönliches Zutun verändern die Kinder Dinge von selbst. Das Lernen in der Gruppe zieht viele positive Veränderungen nach sich. Es ermöglicht den Kindern auch eine andere Sichtweise auf den Diabetes zu bekommen. «Ich bin nicht allein, es gibt auch noch andere Kinder, die Diabetes haben.« Die Kinder lernen sehr einfach, durch »learning by doing«, selbst die Therapie mit Unterstützung durchzuführen. Für viele Eltern ist es nicht einfach, wenn die Kinder ihre Unabhängigkeit einfordern. Es ist eine Gradwanderung zu wissen, wann und wo das Kind die Therapie selber übernehmen soll und kann.

Hier ist das Diabetes-Team der beste Ansprechpartner, um gemeinsam festzulegen, was und wie viel das Kind selber machen kann oder soll. Denn die Motivation des Kindes soll nicht in Über- oder Unterforderung enden. Die Teilnahme an Schulfreizeiten und Ausflügen lässt sich durch eine individuelle Schulung des Lehrers erreichen. Bei sehr jungen Kindern ist es ratsam, das Kind zu begleiten und ihm dennoch Verantwortung während der Freizeit zu übertragen. Durch die Teilnahme kann sich das Kind, trotz des Diabetes, normal entwickeln. Wie alle Kinder kann es sein, dass ihr Kind ab und zu jetzt auch Geheimnisse im Bereich des Diabetes haben wird. Meist fangen die Kinder ab der 3. Klasse an, ab und an zu mogeln. Dies kann unerwünschte Nebenwirkungen im Bereich des Blutzuckerwerts haben.

So haben Grundschulkinder häufig Vorlieben für Süßigkeiten. Dies führt nicht selten dazu, dass es zum Naschen oder heimlichen Essen kommt. Wenn wir es schaffen, dem Kind das Gefühl zu vermitteln, dass es naschen kann, es uns aber die Wahrheit sagen sollte, haben wir einen Grundstein für die Zukunft gelegt. Unsere Erfahrung hat gezeigt, je mehr Vertrauen und Geduld Sie in der Umsetzung der Therapie aufbringen, umso besser wird ihr Kind die Erkrankung annehmen. Für Sie als Eltern ist dies sicherlich nicht einfach, da Sie sich für ihr Kind einen optimalen Gesundheitsverlauf wünschen. Ihr Kind hat dennoch, wie alle anderen Kinder auch, Schwächen und lebt diese aus. Sollten Sie als Eltern das Gefühl haben, dass ihr Kind Schwierigkeiten in der Durchführung der Therapie hat, so lässt sich durch den Einsatz von beispielsweise Smiley-Listen das Kind wieder zu mehr Mitarbeit motivieren.

Die Weiterführende Schule

Durch den Eintritt in eine weiterführende Schule wird ihr Kind schrittweise mehr Verantwortung für seine Krankheit übernehmen können und auch müssen. Als sehr positiv haben sich klare Absprachen in der Verantwortung der Therapie erwiesen. Das Kind sollte durch eine gezielte Schulung in der Lage sein, die Insulindosis nach dem Kohlenhydrateinheit-Faktor (KHE-Faktor) zu berechnen und im »Schätzen« der Mahlzeiten sicher sein. Das Spritzen in der Öffentlichkeit und ein sicherer Umgang mit dem Diabetes im neuen Klassenverband lassen sich durch eine Gruppenschulung erreichen. Auch die Therapie sollte flexibel an den Schulalltag angepasst werden.

Die Pubertät

In der heutigen Zeit wird es für alle Jugendlichen immer schwieriger sich zu idealisieren: »Wer bin ich, was möchte ich, wer möchte ich sein?«

Die Besonderheit im Jugendalter ist die starke Orientierung nach außen. Jugendliche befinden sich in der Loslösung vom Elternhaus. Sie haben konkrete Vorstellungen über ihre Zukunft und möchten ihre eigenen Ziele festlegen und verfolgen. Häufig zeichnen sie sich dadurch aus, dass sie risikobereiter sind und sich sehr stark durch Emotionen leiten lassen. Ihr Selbstbild wird sehr kritisch betrachtet. Besonders wichtig ist ihnen die Zugehörigkeit in ihre Peer Group. Erkrankt ein Jugendlicher an Diabetes mellitus, so steht dieser im Fokus der Schulung. Eine Begleitung durch Sie als Eltern ist dennoch von Vorteil. Hierbei helfen konkrete Absprachen, um die richtige Balance zwischen Unterstützung und

Die Diabetes-Schulung

Selbstständigkeit des Jugendlichen zu finden. Zu vermeiden ist, dass sich der Jugendliche nicht ernst genommen fühlt und dadurch in eine passive Rolle gedrängt wird. Die Wahl der Therapiemethode sollte zusammen mit dem Jugendlichen getroffen werden. Sie sollte flexibel sein und das Insulin sollte an die Nahrung angepasst gespritzt werden können. Diese intensivierte Therapie soll das Ziel verfolgen, die Stoffwechsellage, trotz der körperlichen Veränderungen der Pubertät, dem veränderten Lebensstil und der Spontaneität, möglichst im Zielbereich zu halten. Die Schulung sollte deshalb praxisnah sein und an vielen Beispielen geübt werden.

Schulungsschwerpunkte bei Jugendlichen sind neben der Wissensvermittlung auch die Förderung der Selbstständigkeit in der Umsetzung des Diabetes. Besondere Schulungsinhalte dieser Altersgruppe sind die Berufswahl, der Führerschein, der Umgang mit Alkohol und die Sexualität. Das Ziel ist es, die chronische Erkrankung in das bisherige Leben zu integrieren. Intellektuell können Sie die Erkrankung sehr schnell verstehen. Dennoch wird die Therapie nachlässig im Alltag umgesetzt. Zeitmangel und äußere Einflüsse spielen hierbei eine große Rolle. Die Blutzuckerselbstkontrollen und die Dokumentation werden des Öfteren als Belastung und »Notwendiges Übel« empfunden. Häufig ist kein Diabetes-Tagebuch vorhanden, oder es werden fiktive Werte in das Buch eingetragen. Da Jugendliche die meiste Zeit außer Haus sind, wird das Essen ohne bestehende Regel eingenommen, bei Hunger wird gegessen. Nicht selten fällt die Essenswahl auf Fast Food oder Snacks. Der Diabetes hat in der Umsetzung in den seltenen Fällen Bedeutung. Unsere Erfahrung hat gezeigt, dass Erwachsene die Schwerpunkte der Behandlung des Diabetes anders gewichten. Oft fällt es Eltern schwer, die andere Vorgehensweise im Umgang mit dem Diabetes der Jugendlichen zu verstehen und hinzunehmen. Wichtig für Sie als Eltern ist, dass Sie versuchen, immer mit ihrem Kind im Gespräch zu bleiben und es ernst nehmen. Oft ist die Phase der Pubertät durch Höhen und Tiefen geprägt. Es wird immer wieder Momente geben, die gut »laufen«, aber auch wieder Episoden, in denen sich der Jugendliche sich dem Diabetesregime verweigert. Das Diabetes-Team bietet hier eine wertvolle Unterstützung. Durch gemeinsame Strategien lässt sich oftmals eine bessere Umsetzung der Therapie erreichen. Wenn Sie es als Familie schaffen, klare Regeln zu erarbeiten und dem Jugendlichen seinen Freiraum lassen, kann sich dies sehr positiv auf die Krankheitsakzeptanz auswirken. Vor allem sollten Sie den Jugendlichen nicht auf seinen Diabetes reduzieren, sondern ihn in seinen Interessen fördern und seine besonderen Fähigkeiten hervorheben. Sie sehen, das Erwachsenwerden ihres Kindes ist eine spannende, anstrengende, manchmal schwierige, aber trotz allem auch eine besondere und auch schöne Zeit. Wie lange sich diese Phase des Erwachsenwerdens erstreckt, ist oft sehr unterschiedlich.

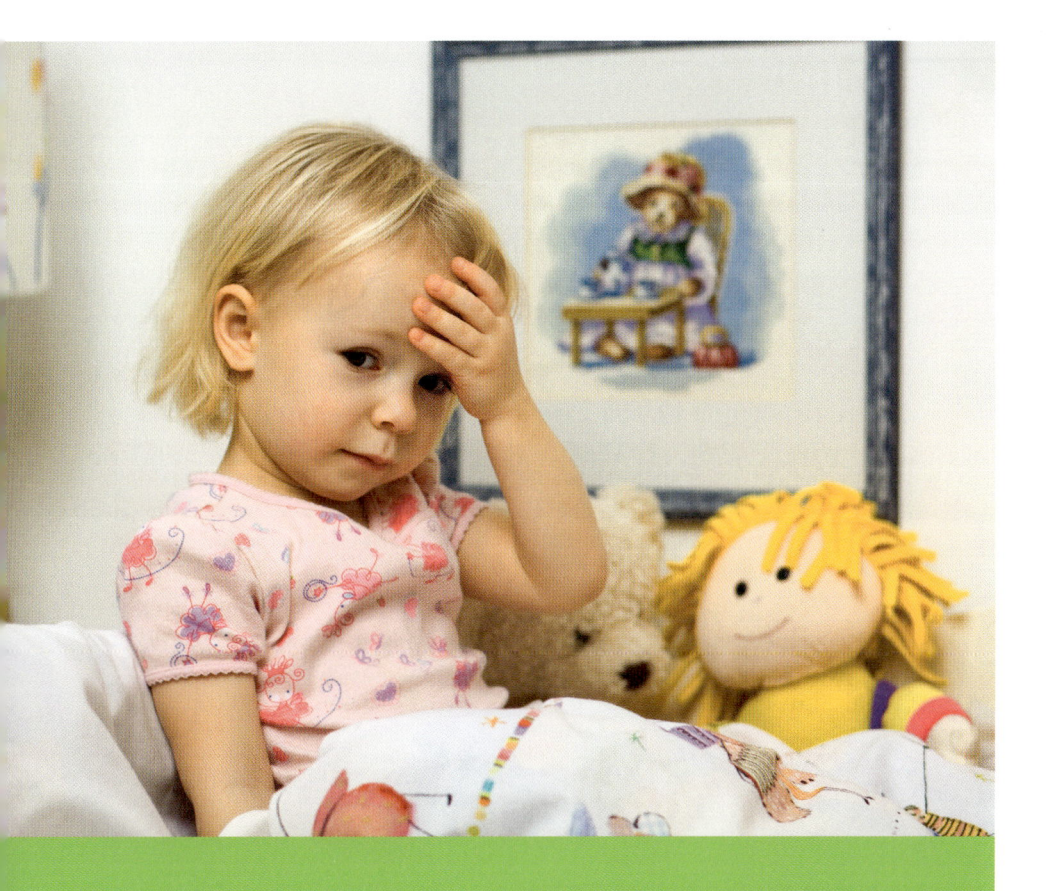

Diabetes und seine Folgen

Einmal im Jahr werden bei Ihrem Kind Routine-Untersuchungen durchgeführt. Weshalb sind sie notwendig? Diese Frage möchten wir auf den nächsten Seiten ausführlich beantworten.

Notwendigkeit der jährlichen Routineuntersuchungen

Mit den jährlichen Routineuntersuchungen sollen bei ihrem Kind rechtzeitig entweder andere Autoimmunerkrankungen oder mögliche Folgeerkrankungen des Diabetes sehr früh festgestellt werden.

Wenn ein Kind oder Jugendlicher an einem insulinpflichtigen Diabetes mellitus Typ 1 erkrankt ist, hat er leider das Pech, häufiger als andere an einer weiteren Autoimmunerkrankung zu erkranken. Etwa fünf Mal häufiger können Menschen mit Typ-1 Diabetes eine zweite Autoimmunerkrankung im Vergleich zur allgemeinen Bevölkerung bekommen. Es besteht also eine generelle Veranlagung für Autoimmunerkrankungen bei Typ-1 Diabetes.

Diabetes und Schilddrüse

Schilddrüsenerkrankungen sind die häufigsten Begleiterkrankungen bei Kindern und Jugendlichen mit Typ-1 Diabetes. Bei ca. 25 bis 30 Prozent werden Auto-Antikörper gegen Schilddrüsengewebe gefunden. Man spricht dann von einer sogenannten Autoimmunthyreoiditis. Dies bedeutet aber nicht, dass ihr Kind sofort krank ist und behandelt werden muss. Viele unserer Patienten haben positive Auto-Antikörper, jedoch noch Schilddrüsenhormonwerte im völlig normalen Bereich. Dann kann zunächst abgewartet werden. Es sollten aber dann engmaschigere Kontrollen der Schilddrüsenwerte stattfinden, spätestens jedes halbe Jahr. Dabei werden das schilddrüsenstimulierende Hormon TSH, das freie Schilddrüsenhormon fT4 sowie die Auto-Antikörper bestimmt. Solche spezifisch gegen die Schilddrüse gerichteten Auto-Antikörper können entweder gleich bei der Manifestation des Diabetes oder im Verlauf der Erkrankung jederzeit auftreten.

Man unterscheidet zwei Formen:
- Die **Hashimoto-Thyreoiditis** mit langsamem Verlust der Schilddrüsenhormonproduktion. Diese Form führt in der Regel zu einer Unterfunktion der Schilddrüse.
- Die **Basedow-Erkrankung** mit Stimulation der Hormonbildung, welche zu einer Überfunktion führen kann.

Neben den Laborwerten gehört die regelmäßige sonographische Untersuchung der Schilddrüse zur Diagnostik dazu.

> **WICHTIG**
>
> **Schilddrüsen-Unterfunktion: Auswirkungen auf den Diabetes**
> - Vermehrt Hypoglykämien, vor allem auch nach den Mahlzeiten, bedingt durch eine verzögerte Magenentleerung
> - Nach Ausgleich der Schilddrüsenunterfunktion Rückgang der symptomatischen Hypoglykämien

Unterfunktion der Schilddrüse

Wie oben schon erwähnt, kann es innerhalb von Monaten, Jahren oder Jahrzehnten zu einer Unterfunktion (Hypothyreose) der Schilddrüse kommen, weil Zellen, die Schilddrüsenhormone bilden, vom eigenen Immunsystem zerstört werden. Typische klinische Zeichen für eine Unterfunktion sind Müdigkeit, Gewichtszunahme, seltener ein harter Stuhlgang. Der Stoffwechsel wird generell herabgesetzt und verlangsamt. Es kommt zu einer Vergrößerung der Schilddrüse.

Überfunktion der Schilddrüse

Diese kommt deutlich seltener vor. Stimulierende Auto-Antikörper führen dazu, dass mehr Schilddrüsenhormon gebildet wird. Typische klinische Hinweise sind Unruhe, Nervosität und Gewichtsabnahme. Oft ist die Schilddrüse vergrößert, ganz selten kommt es zu Augenbeschwerden mit Hervortreten der Augen. Es kann zu unerklärlich hohen Blutzuckerwerten mit steigenden HbA1c-Werten und höherem Insulinbedarf kommen.

Diabetes und Schilddrüse: Therapie

Wie schon erwähnt, müssen viele unserer Kinder und Jugendlichen mit Typ-1 Diabetes und nachgewiesenen Schilddrüsen-Auto-Antikörper nicht behandelt werden, da ihre Schilddrüsenfunktion noch völlig normal ist. Bei nachgewiesener Unterfunktion der Schilddrüse erfolgt der Ersatz des Schilddrüsenhormons durch die Gabe des Schilddrüsenhormons L-Thyroxin in der Regel ein Mal täglich als Tablette (Dosierung in der Regel zwischen 50 bis 150 µg/täglich). Calcium- und Eisenpräparate sollten nicht gleichzeitig eingenommen werden, da sie die Aufnahme von Thyroxin stören. Bei einer Überfunktion der Schilddrüse werden Medikamente gegeben, die die Bildung von Schilddrüsenhormon hemmen, sogenannte Thyreostatika.

Diabetes und Zöliakie

Eine weitere Autoimmunerkrankung, welche bei Kindern und Jugendlichen mit Typ-1 Diabetes häufiger auftritt, ist die Zöliakie. Dabei handelt es sich um eine Erkrankung des Dünndarms mit einer Überempfindlichkeit gegenüber Gluten (Gliadin). Gluten, oder auch Klebereiweiß genannt, ist in allen Getreidearten enthalten. Gluten und ähnliche Eiweißstoffe finden sich in den Hauptgetreidearten Weizen, Roggen, Gerste und Hafer sowie in selteneren Getreidearten. Nach Kontakt reagiert die überempfindliche Darmschleimhaut mit typischen Veränderungen, welche die normale Aufnahme von Nahrungsstoffen allmählich vermindert.

Zöliakie tritt bei ca. zwei bis acht Prozent der Kinder und Jugendlichen mit Typ-1 Diabetes auf. Die Diagnose erfolgt durch einen hochpositiven Nachweis von spezifischen Gewebetransglutaminase-Antikörpern (tTGA-IgA/IgM) und Gliadin-Antikörpern (Gliadin-IgA/IgG), welche aber weniger sensibel sind. Ein möglicher IgA-Mangel sollte im Vorfeld ausgeschlossen werden, um mögliche falsch negative Ergebnisse zu verhindern. Solche spezifischen Auto-Antikörper können entweder gleich bei der Manifestation des Diabetes oder im Verlauf der Erkrankung, meist in den ersten fünf Jahren auftreten. Aber auch bei dieser Erkrankung gilt: der positive Nachweis der für eine Zöliakie spezifischen Auto-Antikörper bedeutet nicht automatisch, dass ihr Kind an einer Zöliakie erkrankt ist. Die endgültige Diagnose kann nur durch eine Dünndarmbiopsie im Rahmen einer Magen-Darm-Spiegelung (Gastroskopie) gestellt werden. Man findet bei dieser Erkrankung mikroskopisch eine atrophe, flache Darmschleimhaut ohne Zotten. Man spricht dann von einer sogenannten Zottenatrophie. Es ist keine regelrechte Aufnahme von Nährstoffen mehr möglich und es kommt zur Fehlverdauung (Malabsorption).

Die klinischen Symptome einer Zöliakie können schlechtes Gedeihen, Kleinwuchs, Gewichtsverlust, auffällig massige Stühle, Durchfälle, Blähungen, Bauchschmerzen, Erbrechen, schlechter Appetit und Muskelschwäche sein. Vereinzelt treten auch psychische Veränderungen bei den Patienten auf. Jedoch kann ihr Kind auch völlig asymptomatisch, also klinisch unauffällig sein. In einzelnen Fällen haben sich die Kinder und Jugendliche über die Jahre an leichte Symptome wie täglicher, geringer Durchfall oder vermehrte Blähungen gewöhnt und spüren die Veränderungen erst nach Beginn der »glutenfreien Diät«. Wird eine Zöliakie bei einem Kind oder Jugendlichen festgestellt, wird empfohlen, dass sich auch die anderen Familienmitglieder untersuchen lassen. Nicht selten wurde dann auch bei einem Elternteil oder bei einem Geschwister eine bisher noch nicht bekannte Zöliakie festgestellt.

Bei Kindern und Jugendlichen mit Typ-1 Diabetes und einer zusätzlichen Zöliakie kann es vermehrt zu Unterzuckerungen (Hypoglykämien), Blutzuckerschwankungen sowie Verschlechterung der Stoffwechseleinstellung kommen. Unter glutenfreier Kost und damit Wiederherstellung der Dünndarmschleimhaut kommt es zu einer Verringerung der Zahl der Hypoglykämien, Reduktion der Blutzuckerschwankungen und dadurch wieder zu einer Verbesserung der Stoffwechseleinstellung.

Diabetes und Zöliakie: Therapie

Die Therapie besteht in einer glutenfreien Kost, welche lebenslang und konsequent durchgeführt werden muss. Um dies zu lernen, ist eine ausführliche Diätberatung notwendig. In der Zwischenzeit gibt es erfreulicherweise viele Ratgeber und im Alltag werden immer mehr verschiedene glutenfreie Nahrungsmittel angeboten.

Wichtig ist sicherlich, dass alle Betroffene Mitglied in der Deutschen Zöliakie Gesellschaft (DZG) werden. Diese bietet umfangreiche Hilfen und praktische Tipps über ihre Website www.dzg-online.de an.

Weitere Autoimmunerkrankungen

Sehr selten kann ein Autoimmunes Polyendokrinopathiesyndrom, kurz APS, auftreten. Dabei kommt es zur Bildung von Auto-Antikörpern gegen die Nebenniere und/oder die Nebenschilddrüsenkörperchen. Klinische Hinweise sind Zeichen eines Kalziummangels wie unklare Zittrigkeit, auffällige Verkrampfung der Hände und Füße, prickelndes Gefühl um den Mund, Krampfanfälle oder Zeichen eines Mangels an Stresshormon (Cortisol) wie Schlappheit, Antriebsarmut, Muskelschwäche, ausgeprägte Müdigkeit, auffällig geringerer Insulinbedarf und gehäufte Unterzuckerungen. Dieses Syndrom kann in unterschiedlicher Ausprägung vorkommen. Da es aber extrem selten ist, werden dafür keine regelmäßigen Untersuchungen empfohlen. Tritt aber eines der genannten Symptome auf, sollte unbedingt der Diabetologe angesprochen werden.

Folgeerkrankungen

Die Notwendigkeit einer guten Stoffwechseleinstellung zur Vermeidung diabetes-typischer Folgeerkrankungen ist schon seit langer Zeit bekannt. Mit den besseren Möglichkeiten der Selbstkontrolle und der deutlichen Intensivierung der Therapie ist es zu einer kontinuierlichen Verbesserung der Stoffwechseleinstellung in den letzten Jahrzehnten gekommen. Damit einher ging eine Abnahme von Veränderungen, die bei lang dauerndem Diabetes früher häufig anzutreffen waren.

Folgeveränderungen – auf was ist zu achten?

Folge- oder Spätkomplikationen des Diabetes werden unterteilt in unspezifische Läsionen oder Verletzungen der großen Gefäße, der sogenannten **Makroangiopathie** mit beschleunigter Gefäßverkalkung (Arteriosklerose) und Veränderungen der kleinen Gefäße, der **Mikroangiopathie**, mit spezifischen Läsionen der Arteriolen, Kapillaren und Venolen.

Diabetische Mikroangiopathie

Die Veränderungen der kleinen Gefäße können zu Veränderungen am Auge, an den Nieren oder dem Nervengewebe führen. Man spricht dann von einer Retinopathie, Nephropathie oder Neuropathie.

Diabetes und Auge (Retinopathie)

Die Netzhaut des Auges ist von ganz entscheidender Bedeutung beim Sehen. Die Netzhaut (Retina) wird von winzigen Adern mit Nährstoffen und Sauerstoff versorgt. Besteht über Jahre hinweg ein zu hoher Blutzuckerspiegel, können sich die Gefäßwände verändern. Es können sich kleine Aussackungen (Aneurysmen) in den Gefäßwänden bilden. Im weiteren Verlauf können dann leichte Einblutungen am Augenhintergrund auftreten, ohne dass der Betroffene etwas davon bemerkt. Es kommt zur Minderversorgung bestimmter Bereiche der Netzhaut und zur Abnahme der Zahl der Sehzellen. Bei manchen Menschen mit Diabetes kommt es auch zur Neubildung von Gefäßen. Erst wenn der Prozess deutlich vorangeschritten ist, leidet die Sehkraft darunter. Unbehandelt schreiten diese Veränderungen immer weiter voran und können bis zur Erblindung führen.

Wie schon erwähnt, tritt zu Beginn keine Einschränkung des Sehvermögens der Kinder und Jugendlichen mit Typ-1 Diabetes auf. Umso wichtiger sind regelmäßige Kontrolluntersuchungen des Augenhintergrundes durch den Augenarzt, damit rechtzeitig Frühstadien einer Retinopathie erfasst werden. Wir empfehlen regelmäßige, jährliche Untersuchungen durch den Augenarzt ab fünf Jahren Diabetesdauer bzw. ab dem elften Lebensjahr.

Eine aktuelle Untersuchung von fast 19 000 Kindern, Jugendlichen und jungen Erwachsenen mit Typ-1 Diabetes zeigte, dass in knapp 20 Prozent der Fälle leichte bis mäßige Veränderungen am Auge aufgetreten sind, bei acht Prozent fanden sich stärker ausgeprägte Veränderungen. Vorausschauende Berechnungen ergaben, dass nach einer Diabetesdauer von 40 Jahren voraussichtlich bei ungefähr 80 Prozent der Betroffenen insgesamt Augenveränderungen, bei 50 Prozent schwerere Veränderungen am Auge auftreten werden. Eine gute Stoffwechseleinstellung und Nicht-Rauchen sind wichtige schüt-

JÄHRLICHE ROUTINEUNTERSUCHUNGEN

Diabetische Mikroangiopathie

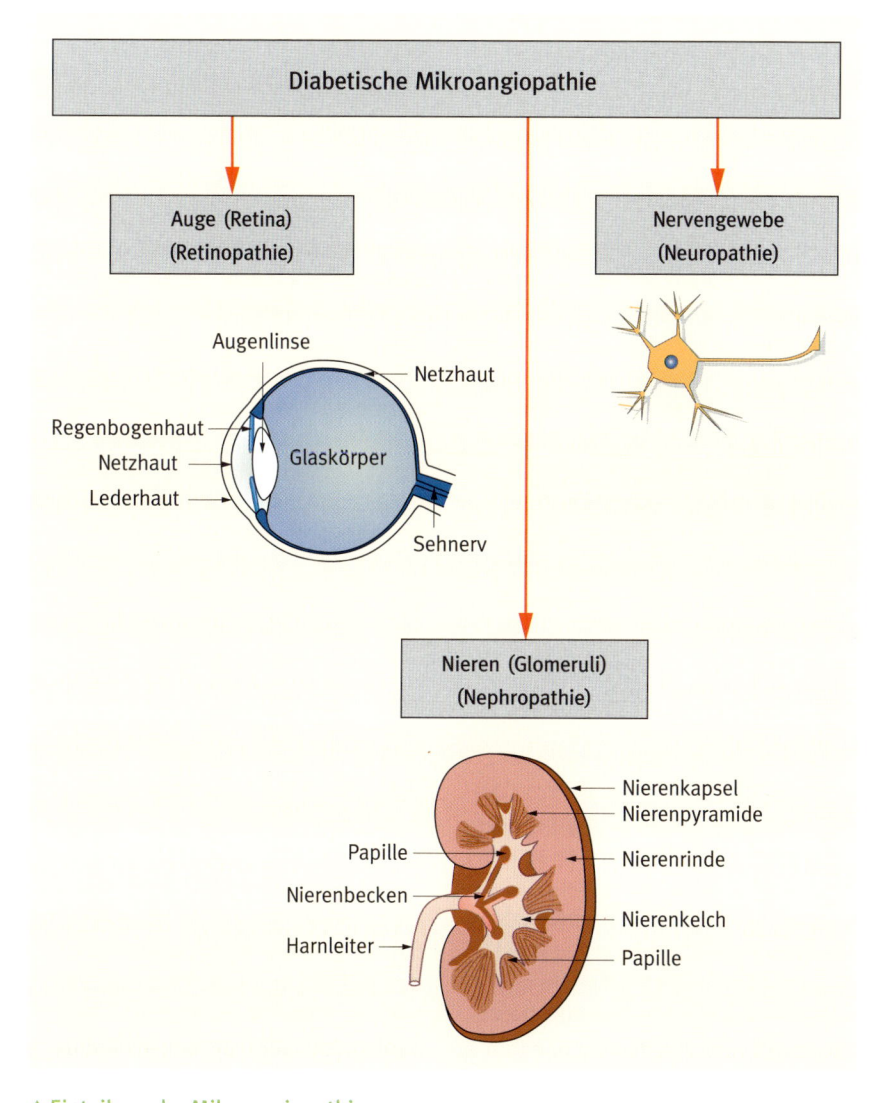

- Auge (Retina) (Retinopathie)
- Nervengewebe (Neuropathie)
- Nieren (Glomeruli) (Nephropathie)

▲ Einteilung der Mikroangiopathie

zende Faktoren. Auch eine rechtzeitige Behandlung erhöhter Blutdruck- und Fettstoffwechselwerte ist dabei sehr wichtig.

Was macht der Augenarzt?

Er untersucht die Sehschärfe und den Augenhintergrund. Dies erfolgt mit einer Augenspiegelung, der Funduskopie. Bei unklaren Befunden kann eine erweiterte Untersuchung, die Fluoreszenzangiographie angewendet werden.

Diabetes und Auge: Therapie

Treten kleine Aussackungen (Aneurysmen) in den Gefäßwänden auf, können diese mittels Lasertherapie verschlossen werden. Mithilfe der Lasertherapie können auch drohende Einblutungen verhindert und somit ein Voranschreiten der Erkrankung verzögert werden. Neben der Lasertherapie gibt es auch medikamentöse Möglichkeiten, Diabetes typische Veränderungen am Auge zu behandeln. Dazu zählen unter anderem Kortikosteroide und sogenannte VEGF-Inhibitoren.

Wie anfangs schon erwähnt, ist die Gefahr zu erblinden heute durch die verbesserte und intensivere Therapie des Diabetes sehr viel geringer als noch vor einigen Jahren. Erste Veränderungen der Netzhaut treten sehr viel später auf und sind seltener geworden. Wichtig zur Vermeidung bzw. Verzögerung solcher Augenveränderungen sind eine gute Einstellung des Diabetes und regelmäßige augenärztliche Untersuchungen.

Diabetes und Niere (Nephropathie)

Mithilfe verbesserter Labormethoden lassen sich seit einiger Zeit selbst winzige Mengen an Eiweißausscheidungen (Mikroalbumin) im Urin feststellen. Eine solche, minimale Ausscheidung von Albumin im Urin wird **Mikroalbuminurie** genannt. Albumin ist ein Eiweißbestandteil und wird normalerweise im Urin nicht ausgeschieden, sondern über bestimmte Teile der Nieren wieder in den Körper aufgenommen. Wird es aber vermehrt und wiederholt über einem längeren Zeitraum ausgeschieden, kann es auf eine frühe Schädigung kleinerer Gefäße in den Nieren hinweisen. Somit stellt die Untersuchung auf eine mögliche Ausscheidung von Albumin im Urin einen hervorragenden Suchttest für eine mögliche Mikroangiopathie an den Nieren dar.

Ca. 30 bis 40 Prozent entwickeln eine Mikroalbuminurie nach einer Diabetesdauer von 15 bis 20 Jahren. Erfreulicherweise hat sich das Auftreten einer solchen Albuminausscheidung im Urin bei Kindern und Jugendlichen mit Typ-1 Diabetes in den letzten Jahren deutlich verzögert.

Dieser Urintest ist sehr empfindlich, das heißt er hat eine hohe Sensitivität, damit Veränderungen an den Nieren so früh wie möglich erkannt werden können. Jedoch kann er deshalb auch häufig falsch positiv sein, wenn durch andere Faktoren vorübergehend etwas vermehrt Albumin im Urin nachgewiesen wird.

Deshalb geht man von einer echten Mikroalbuminurie erst dann aus, wenn zwei bis drei auffällige Urinproben mit erhöhter Ausscheidung von Albumin im Abstand von drei bis

> **WICHTIG**
>
> **»Falsch positive« Ursachen für eine erhöhte, vorübergehende Albuminausscheidung im Urin**
>
> - Starke körperliche Aktivität, Sport, »Stress«
> - Infektion der Harnwege, Fieber
> - Bei oder nach operativen Eingriffen
> - Überhöhter Fleisch und/oder Salzkonsum
> - Blutdruckanstieg
> - Klinisch bedeutsame Herzinsuffizienz
> - Orthostatische Eiweißausscheidung, das heißt bei aufrechter Körperhaltung, tritt nur nach längerem Stehen oder Sitzen auf, vorwiegend bei Jugendlichen und jungen Erwachsenen

sechs Monaten nachgewiesen werden. Durch die wiederholten Messungen lassen sich nicht krankheitsbedingte Ursachen mit großer Sicherheit ausschließen.

Die Ursachen für das Auftreten einer diabetischen Nierenerkrankung sind vielfältig. Ein wichtiger Grund ist die Erhöhung des Druckes in den Nierenkörperchen (Glomeruli), den kleinen Funktionseinheiten in den Nieren. Diese führt zur Verdickung und Erhöhung der Durchlässigkeit der Basalmembran, welche die Nierenglomeruli umgibt und abdichtet. Somit kann vermehrt Albumin im Urin ausgeschieden und nachgewiesen werden.

Aus Studien weiß man, dass die Entwicklung einer Nierenerkrankung beim Diabetes durch folgende Veränderungen oder Faktoren gefördert und beschleunigt werden kann: Hoher Blutdruck, Rauchen, erhöhte Zufuhr von Eiweiß und genetische Faktoren. In einer großen Studie wurde vor kurzem das Auftreten einer Nierenbeteiligung bei fast 28 000 Kindern, Jugendlichen und jungen Erwachsenen mit Typ-1 Diabetes untersucht. Es konnte berechnet werden, dass innerhalb einer Diabetes-Dauer von 40 Jahren bei diesen Patienten voraussichtlich bei 25 Prozent eine Mikroalbuminurie und bei weniger als zehn Prozent ein Fortschreiten der Nierenveränderungen bis zum Nierenversagen auftreten wird. Das bedeutet, dass durch die verbesserte und intensivere Therapie der letzten Jahre das Voranschreiten einer diabetesbedingten Nierenerkrankung erheblich reduziert werden kann.

In einer Langzeitbeobachtung über durchschnittlich 22 Jahre konnte bei Typ-1 Diabetikern aktuell gezeigt werden, dass unter intensivierter Insulintherapie das Risiko für eine Nierenbeteiligung um 50 Prozent reduziert wird. Auch das Erreichen eines vollständigen Nierenversagens mit dauerhafter Dialysebehandlung oder Nierentransplantation trat nur bei der Hälfte der Studienteilnehmer mit intensivierter Diabetesbehandlung auf.

Ein weiteres Frühzeichen für eine Beeinträchtigung der Nierenfunktion sind dauerhaft erhöhte Blutdruckwerte. Die regelmäßigen Kontrollen in der Ambulanz dienen deshalb dazu, einen Bluthochdruck frühzeitig zu erfassen und zu behandeln.

Diabetes und Niere: Therapie

Wichtig ist, wie bei allen Folgeerkrankungen, eine Verbesserung der Stoffwechseleinstellung, insbesondere eine Vermeidung langfristiger ausgeprägter Hyperglykämien. Auch zusätzliche Faktoren, die eine Mikroangiopathie verschlechtern können, sollten vermieden werden. Hier ist bei Jugendlichen vor allem an das Rauchen zu denken. Bei gesicherter Diagnose einer diabetischen Nierenerkrankung wird man sich zu einer medikamentösen Behandlung entschließen. Es werden Medikamente gegeben, welche die erhöhte Albuminausscheidung reduzieren, sogenannte ACE-Hemmer. Falls erforderlich, sollten auch höhere Blutdruckwerte konsequent behandelt werden.

Diabetes und Nervenerkrankungen (Neuropathie)

Veränderungen am Nervensystem (Neuropathie) können zur Beeinträchtigung der Empfindungen (sensorische Störungen) oder des Bewegungsablaufes (motorische Störungen) führen. Darüber hinaus finden sich aber auch Veränderungen im sogenannten autonomen, vegetativen Nervensystem, das unsere Herzaktion und unser Urogenital-System (Blasenentleerung, Potenz) wie auch die Funktion des Magen-Darm-Traktes steuert. Richtige Störungen sind bei Kindern und Jugendlichen eine absolute Rarität. Mit aufwändigen Untersuchungen lassen sich aber oft schon in frühem Alter geringfügige erste Schäden des Nervenleitsystems der Beine, aber auch des Herzens feststellen. Man spricht dann von subklinischen Veränderungen, welche aber keine klinische Relevanz haben. Diabetesbedingte Nervenerkrankungen treten erst nach langer Diabetesdauer im Erwachsenenalter auf. Wirksame Möglichkeiten zur Behandlung sind verfügbar.

Der »Diabetische Fuß«

Den diabetischen Fuß verursachen mehrere Faktoren. Zum einen die »angiopathische Störung«, die zur Durchblutungsstörung des Fußes führt (s. auch Makroangiopathie). Des Weiteren die »neuropathische Störung«, bedingt durch Veränderungen an den Nerven (s. auch Neuropathie), die zu einem Verlust der Sensibilität des Fußes und dadurch bedingt häufig zu unbemerkten Verletzungen und Infektionen führt. Die Durchblutungsstörungen und die schwer behandelbaren Infekte können zu schwersten Komplikationen der betroffenen Gliedmaßen führen. Glücklicherweise spielen solche Veränderungen an den Füßen im Kindes- und Jugendalter praktisch noch keine Rolle.

Häufig sind jedoch Vereiterungen des Nagelbettes, die manchmal eine teilweise Entfernung des Nagels erforderlich machen. Solche Nagelbettentzündungen, im Fachjargon »Panaritium« genannt, sind aber keine Folgeerkrankungen des Diabetes, sondern langwierige, lästige Folgen mangelnder Fußpflege. Enge, luftundurchlässige Schuhe fördern winzige kleine Infektionen, die Verletzungen des Nagelbettes entstehen lassen. Wichtig ist also die richtige Fußpflege. Die Nägel sollten gerade geschnitten und nicht abgerissen werden. Hornhaut darf nicht abgerissen werden. Zu starkes Trockenrubbeln nach dem Baden oder Duschen sollte vermieden werden. Bei weiteren Fragen können Sie sich in Praxen für medizinische Fußpflege sehr gut beraten lassen.

Diabetische Makroangiopathie

Veränderungen an den großen Gefäßen, die sogenannte Makroangiopathie beginnt bereits in der Kindheit. Die pathophysiologischen Vorgänge, die zu den Veränderungen an den großen und größeren Arterien des Körpers führen, sind im Einzelnen noch unklar. Die Krankheit ist auch allgemein als »Arterienverkalkung« (Arteriosklerose) bekannt. Sie tritt mit zunehmendem Alter auch bei Nicht-Diabetikern auf. Eiweiß- und Fettmoleküle lagern sich an den Gefäßinnenwänden ab und behindern zunehmend den Blutfluss. Die wesentlichen Krankheitsbilder der Makroangiopathie sind die koronare Herzkrankheit (kurz KHK) und der Herzinfarkt, die arterielle Verschlusskrankheit in den Beinen und der Schlaganfall. Koronare Herzkrankheit bedeutet die Erkrankung des Herzens, die durch Engstellen oder Verschlüsse in den Herzkranzgefäßen (Koronararterien) verursacht ist. Herzkranzgefäße werden die Blutgefäße genannt, die das Herz mit sauerstoffreichem Blut und Energie liefernden Nährstoffen versorgen. Die Veränderungen können sich unterschiedlich bemerkbar machen: Die Bandbreite reicht vom vorübergehenden Angina pectoris-Anfall, über Herzrhythmusstörungen oder Herzschwäche bis hin zum Herzinfarkt.

Am häufigsten sterben Patienten mit Diabetes an den Folgen der Gefäßveränderungen am Herzen. Ihre kardiovaskuläre (die Herzgefäße betreffende) Erkrankungsrate ist überdurchschnittlich hoch. Dies gilt sowohl für Typ-1-Diabetiker als auch für Typ-2-Diabetiker. Veränderungen im EKG treten bei ihnen auch doppelt so häufig wie in der Normalbevölkerung auf. Im Vergleich zu Nicht-Diabetikern zeigen männliche Diabetes-Patienten ein 1,5 bis 2,5-mal und Diabetikerinnen ein 4-mal höheres Risiko an einer koronaren Herzkrankheit zu versterben. Allerdings haben auch Raucher ein größeres Risiko, einen Herzinfarkt zu erleiden als Nichtraucher. Das Gleiche gilt für Menschen mit Fettstoffwechselstörungen. Deshalb sollten wir bei

Kindern und Jugendlichen mit Diabetes schon in der Kindheit und später vor allem im Teenageralter durch eigenes Vorbild darauf hinwirken, nicht zu rauchen und uns gesund zu ernähren. Die Vorbilder sitzen mit am Tisch!

Für die Entwicklung einer Makroangiopathie sind bestimmte Risikofaktoren mitverantwortlich.

In einer großen Studie wurden 28 000 Kinder, Jugendliche und jungen Erwachsene mit Diabetes auf Risikofaktoren einer Makroangiopathie/Arteriosklerose hin untersucht. Die Patienten wurden entsprechend ihrem Alter in unterschiedliche Gruppen eingeteilt (bis elf Jahre; elf bis 16 Jahre und 16 bis 26 Jahre). Fast alle Risikofaktoren treten bei weiblichen Patienten häufiger auf. Erhöhung des Blutdrucks und das Rauchen finden sich jedoch häufiger bei männlichen Patienten.

Während Kinder bis elf Jahre nur in Einzelfällen rauchen, waren es bei den elf- bis 16-jährigen bereits elf Prozent, bei den 16- bis 26-jährigen bereits 35 Prozent.

Wie schon mehrfach erwähnt, wird wegen den oben genannten Gründen bei den Kindern und Jugendlichen mit Diabetes regelmäßig neben Gewicht und Größe auch der Blutdruck gemessen. Bei den jährlichen Laborkontrollen werden zusätzlich die Fettstoffwechselwerte wie Gesamt-Cholesterin, HDL-Cholesterin und die Blutfette (Triglyceride) bestimmt.

> **WICHTIG**
>
> **Diabetische Makroangiopathie: Risikofaktoren**
> - Übergewicht/Adipositas
> - Bluthochdruck
> - Fettstoffwechselstörungen (Dyslipidämie)
> - Chronische Hyperglykämie (schlechte Stoffwechseleinstellung)
> - Rauchen

Das Erkennen und die Behandlung dieser Risikofaktoren wirkt sich günstig auf die Prognose, das Auftreten sowie den Verlauf der Folgeerkrankungen aus. Große Studien, wie zum Beispiel die amerikanische DCCT-Studie in den 90er Jahren, haben eindeutig gezeigt, dass sich durch eine bessere Stoffwechseleinstellung Spätkomplikationen vermeiden lassen. Die Lebenserwartung und -qualität der Kinder und Jugendlichen mit Diabetes hat sich dadurch in den letzten Jahrzehnten verbessert. Neuere Untersuchungen unterstreichen und verstärken diese Tatsachen. Selbst wenn bereits gewisse Veränderungen nachweisbar sind, ist es nicht zu spät für den Versuch, eine Besserung der Situation herbeizuführen. Durch regelmäßige Ambulanztermine mit Beratung durch unser interdisziplinäres Diabetes-Team sowie durch regelmäßige Durchführung der jährlichen Routine-Untersuchungen können wir Sie und ihre Kinder besser unterstützen, eine optimale Diabetes-Einstellung zu erreichen.

Welche seelischen Belastungen können auftreten?

Der Diabetes und vor allem seine tägliche Behandlung beeinflussen und verändern den Alltag und den Tagesablauf der betroffenen Kinder und Jugendlichen. Sie sind gezwungen, sich Gedanken zu machen und sich öfter bewusst zu Verhalten, damit die notwendige Behandlungsroutine tagtäglich richtig abläuft.

Das können viele von ihnen als lästig aber auch als Stress und als eine konstante Belastung erleben. Da der Diabetes chronisch, also bleibend ist, können Kinder und Jugendliche diesen Belastungen auch längere Zeit ausgesetzt sein.

Erlebt ein Kind seinen Diabetes überwiegend als stressig, können sich daraus unter Umständen psychische Probleme entwickeln. Diese wiederum drücken auf die Lebensqualität und können so im Kindes- und Jugendalter die normale psychosoziale Entwicklung stören.

Anderssein wegen Diabetes

Jugendliche vergleichen sich immer wieder mit anderen Altersgenossen. Erleben sie sich durch den Diabetes als »andersartig« kann das dazu führen, dass sie sich eher zurückziehen, weniger Lebensfreude zeigen, schwieriger im Umgang werden und ihre schulische Leistungen abnehmen.

Andere Jugendliche rebellieren offen gegen ihren Diabetes indem sie die Behandlung nicht mehr so ernst nehmen, sich weniger um ihre Diabeteseinstellung kümmern und dadurch sogar sich selbst gefährden können, indem ihre Blutzuckerwerte außer Kontrolle geraten.

Aber es gibt auch Jugendliche, die so sehr bestrebt sind Ihren Diabetes gut und gewissenhaft zu handhaben, dass sie vor lauter Gedanken um ihren Blutzucker gar keine Zeit mehr haben, «Jugendliche» zu sein.

Meist sind solche Verläufe bei Kindern und Jugendlichen selten. Aber es gibt sie und deswegen müssen wir als Betreuer und Sie als Eltern die Augen offen halten, um übermäßige Belastungen bei den Kindern und Jugendlichen rechtzeitig zu entdecken und entsprechende Hilfe anzubahnen.

Welche seelischen Probleme können auftreten?

Die Erschwernisse durch die Behandlung des Diabetes, das Gefühl durch die Erkrankung ausgegrenzt zu sein und die meist daraus folgende schlechte Diabeteseinstellung können bei manchen Kindern und Jugendlichen zu psychischen Problemen führen, die einer Depression sehr ähnlich sind. Das kann sich darin zeigen, dass sie sich immer weniger um ihren Diabetes kümmern, auch andere Interessen aufgeben, sich nur noch ganz speziellen Beschäftigungen zu wenden (wie zum Beispiel Computerspiele) und auch in der Schule nicht mehr so leistungsfähig sind wie früher. Die Folge ist zunehmender Streit in der Familie meist wegen den Blutzuckerwerten und eine Verschlechterung des Allgemeinzustandes. Oft lassen sich solche Probleme in der Familie regeln, aber wenn Sie den Eindruck haben dass Ihr Sohn oder Ihre Tochter spezielle Hilfe bräuchte, zögern Sie nicht ihr Diabetes-Team einzuschalten. Auch der Weg zu einer Erziehungsberatungsstelle oder zum Schulpsychologen ist richtig, damit Fachleute die Situation einschätzen können und entsprechende Unterstützung anbahnen.

Kinder und Jugendliche mit Diabetes gedanklich immer wieder mit ihrem Essen beschäftigt. Das ist prinzipiell nicht verkehrt und kann sogar der Behandlung entgegenkommen. Wenn aber Jugendliche dazu neigen, ihr Essverhalten und ihre Figur besonders kontrollieren zu wollen, kann sich unter Umständen daraus mit der Zeit ein auffälliges Essverhalten entwickeln. In der Tat sind junge Leute mit Diabetes anfälliger gegenüber solchen Essproblemen als Jugendliche ohne Diabetes. Zum Glück sind die Fälle von ernsthaften Essstörungen bei Diabetes trotzdem sehr gering. Wenn ihre Tochter oder ihr Sohn regelmäßig in die Diabetesambulanz kommen, können solche Entwicklungen rechtzeitig aufgedeckt werden. Sollte Ihnen beim Essverhalten Ihres Kindes etwas beunruhigen, sprechen Sie Ihr Diabetes-Team darauf an.

Diabetes und Diät

Glücklicherweise ist das Wort Diät aus der Diabetesbehandlung bei Kindern und Jugendlichen weitgehend verschwunden. Stattdessen sprechen wir von einer gesunden Ernährung, die sich auch bei Diabetes kaum von der herkömmlichen Ernährungsweise unterscheidet. Trotzdem lernen Kinder und Jugendliche mit Diabetes bereits sehr früh, dass sie beim Essen immer wieder bestimmte Regeln beachten sollten. Das betrifft nicht nur das was sie essen sondern auch wie viel sie essen. Während also Menschen ohne Diabetes weit gehend ihre Nahrung verzehren ohne viel dabei zu denken (was auch nicht immer richtig ist) sind

Wenn die Angst zunimmt

Übermäßige Ängstlichkeit und Angststörungen sind psychische Probleme, die im Jugendalter häufiger auftreten. Durch den Diabetes und seiner Behandlung können Ängste entstehen, die für viele Jugendliche belastend sind. So kann etwa die übermäßige Angst vor Unterzuckerung dazu führen, dass Jugendliche die Öffentlichkeit meiden und sich nicht mehr trauen andere Jugendliche zu treffen. Sie versuchen dann ihren Blutzucker bewusst höher zu halten, damit sie ohne die Gefahr einer Unterzuckerung mit anderen etwas unternehmen können.

Jährliche Routineuntersuchungen

Solche überzogenen Unterzuckerungsängste wirken sich natürlich auch ungünstig auf die Diabeteseinstellung aus. Oft kann die Unterzuckerungsangst im Gespräch mit der Diabetesberatung oder mit dem Diabetologen behoben werden. Manchmal hilft es die Behandlung zu verändern. Bleiben aber die Ängste, ist eine psychologische Beratung der richtige Weg um sie abzubauen.

Manche Jugendliche mit Diabetes haben auch sogenannte paradoxe Ängste. Einerseits kümmern sie sich wenig um ihren Diabetes, andererseits haben sie aber Angst vor den Folgen ihrer hohen Blutzuckerwerte. Auch wenn Jugendliche sich häufig desinteressiert zeigen, wenn es um die Folgen einer schlechten Diabeteseinstellung geht: psychologische Untersuchungen haben gezeigt, dass sie durchaus diesbezügliche Ängste und Sorgen haben, die sie aber meist nicht verraten.

Deswegen müssen wir uns gut überlegen, ob wir Jugendliche, die nachlässig mit ihrer Diabetesbehandlung umgehen, mit drastischen Erzählungen über Folgeschäden »auf den rechten Behandlungsweg« bringen wollen. Meistens funktioniert das nicht, denn entweder verdrängen sie die Schilderungen oder sie führen zu einer lähmenden Angst, die ebenfalls wenig hilfreich ist. Wichtig ist dass jegliche Form von übermäßiger Ängstlichkeit bei Kindern Jugendlichen mit Diabetes bei längerer Dauer psychologisch abgeklärt werden sollte.

Ein häufiges Phänomen in der Pubertät ist, dass die Jugendlichen ihre Behandlung zeitweise besonders vernachlässigen. Das ist für Sie als Eltern nicht immer einfach auszuhalten und kann zur Quelle ständiger Auseinandersetzungen werden. Vor allem wenn Ihr Kind den Diabetes vor der Pubertät bekommen hat und Sie die ganze Zeit bemüht gewesen sind, gute Blutzuckerwerte zu erreichen, kann das für Sie ein frustrierendes Erlebnis werden, wenn sich die Stoffwechseleinstellung Ihres Kindes plötzlich verschlechtert. Einerseits ist dieser Einschnitt bedingt durch die pubertäre Entwicklung der Kinder und der damit zusammenhängenden Verhaltensänderungen. Andererseits kann aber auch eine psychische Veränderung die Ursache sein, die sich in einer strikten Ablehnung des Diabetes und seiner Behandlung ausdrückt. Wie Sie im Kapitel über Jugendliche mit Diabetes lesen können, ist es durchaus normal, dass sich die Blutzuckerwerte und die HbA1c-Werte in der Pubertät nach oben verschieben. Wenn das vorübergehend ist und sich in einem Rahmen hält, der ärztlicherseits gerade noch tolerabel ist, müssen wir es als »Pubertätsdiabetes« aushalten und versuchen, Schlimmeres zu verhindern. Sollte sich aber die Stoffwechseleinstellung in der Pubertät in einem Maße verschlechtern, dass die Jugendlichen dadurch akut gefährdet sind, sind weitere Hilfsmaßnahmen unumgänglich. Dazu zählt natürlich die Überprüfung der Insulinbehandlung, die Überlegung einer anderen Therapieform (Insulinpumpe, Mehrspritzentherapie) aber auch die psychologische Beratung und psychosoziale Maßnahmen wie etwa Hilfsangebote des Jugendamtes. Manchmal kann auch eine Schulung mit Gleichaltrigen oder ein Aufenthalt in einer Rehabilitationsklinik eine Änderung bewirken.

In diesem Kapitel haben wir über psychische Probleme und Belastungen bei Kindern und Jugendlichen mit Diabetes berichtet. Auch wenn die meisten dieser Probleme in der Familie beziehungsweise mithilfe des Diabetes-Teams gelöst werden können, gibt es gelegentlich Schwierigkeiten, bei denen wir weitere Fachleute hinzuziehen müssen. Das soll nicht bedeuten, dass der Diabetes zwangsläufig zu psychischen Auffälligkeiten führt. Kinder und Jugendliche mit Diabetes wachsen genauso normal auf wie andere Kinder auch. Sie haben auch die gleiche schulischen und sozialen Lebenswege. Allerdings müssen wir auch die wenigen Ausnahmefälle ansprechen, damit wir sie rechtzeitig erkennen und darauf reagieren können. Unser Ziel ist es, dass die Kinder und Jugendlichen trotz solcher Schwierigkeiten wieder ihren normalen Lebensalltag mit Diabetes führen können.

Psychosoziale Folgen

Die Erkrankung eines Kindes an Diabetes hat auch Folgen für die gesamte Familie und ihre Zukunftsplanung. Viele Eltern überlegen sich, wie sie Beruf und Betreuung zu Hause unter einen Hut bringen können. Diese Frage ist umso wichtiger, je jünger das Kind bei der Erkrankung ist. Aber auch bei älteren Kindern mit Diabetes kann die Versorgung tagsüber zu einem Problem werden, besonders wenn beide Eltern berufstätig sind oder etwa das Kind mit einem allein erziehenden Elternteil aufwächst.

Berufstätigkeit der Eltern

Wie die einzelnen Familien und Eltern mit dieser Frage umgehen, hängt auch davon ab, ob sie noch weitere verwandtschaftliche Unterstützung in der Nähe haben. Manchmal können die Großeltern einspringen, wenn die Eltern bei der Arbeit sind oder etwas Wichtiges zu erledigen haben. Durch den Diabetes wird aber die Betreuung des Kindes insofern erschwert, als dass die Personen, die längere Zeit mit dem Kind zusammen sind, unbedingt auch etwas von der Behandlung verstehen müssen.

Wie Sie es am Anfang des Buches lesen konnten, hat der Typ-1 Diabetes vor allem bei Kindern im jüngeren Alter zugenommen. Wenn also Eltern oder die Mütter berufstätig sind, muss eine Betreuung in Form einer Tagesmutter oder in einem Hort bzw. einer Tagesstätte gefunden werden. Auch hier ist die Schulung der Betreuer unumgänglich. Ebenso kann der Diabetes zu einem Zeitpunkt auftreten, zu dem die Mutter sich gerade überlegt, wieder in ihren Beruf einzusteigen. Manche Eltern rechnen damit, dass eine Halbtagsbeschäftigung der Mutter zum Familieneinkommen beitragen könnte. Durch den Diabetes werden solche Pläne oft infrage gestellt. Unsere Erfahrungen zeigen, dass diese grundsätzlichen Entscheidungen nicht zu schnell getroffen werden sollten. Vor allem in der ersten Zeit nach der Erkrankung des Kindes an Diabetes erscheint die Zukunft ungewiss und man ist geneigt, aus der Belastungssituation heraus vorschnelle Entscheidungen zu treffen. Wichtig ist, dass Eltern in der Behandlung des Diabetes ihres Kindes sicherer werden und so den täglichen Aufwand besser und realistischer einschätzen können. Es kommt ebenfalls darauf an, wie selbstständig ein Kind mit dem Diabetes umgeht. Und das ist, wie wir es in diesem Buch dargestellt haben, sehr unterschiedlich. Was die Berufstätigkeit von Müttern von Kindern mit Diabetes angeht, hat die Münchner Psychologin Frau Busse-Widmann in einer groß angelegten Befragung festgestellt, dass fast 1/3 der Mütter nach der Diagnose des Diabetes ihre berufliche Tätigkeit eingeschränkt haben. Das zeigte sich insbesondere bei Müttern, deren Kind im Kleinkind- oder im Vorschulalter an Diabetes erkrankte. Selbst manche Väter mussten ihre Berufstätigkeit begrenzen. Trotzdem sollten solche Änderungen im Berufsleben, nicht zu schnell vorgenommen werden. Erst wenn die Eltern im Alltag sehen, wie die Versorgung ihres Kindes klappt, wie sich das Kind auf den Diabetes einlässt und welche Unterstützungsmöglichkeiten es noch gibt, kann beurteilt werden, ob und was verändert werden müsste.

Diabetes und Schule: Eine Doppelbelastung?

Bei manchen Kindern kommt es in der ersten Zeit nach Feststellung des Diabetes zu Veränderungen in ihren Schulleistungen. Kinder, die zuvor sehr gute Schüler oder Schülerinnen waren, bekommen schlechtere Noten und andere haben keine Lust oder Kraft mehr, sich in der Schule anzustrengen. Auch empfinden es manche Eltern als eine große Belastung für ihr Kind, dass neben dem Diabetes auch noch ein anspruchsvoller Schulalltag bewältigt werden muss. Vor allem in den ersten Monaten nach Diagnose des Diabetes können solche Schwankungen in den Schulleistungen auftreten und zu einer gewissen Schulunlust führen.

Auch hier gilt es, schnell Entscheidungen zu vermeiden. Für die Kinder ist es eine große Anstrengung, sich an die neue Situation mit dem Diabetes zu gewöhnen. Sie erbringen eine immense Anpassungsleistung indem sie sich auf die Behandlung einlassen. Je nach Alter müssen sie damit fertig werden, dass sie durch den Diabetes mehr Verantwortung für sich selber tragen, als ihre gleichaltrigen Freunde und Mitschüler/Schülerinnen. Das kostet natürlich Energie und beansprucht die

Kinder vor allem in der Anfangszeit, in der sie sich auch mit der Diabetesbehandlung auseinandersetzen müssen. So kann es passieren, dass manche Kinder den Mehraufwand durch die Behandlung und die Veränderungen des Lebensalltages nicht spurlos bewältigen können. Als Folge können die Schulleistungen darunter leiden. Ebenso wie die Eltern brauchen Kinder auch eine gewisse Zeit, um sich an die neue Situation zu adaptieren. Der Diabetes bedeutet nicht, dass die Kinder ihre Leistungsfähigkeit, ihre Intelligenz oder ihrer Motivation einbüßen sondern dass es zu einem vorübergehenden Nachlassen diesbezüglich kommen kann, das in der Regel bald überwunden wird. Daher sollte nicht zu schnell an einen Wechsel der Schule oder der Schulform gedacht werden.

Wenn Eltern alleine erziehen

In Deutschland beträgt bei Familien der Anteil von alleinerziehenden Müttern bzw. Vätern etwa 20 Prozent. Das bedeutet, dass ein nicht geringer Teil von Kindern mit Diabetes von einem Elternteil großgezogen wird. Das kann zu Belastungen führen, weil die allein erziehende Mutter oder der allein erziehender Vater nun auch den Diabetes versorgen muss. Meistens sind allein erziehende Eltern sehr gut organisiert aber die zusätzlichen Aufgaben in Zusammenhang mit der Diabetesbehandlung können oft schier unlösbare Probleme bereiten. Das Diabetes-Team in den Kinderkliniken kann in solchen Fällen helfen, wenn es darum geht Betreuungszeiten zu überbrücken oder die ambulante Kinderkrankenpflege einzuschalten. Auch die Sozialberatung bietet die Möglichkeit, nach zusätzlichen Entlastungen, wie Familienhilfe zu suchen (s. Kapitel »Soziale Hilfen«).

In diesem Zusammenhang möchten wir die Situation von Eltern ansprechen, die getrennt leben, aber die gemeinsame Sorge für ihr Kind haben. Im Interesse des Kindes sollten sich Eltern über die Behandlung soweit einigen, dass sie ihrem Kind eine verlässliche Diabetesbehandlung bieten können.

Konkret bedeutet das, wenn ein Kind zum Beispiel unter der Woche bei der Mutter wohnt und an den Wochenenden den Vater besucht, die Behandlung bei beiden Eltern ähnlich verläuft. Kinder brauchen Verlässlichkeit in der Diabetesbehandlung und Vorbilder, an denen sie sich diesbezüglich orientieren. Unterschiedliche Botschaften oder sich widersprechende Erfahrungen mit der Behandlung können Kinder irritieren und Ihre Bereitschaft zur Mitarbeit bei der Versorgung Ihres Diabetes beeinträchtigen. Wenn Eltern ein Kind getrennt erziehen, ist es wichtig, dass sie sich im Bezug auf den Diabetes und seiner Behandlung in den wesentlichen Fragen einig sind.

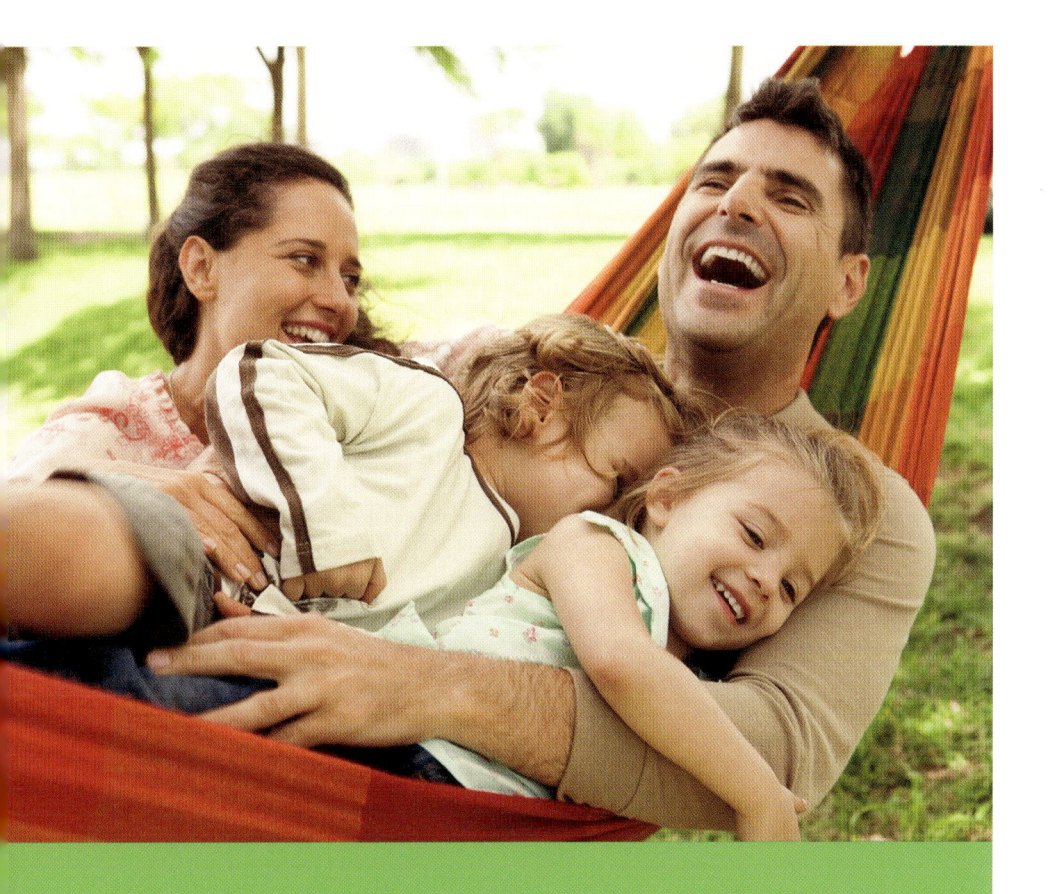

Diabetes im Alltag des Kindes und der Familie

In diesem Abschnitt möchten wir Ihnen Informationen und Tipps über den Umgang mit Diabetes in Kindergarten und Schule geben.

Diabetes und Kindergarten

Für die weitere Entwicklung Ihres Kindes ist es außerordentlich wichtig, dass es nach der Entlassung aus der Klinik wie bisher den Kindergarten besucht. Sollte der Diabetes noch vor dem ersten Kindergartenbesuch aufgetreten sein, ist das kein Hindernis, das Kind in den Kindergarten anzumelden. Zuvor sollten sie jedoch mit den Erzieherinnen sprechen, dass es jetzt doch einiges zu beachten gilt. Um Sie und Ihr Kind im Kindergarten zu unterstützen, gibt es spezielle Broschüren und Filmmaterialien, die auf die besonderen Bedürfnisse ihres Kindes im Kindergarten und im Hort eingehen und den Erzieherinnen und dem Betreuungspersonal wichtige Hinweise geben. (s. Anhang).

Sehr gerne wird auch von den Eltern das Angebot angenommen, mit der Diabetesberaterin aus dem Diabetes-Team gemeinsam die Erzieher zu informieren. Fragen sie deshalb einfach auch in Ihrer Klinik nach, ob eine solche Möglichkeit besteht. Der Vorteil ist, dass die Diabetesberaterin sowohl Ihr Kind als auch die Besonderheiten seiner Altersgruppe kennt und über die Diabetesbehandlung sowieso bestens Bescheid weiß.

Worüber Erzieherinnen im Kindergarten informiert werden sollten

Da der Diabetes im Kindesalter nicht so häufig vorkommt, können Sie kaum Erfahrungen mit der Erkrankung bei den Erzieherinnen erwarten. Dass es sich beim Typ-1 Diabetes um eine chronische, heute noch unheilbare Erkrankung handelt, ist vielleicht auch den Erzieherinnen nicht bekannt. Ohne zu sehr ins Detail zu gehen sollte deshalb der Unterschied zwischen Typ-1 und Typ-2 Diabetes erwähnt werden. Das Fehlen einer Schuld am Auftreten der Erkrankung sollte ebenfalls angesprochen werden. Im Gegensatz zu den sonst kursierenden Krankheiten ist der Diabetes aber auch nicht ansteckend. Das ist eine sehr wichtige Botschaft, die von den Erzieherinnen an die anderen Kinder und deren Eltern klar weitergegeben werden sollte. Zur Therapie werden Sie die Kindergärtnerinnen darauf hinweisen, dass ihr Kind jetzt Insulin bekommt. Je nachdem ob Ihr Kind das Insulin mittels Spritze oder durch eine Pumpe verabreicht bekommt, können sie die wichtigen Punkte der Insulinbehandlung aufzeigen. Wenn das Kind eine Insulinpumpe trägt, werden sich die anderen Kinder vielleicht am Anfang dafür interessieren, was das wohl ist und warum es gelegentlich mal piepst. Da die Insulinbehandlung zumeist in diesem Alter zuhause stattfindet, sehen die anderen Kinder höchstens eine gelegentliche Blutzuckermessung oder Insulinabgabe über die Pumpe.

Eine wichtige Information für Erzieherinnen ist der Umgang mit Unterzuckerungen. Vor allem ihre Erkennung sollte in einem Aufklärungsgespräch ausführlich thematisiert werden ohne natürlich damit Angst oder Befürchtungen zu erzeugen. Eine sachliche Schilderung ist hilfreicher als die dramatische Darstellung. Da jüngere Kinder Unterzuckerungs-Anzeichen nicht immer deutlich benennen können, ist eine genaue Beobachtung ihres Verhaltens diesbezüglich besonders wichtig. Dabei sollten die Erzieherinnen die Anzeichen einer Unterzuckerung bei ihrem Kind kennen und vor allem die Situationen einschätzen können, in denen Unterzuckerungen auftreten können. Mindestens genauso wichtig ist jedoch auch die Verhinderung der Unterzuckerung. Deshalb muss auf das vollständige und regelmäßige Essen zu den Zeiten, die sie mit den Betreuerinnen festlegen, unbedingt geachtet werden. Wenn die Kinder toben und ihr Essen später bekommen als gewöhnlich, tritt häufig eine Unterzuckerung ein. Manche Erzieherinnen sind so couragiert, dass sie bei den Anzeichen einer Unterzuckerung einen Blutzuckertest durchführen. In anderen Fällen spürt das Kind selbst, dass es ihm nicht gut geht und wendet sich an die Kindergärtnerin. Oft ist es aber so, dass das Kind bei den ersten Zeichen einer Unterzuckerung sofort ohne Testen Traubenzucker, Saft oder Limonade bekommt. Wichtig ist, dass alle Betreuerinnen wissen, wo sich der Traubenzucker befindet. Bewährt hat sich auch bei jüngeren Kindern der sogenannte Flüssigzucker aus der Tube, da er ohne zu kauen schnell gegessen werden kann.

Schon im Kindergarten müssen wir darauf achten, dass Kinder mit Diabetes keine Ausgrenzung erleben. So sollten Kindergeburtstage rechtzeitig geplant werden, so dass auch das Kind mit Diabetes ohne Probleme beim Essen daran teilnehmen kann. Das ist eine Frage der Organisation und der Zusammenarbeit mit der Kindergartenleitung. Deswegen sollten Sie als Eltern bestrebt sein, dieses Verhältnis positiv zu gestalten und die Erzieherinnen mit so vielen Informationen wie nötig zu versorgen ohne sie natürlich dabei zu überfordern. Ganz selten kommt es auch vor, dass ein Kindergarten sich sehr schwer tut damit, ein Kind mit Diabetes aufzunehmen, weil sie sich dieser Aufgabe nicht gewachsen fühlen. Wenn Sie als Eltern diesbezüglich nicht weiterkommen, sollten Sie baldmöglichst Unterstützung holen, indem Sie zum Beispiel die Mitarbeiter Ihres Diabetes-Teams ansprechen und sie um Vermittlung bitten. Es geht um das Wohl des Kindes mit Diabetes und dafür müssen alle Beteiligten über ihren Schatten springen.

Diabetes und Schule

Die Diagnose des Diabetes mellitus stellt für die Eltern und die Kinder und Jugendlichen häufig einen Schock dar. Sie sehen sich mit vielen Herausforderungen konfrontiert, wenn bei Ihrem Kind Diabetes festgestellt wird. Das Leben scheint sich dadurch radikal zu verändern: Blutzuckermessung, Insulininjektionen, Veränderung der Ernährung und überhaupt die Tatsache, dass alles nicht mehr so spontan, sondern nur noch überlegt gegessen werden kann, macht der ganzen Familie zu schaffen. Wie sieht es aber aus, wenn die Kinder wieder in die Schule gehen? Wird der Diabetes von den Mitschülern und Freunden akzeptiert? Wie reagieren die Lehrer? Werden sie trotz Verunsicherung das Kind an allem teilhaben lassen?

Sprechen Sie die Lehrer an

Am besten ist es, sich mit den Lehrern frühzeitig in Verbindung zu setzen und sie über die neue Situation des Kindes zu informieren. Dabei sollten die Lehrer wenigstens ein Grundwissen über den Diabetes und seiner Behandlung erhalten, um sich darauf einstellen zu können. Sie sollten in diesem Gespräch ruhig auch auf die Ursachen der Erkrankung eingehen und dabei betonen, dass weder das Kind noch Sie als Eltern schuld daran haben und dass die Ernährung beim Typ 1 Diabetes keine Krankheitsursache dargestellt hat. Denn es ist immer noch erstaunlicherweise so, dass von den meisten Menschen eine einseitige Ernährung als Auslöser der Erkrankung vermutet wird.

Die Schule, die Mitschüler und die Lehrer haben einen großen Einfluss auf die Befindlichkeit des Kindes mit Diabetes. Schließlich spielt sich ein Großteil seines Alltages in der Schule ab. Und da der Diabetes nicht nur während stationärer Krankenhausaufenthalte behandelt wird, sondern jeden Tag und überall präsent ist, wird es umso wichtiger werden, dass sich Lehrer aufgeschlossen zeigen und sich mit einigen Grundlagen der Behandlung vertraut machen. Neben sehr verständlichen Broschüren (s. Anhang) und einem erst vor kurzem, mithilfe der AGPD produziertem Film darüber, ist das persönliche Gespräch vor allem mit dem Klassenlehrer unerlässlich.

Wenn Sie die Möglichkeit haben, dass aus dem Diabetes-Team ihres Kindes jemand mit dem Lehrer sprechen kann, ist das der beste Weg, um den weiteren Schulbesuch vorzubereiten.

Diabetes und Schule

Sollte die Klinik, in der Ihr Kind behandelt wird, eine Krankenhausschule haben, kann sich auch die Lehrerin oder der Lehrer mit der Heimatschule in Verbindung setzen.

Alle Bemühungen zielen darauf hin, dass Ihr Kind in seiner Schul- und Freizeit den Diabetes nicht als Krankheit im eigentlichen Sinne empfindet und dass übertriebene Vorsicht oder unnötige Verbote nicht noch zusätzlich einschränkend erlebt werden. Es ist selbstverständlich, dass ein Kind mit Diabetes nicht ausgegrenzt sondern integriert wird! Dies gilt besonders für Klassenfahrten, Schullandheimaufenthalte und andere Aktivitäten in der Schule. Nur so kann das Kind lernen, den Diabetes zu akzeptieren und von der Behandlung weitgehend unbelastet am Unterricht teilnehmen. Sicherlich müssen aber auch die Lehrer über die Anzeichen von niedrigen und sehr hohen Blutzuckerwerten aufgeklärt werden, damit sie diese Symptome gegebenenfalls richtig deuten und entsprechend reagieren können.

Auf keinen Fall ist der Diabetes ein Grund, vom Sportunterricht befreit zu werden. Im Gegenteil, wie wir unter dem Kapitel »Diabetes und Sport« geschrieben haben, ist es wichtig für Kinder mit Diabetes, dass sie sportlich aktiv bleiben.

Daher sollten auch Sportlehrer besonders über den Diabetes informiert werden. Da der Sportunterricht erhöhte körperliche Bewegung zur Folge hat, müssen Sie bzw. Ihr Kind an die Sport KHE/BE denken. Am einfachsten mitzunehmen sind Trinkpäckchen und der obligatorische Traubenzucker. Auf jeden Fall sollte es Routine werden, vor dem Sport einen Blutzuckertest zu machen. Wenn es aber beim Sportunterricht doch einmal zu einer starken Unterzuckerung kommt, muss das Kind pausieren und der Blutzucker getestet werden. Auf keinen Fall darf das Kind unbeaufsichtigt im Umkleideraum verbleiben oder ohne Verständigung der Eltern alleine nach Hause geschickt werden. Eine der wichtigsten Botschaften für Lehrer ist es, dass Unterzuckerungen auf jeden Fall sofort durch Gabe von entsprechenden Nahrungsmitteln behandelt werden müssen und dass das Kind nicht gleich mit sportlicher Aktivität weitermachen darf.

Immer mehr Kinder und Jugendliche mit Typ-1 Diabetes werden mit einer Insulinpumpe behandelt. Auch mit einer Pumpe kann man Sport treiben, vor allem Ausdauersport. In der Regel wird sich aber ihr Kind vor dem Sportunterricht von der Pumpe abkoppeln. Mit dem Lehrer sollte ein Ort oder Stelle vereinbart werden, an der die Pumpe sicher aufbewahrt werden kann.

Essen im Unterricht?

Dass Kinder und Jugendliche während des Unterrichts heimlich etwas essen, hat Lehrer immer schon genervt. Vielleicht müssen sich einige Pädagogen am Anfang darauf einstellen, aber in der Regel wird es problemlos akzeptiert. Unterzuckert Ihr Kind im Unterricht, so muss es das Recht haben, essen oder trinken zu dürfen. Auch eine Blutzuckermessung muss im Unterricht möglich sein, wenn sich das Kind oder der Jugendliche seiner Blutzuckerhöhe nicht sicher ist. Vermutet der Lehrer oder die Lehrerin aufgrund der krakeligen Schrift Ihres Kindes eine beginnende Unterzuckerung, so sollte der Lehrer bzw. die Lehrerin das Kind auf einen Blutzuckertest ansprechen oder zum Essen auffordern. Wenn ein Kind bei deutlichen Anzeichen von einer Unterzuckerung nicht essen will, kann die Weigerung bereits Ausdruck des niedrigen Blutzuckers sein, wie wir im Kapitel »Hypoglykämie« unter dem Stichwort »Verhaltensänderung« beschrieben haben! Vor allem bei Kindern in der Grundschule können Sie dem Lehrer bzw. der Lehrerin einige Päckchen Traubenzucker zur Verwahrung geben.

Unterzuckerung in der Schule

Kommt es doch zu einer Unterzuckerung während des Schulbesuches, so sollte im Schulsekretariat die Telefonnummer der Eltern und des Notarztes notiert sein. Als Diagnose ist der Diabetes mellitus und als akuter Anlass für den Einsatz eine schwere Unterzuckerung zu nennen.

Bei Bewusstlosigkeit keine feste oder flüssige Nahrung verabreichen, sondern das Kind in stabile Seitenlagerung bringen und bei ihm bleiben, bis der Notarzt kommt.

In vielen Schulen kann auch die Glucagonspritze hinterlegt werden, wenn jemand von den Lehrern bereit ist, sich den Gebrauch der Spritze anzueignen. Es finden sich immer Lehrer, die diese Aufgabe übernehmen.

Hat Ihr Kind einen guten Freund oder eine gute Freundin, werden diese vielleicht auf einer Klassenfahrt bei einer Unterzuckerung helfen oder den Lehrer darauf aufmerksam machen. Wenn die Lehrer über Unterzuckerungen und ihre Behandlung gut informiert sind, können Sie Ihr Kind beruhigt an Klassenfahrten teilnehmen lassen.

Viele Kinder mit Diabetes tragen auch einen SOS-Anhänger oder wenigstens die Karte für den Notfall mit den Verhaltensregeln und den Telefonnummern, wie wir es bereits erwähnt haben.

Solche Notfallereignisse sorgen nicht nur bei Ihnen, sondern auch in der Schule für Aufregung. Wenn die Lehrer aber wissen, worum es geht, können sie sich besser auf die Situation einstellen.

Den Diabetes zu verschweigen, ist ein verständlicher Wunsch der meisten Jugendlichen, da sie genauso sein wollen wie die anderen. Sie sollten deshalb mit ihrem Kind darüber sprechen, in welcher Form und wer von den Mitschülern in der Klasse informiert werden soll. Im nächsten Kapitel schildern wir Ihnen, wie Sie Ihr Kind auf eine solche Situation am besten vorbereiten können.

Das Lehrerkollegium sollte auf jeden Fall über den Diabetes Ihres Kindes Bescheid wissen. Wie schon eingangs erwähnt, gibt es genügend Broschüren und neuerdings auch Filmmaterial, und Ihr Diabetes-Team wird Ihnen auch beim Thema Diabetes und Schule weiterhelfen.

Es ist sehr verständlich, dass Sie sich vor allem in der Schule die bestmögliche Betreuung und Versorgung ihres Kindes auch hinsichtlich des Diabetes wünschen. Für die Lehrer, die natürlich alle Kinder zu beaufsichtigen haben, müssen wir die Informationen über den Diabetes und seiner Behandlung so vermitteln, dass sie sich sicher fühlen und wissen, was zu tun ist.

Was Lehrer über Diabetes wissen sollten

In den folgenden Abschnitten werden wir Ihnen Hinweise geben, welche Informationen und Kenntnisse über den Diabetes für Lehrer und für Ihr Kind in der Schule besonders nützlich sind. Es ist nicht nötig, dass sich ein Lehrer das gesamte theoretische Wissen über den Diabetes aneignet. Aber er sollte über einige Punkte der Behandlung besonders gut informiert sein, die im Unterrichtsalltag vorkommen können.

Unterzuckerung

Es ist wichtig, dass Lehrer über die Ursachen, die Anzeichen und die Behandlung von Unterzuckerungen Bescheid wissen. Die Informationen dazu sind dann hilfreich, wenn sie verständlich sind und vor allem die Situation nicht dramatisierend darstellen. Lehrer sollten sich auskennen, welche Umstände und Verhaltensweisen zu einer Unterzuckerung führen können.

Die Lehrer sollten in der Lage sein, die ersten Anzeichen einer Unterzuckerung beim Kind zu erkennen. Wenn sie dem Lehrer eine Broschüre über Diabetes geben, sind darin die häufigsten Anzeichen bereits beschrieben. Sie sollten ihm aber auch die individuellen Anzeichen ihres Kindes beschreiben, denn diese können anders sein als allgemein beschrieben.

Die Behandlung einer beginnenden Unterzuckerung ist relativ einfach, wenn die dazu notwendigen Kohlenhydrate in Form von Getränken oder kleinen Mahlzeiten (Snacks oder Zwischenmahlzeiten) bereitstehen. Ihr Kind sollte immer Reservenahrung in der Schultasche haben. Wenn die Lehrer einverstanden sind, können Sie vor allem für jüngere Kinder eine sogenannte Hypo-Box in der Schule oder im Klassenzimmer einrichten, aus der bei Unterzuckerung etwas gegessen wird.

Der Lehrer muss darauf achten, dass das Kind bei einer Unterzuckerung die nötige Mahlzeit wirklich zu sich nimmt und sich anschließend für mindestens 20 Minuten körperlich nicht anstrengt. Solche Mahlzeiten für Unterzuckerungen sollten einfach verpackt und leicht zugänglich sein, damit ihr Verzehr schnell geht und den Unterricht nicht übermäßig stört. Wichtig ist, dass es den Lehrern klar ist, dass sehr rasch aber nicht hektisch gehandelt werden muss.

Zwischenmahlzeiten

Viele Kinder haben eine Insulinbehandlung, die aus mehreren Injektionen am Tag besteht. Das bedeutet, dass mindestens eine Mahlzeit am Vormittag in der Schule eingenommen werden muss. Diese Mahlzeit wird in der Regel von den Eltern mitgegeben und gehört zum Behandlungsplan. Ältere Schulkinder bekommen häufig auch ein Pausengeld, um sich am Kiosk ihrer Mahlzeit zu kaufen. Hier müssen Sie als Eltern darauf achten, dass Ihr Kind weiß, welche Nahrungsmittel zu seinem Behandlungsplan passen. Auf jeden Fall muss das Kind die Möglichkeit haben, zum vorgegebenen Zeitpunkt essen zu können. Wenn es eine Schulmensa gibt, können Sie sich die Speisepläne im Voraus zukommen lassen und mit Ihrem Kind besprechen. Am Vormittag wird die Zwischenmahlzeit meistens gegen 10 Uhr eingenommen und fällt damit nicht immer in die große Pause. Deshalb können die Kinder dann schon im Unterricht ihre Zwischenmahlzeit aufessen. Vor allem ältere Schüler müssen aber während den Pausen ihr Klassenzimmer wechseln. Deshalb ist darauf zu achten, dass die Kinder trotzdem genügend Zeit haben, ihre Mahlzeiten einzunehmen.

▼ So eine Hypo-Box kann man auch gemeinsam herstellen und bepacken.

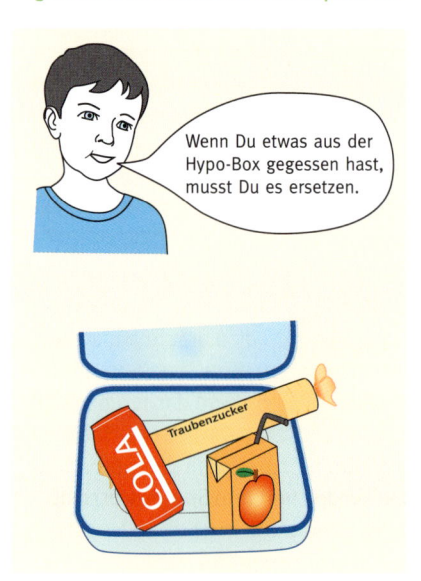

Wenn Du etwas aus der Hypo-Box gegessen hast, musst Du es ersetzen.

Wie schon erwähnt, haben viele Kinder und Jugendliche eine Insulinpumpe. Vor allem sehr junge Kinder werden überwiegend mit einer Pumpe behandelt. Wenn sie in die Schule kommen, sollten die Lehrer, vor allem der Klassenlehrer, über das Prinzip der Pumpentherapie Bescheid wissen. An der Pumpe muss für jede Mahlzeit Insulin abgegeben werden. Das heißt die entsprechenden KHE-Mengen für das Pausenvesper sowie evtl. auch das Mittagessen müssen zusammen mit dem aktuellen Blutzucker, der vor der Mahlzeit gemessen wird, in die Pumpe oder einem dazu gehörenden Steuerungsgerät eingegeben werden. Da Kinder in den ersten beiden Klassen noch nicht selbstständig mit Zahlen im Hunderterbereich umgehen können, bedürfen sie der Hilfe des Lehrers. Bevor das Insulin abgegeben wird, sollte der Lehrer die Eingaben des Kindes überprüfen. Hilfsprogramme der Pumpen, der sogenannte Bolus-Expert oder Bolusrechner, erleichtern die Eingaben durch für jedes Kind individuelle Voreinstellungen. Die meisten Lehrer lernen mit der Zeit ohne Probleme den Umgang mit ihrem Schüler mit Diabetes. Oft ist es jedoch erforderlich, dass für eine gewisse Zeit am Anfang der Grundschule ein Elternteil, in der Regel die Mutter, in der großen Pause oder beim Mittagessen vor Ort ist, um zusammen mit ihrem Kind und Lehrer die notwendigen Blutzuckermessungen und gegebenenfalls Insulinabgaben vor zu nehmen. Oft wird dann der Klassenlehrer nach dieser Eingewöhnung die alleinige Aufsicht und zusammen mit ihrem Kind das Diabetes-Management übernehmen. Nur in speziellen Einzelfällen kann eine Integrationshilfe über das Gesundheitsamt beantragt werden.

Blutzuckerkontrollen

Der technische Fortschritt in der Medizin hat zur Entwicklung von kleinsten Blutzuckermessgeräten geführt, die leicht im Schulgepäck mitgeführt werden können. Das macht die Blutzuckermessungen in der Schule oder unterwegs unkompliziert. Trotzdem können die Messgeräte bei Verwendung im Unterricht durch Piepsen auffallen. Blutzuckermessungen sind in der Schule dafür da, um bei Verdacht auf eine Unterzuckerung Klarheit zu schaffen oder wenn aus besonderen Gründen die Blutzuckerlage des Kindes überprüft werden sollte. Die Lehrer können davon ausgehen, dass Kinder, die ein Blutzuckermessgerät mit sich führen, auch damit umgehen können.

Sport in der Schule

Der Sportunterricht macht Eltern häufig Sorgen, da sie wissen, dass dabei Unterzuckerungen vermehrt auftreten können. Daher sollte mit dem Sportlehrer im persönlichen Gespräch auf Unterzuckerungen und vorbeugende Maßnahmen eingegangen werden. Wie bereits erwähnt, ist die beste Methode, auf Nummer sicher zu gehen, der Blutzuckertest vor dem Sportunterricht. Bei Kindern, die vor dem Sport niedrige Blutzuckerwerte zeigen, sollte der

Sportlehrer dafür sorgen, dass ein zusätzlicher kleiner Snack gegessen und zugewartet wird. Die Erfahrung zeigt, dass in solchen Situationen Kinder besonders gern ein kohlenhydratreiches Getränk wie zum Beispiel Apfel- oder Orangensaft trinken, weil das schnell geht. Ähnlich verhält es sich bei körperlicher Betätigung in den Pausen wie Ballspielen oder Fangen. Mehr Informationen darüber finden sie im Kapitel »Diabetes und Sport«.

Klassenarbeiten

Unterzuckungen haben nicht nur körperliche Auswirkungen sondern können auch die Denkfähigkeit des Kindes vorübergehend beeinträchtigen. Das betrifft sowohl die logische Denkqualität wie etwa Zusammenhänge erkennen als auch die Schnelligkeit des Denkens. Das ist eine wichtige Information für Lehrer, die sie vor allem bei Klassenarbeiten berücksichtigen sollten. Eine Blutzuckerbestimmung vor der Klassenarbeit gibt einen Hinweis auf die Stoffwechsellage und damit auf die zu erwartende Leistung des Schülers. Bei niedrigen Blutzuckerwerten sollte eine zusätzliche KHE/BE (Denk-KHE/BE) gegessen werden. Manchmal kann der Blutzucker vor der Klassenarbeit zufällig niedrig sein, manchmal hat es aber auch bestimmte Gründe. Die Aufregung angesichts einer Klassenarbeit kann sich in hohen, aber auch in niedrigen Blutzuckerwerten ausdrücken. Dabei können sehr hohe Blutzuckerwerte die Denkleistung ebenfalls beeinträchtigen, allerdings nicht in dem Ausmaße wie Hypoglykämien es tun. Ihr Kind sollte die Möglichkeit haben, bei hohen Blutzuckerwerten vor allem vor Klassenarbeiten, dem Lehrer Bescheid zu geben, damit dieser im Vorfeld entscheiden kann, dies bei der Arbeit zu berücksichtigen oder ihrem Kind einen anderen Termin zum Schreiben der Arbeit anzubieten.

Tagesausflüge

Schon in der Grundschule werden viele Tagesausflüge und Wanderungen unternommen. Davon sollten Kinder mit Diabetes nicht ausgeschlossen werden. Auch hier ist die gute Ernährungsplanung eine Voraussetzung für das Gelingen des Ausfluges. Eltern können sich beim Lehrer erkundigen, wie lange der Tagesausflug dauert, wie viel körperliche Aktivität geplant ist und wie die Verpflegung dabei sein wird. Bei Wanderungen ist es wichtig, dass die Kinder auch genügend zuckerfreie Getränke dabei haben, da man diese nicht überall kaufen kann. Bei Tagesausflügen gehören das Blutzuckermessgerät und der Traubenzucker in den Rucksack. Vor allem wenn das Kind noch nicht so lange Diabetes hat, ist es in Ordnung, wenn Sie als Mutter oder Vater fragen, ob Sie nicht bei den ersten Ausflügen als Begleitperson mitgehen. Vor allem bei jüngeren Kindern und zu Beginn der Erkrankung haben die meisten Lehrer dafür Verständnis und fühlen sich auch entlastet, da die Kinder in der Selbstversorgung ihres Diabetes noch nicht so geübt sind.

Schullandheim

Die Teilnahme an Schullandheimaufenthalten gehört zu den prägenden Erfahrungen, die für die soziale Entwicklung von Kindern und Jugendlichen sehr wichtig sind. Es besteht jedoch bei den Eltern eine gewisse Ängstlichkeit über die Behandlung des Diabetes im Schullandheim. Schon ohne Diabetes können im Schullandheim Ereignisse vorkommen, an die Eltern und Lehrer nicht immer gerne denken. Beim Diabetes betrifft das die Ernährung und natürlich die richtige Durchführung der Insulinbehandlung. Lehrer haben in erster Linie Befürchtungen wegen möglicher Unterzuckerungen. Das bereitet auch den Eltern Sorgen. Wie bei Tagesausflügen sollte auch hier rechtzeitig mit der Planung begonnen werden. Bei Problemen sollte das Diabetes-Team angesprochen werden, das ebenfalls mit den Lehrern Kontakt aufnehmen kann. Auch können Kinder vor Schullandheimaufenthalten speziell geschult werden, damit sie im Umgang mit ihrer Diabetes-Behandlung sicherer werden. Wichtig sind genaue Absprachen zwischen Ihnen, Ihrem Kind und dem Lehrer über den Ablauf der Blutzuckerkontrollen vor allem nachts, den regelmäßigen Anrufen bei Ihnen zu Hause und dem Vorgehen bei möglichen Unterzuckerungen. Zur Vorbereitung eines Schullandheimaufenthaltes gehört auch die Information der Herbergseltern und die Frage nach der ärztlichen Versorgung vor Ort. Da die Schulen zunehmend auch Schullandheimaufenthalte im Ausland anbieten, sollte in solchen Fällen immer rechtzeitig das Diabetes-Team angesprochen werden.

Wie sag ich's meinem Lehrer?

Es ist nicht immer einfach gegenüber Fremden und Laien die richtigen Worte, Formulierungen und Begriffe über den Diabetes und seiner Behandlung zu finden. Deshalb haben wir für Sie einen »Musterschüler« mit Diabetes ausgewählt, der mit seinen eigenen Worten seine Lehrer über den Diabetes wie folgt aufklären würde:

WUNSCHBRIEF

An meine Lehrerinnen und Lehrer,

ich heiße Tobias und bin 9 Jahre alt. Seit kurzem habe ich Diabetes. Aber Sie brauchen mich deshalb nicht Diabetiker zu nennen sondern ich bin ein Kind mit Diabetes. Ich denke, fühle, spiele und lerne wie meine Mitschüler und wünsche mir sehr, dass ich genauso behandelt werde wie die anderen. Ich bin mit meinem Diabetes ein ganz normales Kind, auch wenn ich einige Dinge tun muss, die auf den ersten Blick etwas ungewöhnlich erscheinen:
Ich muss zu bestimmten Zeiten auf meine Ernährung achten und meine Mahlzeiten essen. Auch habe ich

immer Traubenzucker und Orangensaft dabei für den Fall, dass mein Blutzucker zu niedrig wird. Meistens ist mein Diabetes gut eingestellt, aber mein Blutzucker kann auch mal stark nach oben oder unten schwanken. Um das zu verhindern oder wieder auszugleichen, muss ich folgende Dinge tun:

Insulingabe. Ich muss entsprechend meinem Behandlungsplan mir das Insulin spritzen oder über eine Insulinpumpe abgeben. Wann und wie viel Insulin gegeben wird, bespreche ich mit meinen Eltern und mit meinem Diabetes-Arzt.

Blutzucker testen. Um zu sehen, wie mein Diabetes eingestellt ist, muss ich jeden Tag mehrmals meinen Blutzucker messen. Dafür habe ich ein Blutzuckermessgerät, das ich selber bedienen kann. Dazu pikse ich mir mit einem Stift in meine Fingerkuppe und gebe einen Blutstropfen auf mein Messgerät. Nach sehr kurzer Zeit kann ich dann die Höhe des Blutzuckers auf dem Gerät ablesen. Wenn ich in der Schule oder im Unterricht testen muss, versuche ich dabei so leise wie möglich zu sein, um die anderen nicht zu stören.

Sportunterricht und Bewegung. Den Sportunterricht kann ich genauso gut mitmachen wie meine Mitschüler. Es gibt sogar viele berühmte Sportler, die Diabetes haben. Außerdem ist Bewegung für mich wie für alle Menschen gesund. Der einzige Unterschied zu Kindern die keinen Diabetes haben, ist, dass ich mich auf den Sport ein bisschen vorbereiten muss. Wenn ich weiß, dass ich mich mehr bewegen werde als sonst, esse ich davor eine kleine Extramahlzeit. Ich werde auch meinen Blutzucker messen, um auf Nummer sicher zu gehen. Vor dem Schwimmen zum Beispiel sollte ich immer meinen Blutzucker testen und, wenn nötig, zusätzlich etwas essen oder trinken. Es macht mir nichts aus, wenn ich beim Schwimmen genauer beobachtet werde. Sollte ich mich dabei auffällig verhalten, können Sie mich immer nach meinem Blutzucker fragen.

Unterzuckerung. Auch wenn ich noch so aufpasse, kann es trotzdem manchmal zu einer Unterzuckerung kommen. Das kann etwas unangenehm sein, weil ich mich dabei vielleicht anders verhalte als sonst. Es ist aber wichtig zu wissen, dass ich das nicht mit Absicht mache. Zum Glück kann man eine Unterzuckerung meistens recht gut erkennen, weil sie sich durch bestimmte Anzeichen bemerkbar macht. Die Bekanntesten sind Zittern, Schwitzen, Müdigkeit und eben manchmal ein etwas auffälliges Verhalten. Normalerweise spüre ich eine Unterzuckerung ganz gut und kann etwas dagegen machen. Aber wenn ich abgelenkt bin oder nicht daran denke, kann es passieren, dass ich den niedrigen Blutzucker nicht gleich merke. Deshalb ist es sehr wichtig für mich, dass auch andere Menschen von meinen Anzeichen wissen. Denn dadurch könne sie mich darauf ansprechen und mir helfen. Wenn ich im Unterricht plötzlich etwas esse, dann nicht um die Lehrer zu ärgern oder damit anzugeben, sondern weil ich meine Anzeichen spüre. Ich habe dazu kleine Mahlzeiten dabei, die ich schnell essen oder trinken kann und die niemanden stören.

Hoher Blutzucker. Wenn mein Blutzucker über längere Zeit (mehrere Stunden) hoch ist, kann das für mich ebenfalls unangenehm sein. Die Zeichen für einen hohen Blutzucker sind aber nicht so deutlich zu spüren und nicht so sichtbar wie bei einer Unterzuckerung. Meist habe ich starken Durst und muss häufig zur Toilette gehen und ich fühle mich müde. Dann kann ich mich auch in der Schule nicht so gut konzentrieren. Das ist meistens nicht gefährlich. Wenn der Blutzucker aber weiter ansteigt, werde ich noch schläfriger und dann muss ich auch erbrechen. Dann müssen Sie auf jeden Fall meine Eltern oder meinen Arzt benachrichtigen. Zum Glück kommt es aber kaum vor.

Geänderter Schultag. Wenn ich mal länger in der Schule bleiben muss als normalerweise geplant war, sollten meine Eltern informiert werden, weil sie sich sonst Sorgen machen. Ich sollte auch nicht ohne Aufsicht bleiben, wenn ich zum Beispiel einen niedrigen Blutzucker habe. Über Ausflüge sollten meine Eltern rechtzeitig Bescheid wissen, damit sie mir ausreichend Nahrung mitgeben können.

Klassenarbeiten. Bei Klassenarbeiten versuche ich darauf zu achten, dass mein Blutzucker nicht zu niedrig oder zu hoch ist. Das hilft mir, mich besser auf die Aufgaben zu konzentrieren und gute Noten schreiben zu können. Es kann passieren, dass ich zwischendurch etwas essen muss, weil ich das Gefühl habe, dass mein Blutzucker niedrig ist. Ich versuche dabei so leise wie möglich zu sein und ich habe auch keine Spickzettel im Essen versteckt.

Was ich mir wünsche. Am besten wäre es, wenn alle meine Lehrer und Lehrerinnen und auch meine Mitschüler das Wichtigste über den Diabetes wissen würden. Dann könnte ich wie die anderen Kinder unbesorgt in die Schule gehen und müsste nicht immer erklären, warum ich mir in den Finger pikse oder gerade jetzt etwas essen muss.

Viele Grüße Ihr
Tobias

Diabetes und Geschwisterkinder

Die plötzliche Erkrankung eines Kindes an Diabetes betrifft die gesamte Familie. Sowohl die Eltern als auch die gesunden Geschwister müssen sich auf die neue Situation einstellen. Änderungen im Familienalltag, bei der zeitlichen Zuwendung der Eltern und überhaupt im Umgang miteinander sind einige der vielen Folgen davon.

Wie ein Geschwister mit dem Diabetes des Bruders oder der Schwester umgeht, hängt von verschiedenen Faktoren ab. Als erstes ist das Alter von Bedeutung. Jüngere Kinder reagieren anders als ältere oder Jugendliche. Aber auch ältere Geschwister fallen gelegentlich in das Verhaltensmuster von Jüngeren zurück, um Aufmerksamkeit zu bekommen oder weil sie sich überfordert fühlen. Ebenso spielt die Geschwisterfolge eine Rolle. Als Eltern haben Sie es nicht so einfach. Sie müssen das Kind mit Diabetes sowohl gefühlsmäßig als auch bei der Behandlung besonders unterstützen. Daher ist es nicht verwunderlich, wenn die gesunden Geschwister manchmal mehr oder weniger deutlich signalisieren: »Hallo, wir sind auch noch dar!«

Mein Bruder hat Diabetes

Patrik und Frank teilten sich gemeinsam ein Zimmer. Frank, der acht Jahre alt war, schlief gewöhnlich im Hochbett oben. Nach dem er Diabetes bekommen hat und aus dem Krankenhaus entlassen wurde, wollten die Eltern, dass er wieder unten schläft damit die Blutzuckermessungen einfacher durchgeführt werden konnten. Der fünfjährige Patrick konnte endlich oben schlafen, dass hatte er sich schon immer gewünscht. Aber schon nach der zweiten Nacht wollte er das nicht mehr. Er würde wieder lieber unten schlafen oder bei den Eltern oder auf dem Sofa, nur nicht oben im Hochbett. Seine Eltern hatten gerade genug mit dem Diabetes zuhause zu tun. Doch Patrick drängelte, weinte, nässte wieder ein und wurde auffällig. Beim Besuch in der psychologischen Beratung kamen wir natürlich auf das Hochbett zu sprechen. Nach anfänglichem Zögern konnte er mit fester Stimme sagen, dass er nicht mehr oben schlafen möchte. Auf die Frage was denn so schlecht am oberen Platz sei, wurde er verlegen. »Es ist schon schön dort oben, aber der Frank liegt unten. »Ob denn sein Bruder schnarchen würde«, fragte ich ihn. Er lachte zaghaft und sagte »Nein, aber er atmet den Diabetes zu mir hoch.«

Wohl kein Erwachsener würde auf diesen Gedanken kommen. Aber für ein Kind im Patricks Alter eine durchaus »normale« Schlussfolgerung. Solche »magischen« Erklärungen sind typisch für diese Entwicklungsphase.

Patrick hatte einfach Angst, angesteckt zu werden. Deshalb mussten wir ihn überzeugen, dass er nicht in Gefahr war, auf diese Weise Diabetes zu bekommen. Erstens weil der Diabetes wirklich nicht ansteckend ist und zweitens weil der Arzt, den wir zu dem Gespräch dazu geholt haben, ihm überzeugend darstellen konnte, dass er jeden Tag von vielen Kindern mit Diabetes angehaucht würde. Und trotzdem hätte er noch keinen Diabetes bekommen.

Trotzdem schlief Patrick noch fast drei Wochen lang auf einer Matratze, auf der »sicheren Seite« neben dem Hochbett bis er wieder nach oben zog.

Schattenkinder?

Geschwister von Kindern mit Diabetes werden häufig als »Schattenkinder« bezeichnet. Damit soll ausgedrückt werden, dass sie im wahrsten Sinne des Wortes im Schatten der Erkrankung ihrer Geschwister stehen und aufwachsen. Auch wenn dieser Ausdruck sehr einleuchtend scheint, ist er nicht sehr hilfreich. Statt von Schattenkindern ist es viel treffender von Kindern mit besonderen Bedürfnissen zu sprechen. Wenn Sie als Eltern diese besonderen Bedürfnisse erkennen, können Sie die Geschwister dabei unterstützen, mit der neuen Situation besser zu Recht zu kommen. Zu den wichtigsten Anliegen der Geschwisterkinder zählt das Bedürfnis nach Sicherheit, nach Wichtigkeit und nach Aufmerksamkeit.

Sicherheit ist ein Grundbedürfnis

Die meisten Kinder, egal welchen Alters werden von der Erkrankung Ihres Geschwisters meist verunsichert und haben oft Ängste. Sie fragen sich im Stillen, ob sie wohl selber auch krank werden könnten. Auch beschäftigt sie die Frage, wie weit der Diabetes ansteckend sei oder ob sie es auch bekommen werden. Jüngere Kinder können auch Fantasien darüber entwickeln, wie es dazu gekommen ist. Dabei beziehen sie vieles auf sich, wie Patrick es auch getan hat. Vielleicht haben sie früher ihr Geschwister zu sehr geärgert, gestoßen oder etwas mit ihm angestellt. Und nun ist es krank geworden. Das kann Schuldgefühle auslösen und damit verbunden auch die Angst vor Strafe. Unabhängig davon, wie die Geschwisterkinder gefühlsmäßig reagieren, ob eher verständnisvoll oder zurückhaltend, hinter all diesen Reaktionen steht meist Unsicherheit, Überforderung und auch Angst. Dem können die Eltern entgegenwirken, indem sie versuchen, schnellstmöglich wieder Sicherheit zu vermitteln, indem sie mit den Kindern gemeinsam über die Situation reden. Um die Geschwisterkinder nicht zusätzlich zu belasten, wollen die Erwachsenen meist erst dann mit ih-

> **WICHTIG**
>
> **Bedürfnis nach Sicherheit**
> 1. Der Diabetes bedroht mich nicht
> 2. Ich habe die gleichen Rechte in der Familie wie früher
> 3. Meine Eltern sind weiter für mich da und sie haben mich lieb

nen über die Erkrankung des Bruders oder der Schwester sprechen, wenn sie selber mehr darüber wissen. Diese Reaktion ist verständlich, denn die Eltern brauchen selber Zeit, um sich mit dem Diabetes vertraut zu machen. Für die Geschwisterkinder kann das aber bedeuten, dass sie vermehrt ihre eigenen Vorstellungen und Fantasien über die Erkrankung entwickeln. Daher sollten Geschwisterkinder, ähnlich wie das Kind mit Diabetes, baldmöglichst darüber aufgeklärt werden, was geschehen ist.

Das Bedürfnis nach Wichtigkeit

Der Diabetes und die tägliche Behandlung verändern nicht nur den Alltag des Kindes mit Diabetes, sondern auch das Leben der gesamten Familie. Diese Veränderungen spüren nicht nur die Eltern, sondern auch die Geschwisterkinder. Kaum eine andere Erfahrung löst am Anfang so gegensätzliche Gefühle bei Kindern aus, wie das Zusammensein mit einem Bruder oder einer Schwester, der/die von einer bleibenden Erkrankung betroffen ist. Einerseits möchte man für nichts auf der Welt mit ihm tauschen, andererseits erhält das Geschwister mit Diabetes scheinbar auch viele Privilegien, um die es die anderen Kinder in der Familie offen oder heimlich beneiden. Der gefühlsmäßige Konflikt ist nicht einfach zu lösen und oft werden Ventile dafür gesucht, die dann zu Spannungen in der Familie führen können.

Am Anfang steht die Diagnose und die damit verbundenen Sorgen und Ängste der Eltern. Sie erleben die Bedrohung Ihres Kindes durch eine zwar gut zu behandelnde, aber doch nicht heilbare Erkrankung. Die Geschwisterkinder spüren, dass in ihrem Familienleben etwas Unerwartetes und Bedeutendes passiert ist. Sie merken auch die Veränderungen im Erleben und Verhalten ihrer Eltern. Wenn diese vorher meist eine beruhigende Sicherheit ausstrahlten, ist das nun einer angespannten und wechselhaften Stimmung gewichen. Für die zuhause wartenden Kinder werden die Eltern nicht mehr berechenbar. Meist ist immer ein Elternteil im Krankenhaus, bei jüngeren Kindern mit Diabetes auch über Nacht. Die Kinder sehen ihre Eltern manchmal weinen und erleben sie oft zum ersten Mal sehr traurig. Bei den Geschwisterkindern kann diese Situation Angst und Verunsicherung auslösen, egal ob sie scheinbar mit Verständnis, Gleichgültigkeit oder Wut darauf reagieren. Zu Beginn der Erkrankung empfinden die meisten Geschwister Angst und befürchten, in dieser neuen Situation übersehen oder vergessen zu werden. Mit diesen Gefühlen haben sie so ziemlich genau ihre Situation erspürt. Sie merken bei aller Mühe der Eltern, dass sie im Augenblick eine andere Wichtigkeit haben als vor der Diagnose des Diabetes.

Das Bedürfnis nach Aufmerksamkeit

Normalerweise haben Eltern ihre Kinder meist gleichermaßen in ihrem Blickfeld. Manchmal kann dieser Fokus oder »Aufmerksamkeits-Blick« sich kurzzeitig auf eines der Kinder in der Familie konzentrieren. So wird bei der Geburt eines neuen Geschwisters der »Aufmerksamkeits-Blick« auf das Baby gerichtet. Der elterliche Blickwinkel verengt sich. Ähnliches passiert auch bei Geburtstagen, Einschulungen und anderen besonderen Ereignissen, die speziell eines der Kinder betreffen. Wenn dann die »Ausnahmesituation« vorbei ist, wird die Aufmerksamkeit wieder auf alle Kinder in der Familie verteilt. Der Blickwinkel wird wieder weiter. Mit dieser gefühlsmäßigen Lenkung der Zuwendung gelingt es Eltern auch sehr gut, ihre Zuwendung allen Kindern in der Familie gleichermaßen zukommen zu lassen. Die elterliche Zuwendung wird sehr stark von Signalen beeinflusst, die die Kinder aussenden. Wenn etwa eine Familie einen Waldspaziergang unternimmt und dabei eines der Kinder von einer Wespe gestochen wird, verändert sich die Wahrnehmung der Eltern binnen Sekunden. Sie konzentrieren sich plötzlich auf das betroffene Kind. Die Aufmerksamkeit wird gebündelt und ähnelt einem Blick durch ein Tunnel, in dessen Mittelpunkt das weinende Kind ist. Dieser »Tunnelblick« hält so lange an, bis sich die Lage normalisiert hat. Der Diabetes kann zu Beginn die Wahrnehmung der Eltern ebenso beeinflussen, ohne dass es ihnen gleich bewusst wird. Das Blickfeld wird auf das Kind mit Diabetes konzentriert. Das ist auch richtig, denn die Aufmerksamkeit wird dort gebraucht. Um dem Geschwisterkind gerecht zu werden, muss aber der Winkel zumindest zeitweise wieder auch sie einschließen. Wenn sich Eltern darüber bewusst werden, verändert sich ihre Sichtweise und die Geschwister spüren, dass sie erneut im Fokus der elterlichen Aufmerksamkeit stehen.

> **WICHTIG**
>
> **Bedürfnis nach Wichtigkeit**
> 1. Ich bin eine eigene Persönlichkeit
> 2. Ich habe eine wichtige Bedeutung
> 3. Ich habe besondere Wünsche

> **WICHTIG**
>
> **Bedürfnis nach Aufmerksamkeit**
> 1. Ich brauche Zuwendung
> 2. Meine Sorgen sind auch wichtig
> 3. Ich will beachtet werden

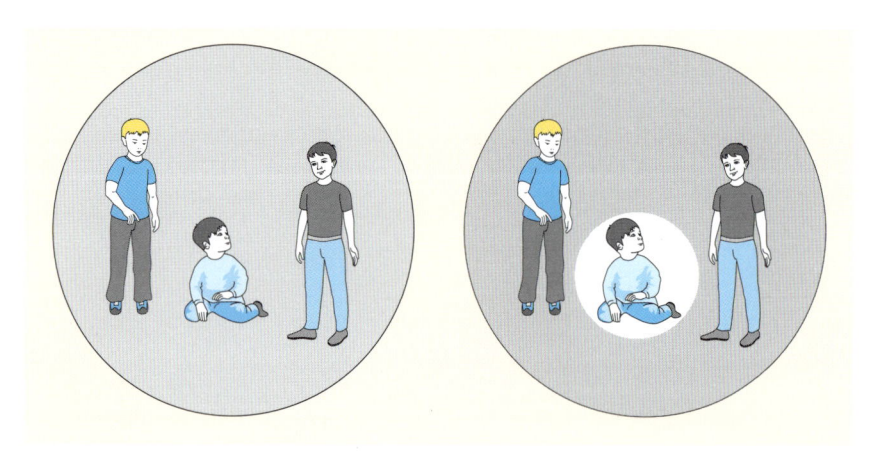

▲ Die Aufmerksamkeit der Eltern verschiebt sich nach der Erkrankung auf das Kind mit Diabetes.

Alter der Geschwisterkinder

Das Alter des Geschwisters beeinflusst auch die Reaktion auf die Erkrankung des Bruders oder der Schwester. Häufig erleben erstgeborene Kinder durch die Erkrankung ihres Geschwisters eine erneute »Entthronung«. Dabei werden neben der Erkrankung auch die Eindrücke, die bei der Geburt der jüngeren Geschwister aufgetreten sind, wieder belebt. Es kommt zu Gefühlen der Zwiespalt, also einerseits positive Empfindungen, aber gleichzeitig auch das Gefühl in einer Konkurrenz zu stehen. Auch der Altersabstand zwischen den Geschwistern kann eine große Rolle spielen. Diesbezügliche Untersuchungen haben gezeigt, dass je geringer der Altersunterschied zwischen den Kindern ist, umso größer kann der Leidensdruck des gesunden Geschwisterkindes ausfallen.

Extrazeiten für die Geschwister

Eltern können sich gerade zu Beginn der Diabetesbehandlung auch gezielt den Geschwistern zu wenden. Indem sie bewusst ein bestimmtes Ereignis mit dem Geschwisterkind erleben, erfüllen sie dessen Wunsch nach Sicherheit, Wichtigkeit und Aufmerksamkeit. Anstatt also das Geschwisterkind immer wieder zu »vertrösten« ist es hilfreicher, einen gemeinsamen Einkaufsbummel, einen Kinobesuch oder einen Nachmittagsausflug zu unternehmen. Die uneingeschränkte Aufmerksamkeit für eine begrenzte Zeitspanne ist viel hilfreicher als kurze, improvisierte Zuwendungen. Zudem kann das die innere Ausgeglichenheit des Kindes fördern und sowohl die Eltern-Kind Beziehung als auch den Umgang der Geschwisterkinder untereinander positiv beeinflussen. Solche besonderen Zeiten, auch »Quality-Time« genannt, können die Situation der Geschwisterkinder deutlich entspannen.

Wenn Geschwister helfen

Spannungen können auch auftreten, wenn die Übernahme von Verantwortung für die Betreuung des Geschwisters mit Diabetes von den Eltern als selbstverständlich erachtet wird. Das kann zu Überforderungen oder Aggression führen. Auch sollte von den gesunden Geschwisterkindern nicht immer automatisch eine besondere Rücksichtnahme erwartet werden. Auch Bemerkungen wie: »Sei doch froh, dass Du kein Diabetes hast« sind nicht hilfreich. Sie treffen zwar den Kern des Problems, aber eine diesbezügliche Einsicht können wir von den Geschwistern nicht erwarten. Kinder, vor allem jüngere Kinder, haben einen natürlichen Egoismus. Das hilft ihnen ihre Persönlichkeit zu entwickeln. Dafür brauchen sie Verständnis von ihren Eltern und ihrem Umfeld. Vieles was uns Erwachsenen im Umgang zwischen Geschwistern als unfair erscheint, gehört zu ihrem natürlichen Umgang miteinander und sie lernen dadurch Konflikte zu lösen. Andererseits gibt es auch viele Kinder, die sich mit ihren erkrankten Geschwistern identifizieren. Sie leiden mit ihnen und helfen in vielen Situationen weiter. In solchen Fällen können die Geschwister als »Eisbrecher« auftreten und für ihre Geschwister den Weg freimachen. Auch müssen die gesunden Geschwister damit umgehen, dass sie zum Beispiel bei einem Restaurantbesuch auf neugierige Blicke treffen, wenn bei Ihnen am Tisch der Blutzucker gemessen oder Insulin gespritzt wird. Oft werden Geschwisterkinder auch in der Schule auf ihren Bruder oder ihre Schwester mit Diabetes angesprochen. Das verlangt viel Selbstsicherheit und soziale Kompetenz von den Geschwisterkindern.

Besonders weibliche Geschwister, die älter sind als das Kind mit Diabetes sollten nicht übermäßig in die Betreuung einbezogen werden.

Geschwisterkinder anders erziehen?

Kinder, deren Geschwister Diabetes haben, brauchen keine besondere Erziehung. Sie benötigen zu Beginn des Diabetes vermehrte und gezielte Aufmerksamkeit seitens der Eltern, damit sie ihrer eigenen Wichtigkeit in der Familie sicher sind. Auch sind Geschwisterkinder in ihren Vorstellungen über die Erkrankung häufig weiter als ihre Eltern es annehmen. Das heißt, es ist wichtig mit den Geschwistern frühzeitig und offen über das Geschehen zu reden. Sie sollten so gut wie möglich über die Behandlung des Diabetes Bescheid wissen, ohne dadurch Verantwortung übernehmen zu müssen. Geschwisterkinder erzählen selten direkt über ihre Probleme mit dem erkrankten Geschwister. Vielmehr drücken Sie durch Gesten oder durch Verhaltensweisen, die auf den ersten Blick nicht sehr logisch erscheinen, ihren Frust oder ihre Angst aus. Schließlich sollten Eltern die Rivalität zwischen den Geschwistern gestatten. Darin zeigt sich ein normales Phänomen der kindlichen Entwicklung, dass vor allem auch dem Kind mit Diabetes zugutekommt.

Geschwisterkinder sind besondere Kinder

Viele Eltern fragen sich, wie sich der Diabetes eines Kindes auf die anderen Geschwister auswirkt. Dazu sind auch eine Reihe von pädagogischen und psychologischen Untersuchungen durchgeführt worden. Wir können erwarten, dass Geschwister von Kindern mit Diabetes sehr gute Chancen haben, zu sozial engagierten, verantwortungsvollen und lebenspraktischen Menschen heranzureifen. Sie profitieren davon, dass sie lernen, Rücksicht nehmen zu müssen und dabei ihre eigenen Bedürfnisse nicht zu vergessen. Andererseits besteht auch die Gefahr, dass sie sich zu kurz gekommen fühlen und dadurch bewusst oder unbewusst ihren Eltern oder Geschwistern Vorwürfe machen. Um dem entgegenzuwirken, ist es wichtig, dass Sie als Eltern mit den gesunden Geschwisterkindern ständig im Gespräch bleiben und ihnen immer das Gefühl geben, dass sie genauso wichtig sind wie alle Kinder in der Familie. Sie sollten die besonderen Bedürfnisse des Geschwisters nicht aus den Augen verlieren und durch eine intensive und liebevolle Beziehung dazu beitragen, dass diese sich ebenso wie die Kinder mit Diabetes altersgerecht entwickeln und ihren Platz in der Familie ausfüllen.

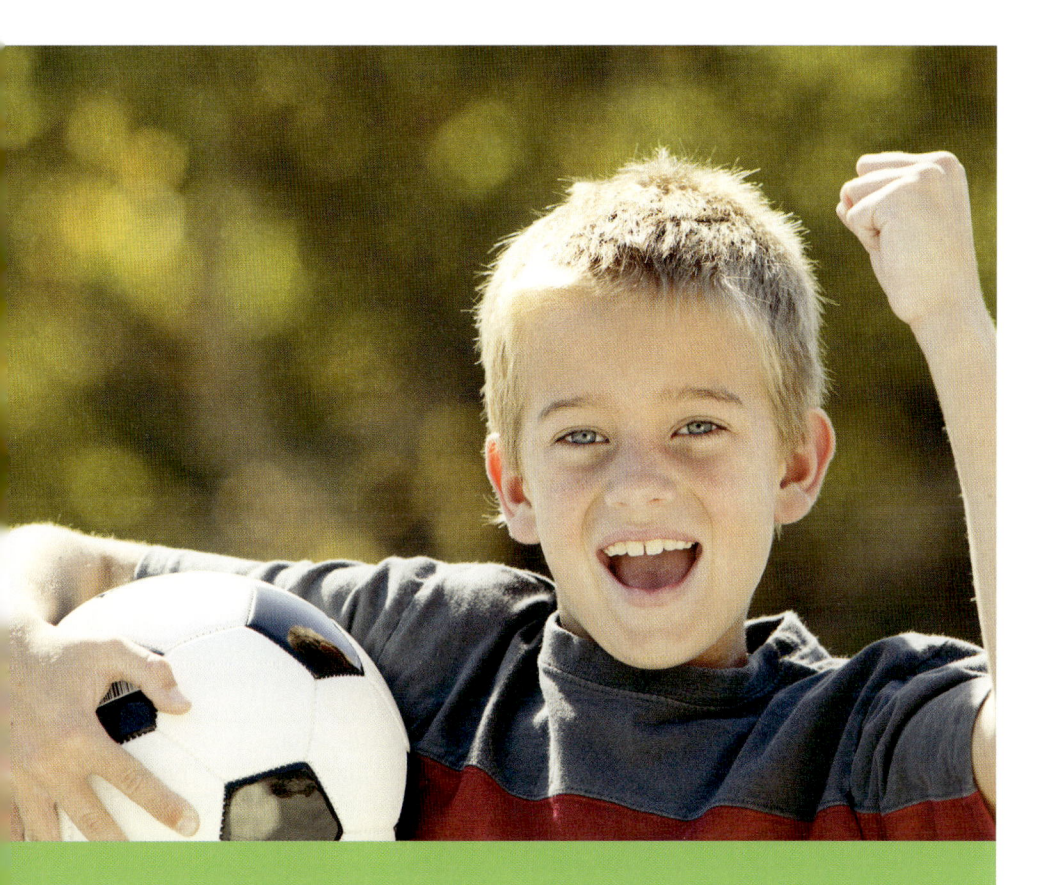

Diabetes und besondere Situationen

Dieses Kapitel gibt Ihnen praktische Informationen darüber, wie Sie und Ihr Kind in bestimmten Situationen, zum Beispiel beim Sport oder auf Reisen, mit der Diabetesbehandlung umgehen können.

DIABETES UND BESONDERE SITUATIONEN

Diabetes und Sport

Sport ist gut für jeden. Dies gilt auch für Ihr Kind, wenn es einen Diabetes hat. Sport ist nicht nur wichtig für Patienten mit Typ-2 Diabetes, um ihre Stoffwechseleinstellung zu verbessern und Herz-Kreislauf Komplikationen zu vermindern, sondern ist auch hilfreich bei Kindern und Jugendlichen mit Typ-1 Diabetes. Darüber hinaus gewinnt man durch Sport Freunde, Sport gibt Selbstvertrauen und kann Stress abbauen.

Sinkt der Blutzucker während dem Sport oder einer anderen körperlichen Aktivität sorgt der Körper normalerweise durch die Ausschüttung von Glucagon und anderen gegenregulierenden Hormonen wie Stresshormon oder Wachstumshormon dafür, dass der Körper genügend Zucker erhält. Bei Kindern und Jugendlichen mit Typ-1 Diabetes funktioniert diese

▼ Einfluss des Insulins auf die Blutzuckerkontrolle während körperlicher Aktivität.

Reaktion nicht ausreichend, vor allem wenn das Insulin nicht adäquat vor dem Sport reduziert wurde. Aus der Leber kann dann nicht genügend Zucker (Glukose) freigesetzt werden. Sport verbessert auch die Zucker-Aufnahme in die Muskelzellen. Es ist damit weniger Insulin notwendig, um die Glukose in die Zellen zu schleusen als unter Ruhebedingungen.

Der Abfall des Blutzuckers ist bei Kindern und Jugendlichen mit Typ-1-Diabetes während des Sports größer als bei gesunden Kindern. Das von außen zugeführte Insulin wirkt länger, somit bleibt die Zuckerproduktion aus der Leber auch länger gehemmt. Die gesteigerte Insulinaufnahme führt zu höheren Insulinspiegeln im Blut.

Während der sportlichen Aktivität sollte regelmäßig der Blutzucker gemessen und auf eine ausreichende Flüssigkeitszufuhr geachtet werden. Wir empfehlen, Kohlenhydrate möglichst in flüssiger Form zu sich zu nehmen.

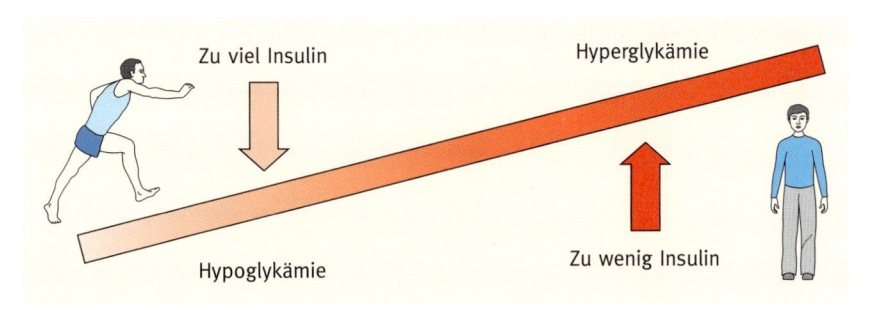

236

Wann sollte bei Sport eine zusätzliche KHE/BE gegeben werden?

- Bei BZ-Werten unter 120 mg/dl immer eine KHE/BE geben
- Bei BZ-Werten zwischen 120 und 180 mg/dl eine halbe KHE/BE geben
- Bei BZ-Werten über 180 mg/dl keine zusätzliche KHE/BE
- Bei BZ-Werten von 250 mg/dl und höher einen Aceton-Test im Urin machen, wenn möglich und Insulin nach dem Korrekturschema nachspritzen

Nicht vergessen – immer vor und nach dem Sport den Blutzucker testen!

Als Faustregel gilt, dass pro 30 Minuten Aktivität/Bewegung/Sport von mittlerer Intensität 1 zusätzliche KHE/BE gegessen werden sollte. Dabei ist eine Mischung aus »schneller« und »langsamer« KHE/BE am besten.

Nach der sportlichen Aktivität müssen weiterhin regelmäßige Blutzuckerkontrollen durchgeführt werden. Bei Sport am späten Nachmittag oder frühen Abend sollte auf jeden Fall die abendliche Insulindosis reduziert werden.

Aktuelle Studien an über 23 000 Kindern und Jugendlichen mit Typ-1-Diabetes haben gezeigt, dass durch häufigen, regelmäßigen Sport eindeutig die Diabetes-Einstellung verbessert und kardiovaskuläre Risikofaktoren reduziert werden. Zusätzlich haben diese Kinder niedrigere Fettstoffwechselwerte und bessere Blutdruckwerte.

Sport und Pumpe

Ist ihr Kind auf eine Insulinpumpe eingestellt, gelten bei Sport die gleichen Maßnahmen wie bei der intensivierten Insulintherapie. Vor dem Sport (ca. ein bis zwei Stunden) sollte die Basalrate reduziert werden (temporäre Anpassung der Basalrate, Beginn mit ca. 20 Prozent, s. auch Kapitel »Therapieformen Pumpe«). Ein eventuell notwendiger Mahlzeitenbolus sollte um etwa 30 Prozent gesenkt werden. Die Basalratenabsenkung und der reduzierte Mahlzeitenbolus müssen für einige Stunden nach dem Sport beibehalten werden! Bei regelmäßig wiederkehrenden Sporttagen kann auch eine sogenannte **Sport-Basalrate** programmiert werden. Isst ihr Kind

> **WICHTIG**
>
> **Individuell entscheiden**
>
> Jeder Mensch reagiert auf Sport oder körperliche Aktivität unterschiedlich. Jedes Kind und jeder Jugendliche muss seine eigenen Erfahrungen sammeln.

vor dem Sport vier KHE mit einem KHE-Faktor von zwei Einheiten pro KHE, so müsste es acht Einheiten für diese Mahlzeit ohne Korrektur abgeben. Eine Reduktion um 30 Prozent bedeutet dann, dass ihr Kind 2,4 Einheiten weniger spritzen sollte, gerundet wären das 5,5 anstatt früher acht Einheiten Bolusinsulin. Bei einer Extra-Sport-Basalrate müssen alle daran denken, am Vortag diese umzustellen und danach wieder auf die normale Basalrate zurückzustellen.

Steigt der Blutzucker nach dem Sport an, kann dies für einen Insulinmangel sprechen zum Beispiel infolge eines zu starken Absenken der Basalrate, zu langes Abkoppeln der Insulinpumpe oder Herausrutschen des Katheters. Wichtig: Eine Ketoazidose sollte auf jeden Fall ausgeschlossen werden. Eine verminderte Insulinwirkung kann auch durch einen unzureichenden Ausgleich des Flüssigkeitsverlustes nach dem Sport bedingt sein. Bei Flüssigkeitsmangel spricht der Körper nämlich schlechter auf Insulin an! Andere Ursachen für einen Blutzuckeranstieg nach dem Sport könnten auch die Gabe von zu vielen KHE/BE davor, den sogenannten Sport-KHE/BEs, sein. Ist der Aceton- bzw. Ketontest im Urin negativ, kann ggf. eine vorsichtige Korrektur des höheren Blutzuckerwertes erfolgen, Zielwert sollte dabei aber nicht unter 140 bis 150 mg/dl sein.

Sport und Diabetes: Risiken

Nach dem Sport nehmen die Muskeln wieder verstärkt Energie (Zucker) auf. Durch diesen Muskelauffülleffekt besteht bei Kindern und Jugendlichen mit Typ-1 Diabetes die Gefahr einer spät auftretenden, verzögerten Unterzuckerung. Vor allem bei jungen Kindern unter sechs Jahren und bei Kindern und Jugendlichen mit einer guten Stoffwechseleinstellung steigt die Gefahr der verzögerten, oft sehr späten Unterzuckerung (Hypoglykämie) nach Sport. Deshalb sollte das abendliche sowie nächtliche Insulin, insbesondere das lang wirksame Insulin (NPH-Verzögerungsinsulin oder lang wirksames Insulinanalog) reduziert werden. Um wie viel das Insulin reduziert werden soll, muss bei jedem Kind oder Jugendlichen individuell nach eigenen Erfahrungen festgelegt werden. Reduktionen der Insulindosis um ca. ⅓ der Dosis können notwendig sein. Spritzt ihr Kind abends bzw. nachts 15 Einheiten Basalinsulin, sollte nach intensivem Sport nur zwölf Einheiten (20 Prozent weniger) oder sogar nur zehn Einheiten (⅓ der Dosis weniger) abgegeben werden. An der Pumpe sollte, wie schon erwähnt, die Basalrate vorübergehend (temporär) für vier bis sechs Stunden, vereinzelt auch noch länger, um 20 Prozent abgesenkt werden. In Einzelfällen sind auch stärkere und länger dauernde Absenkungen der Basalrate erforderlich.

Niemals Sport bei Ketoazidose!
Bei Blutzuckerwerten über 250 mg/dl darf nicht mit dem Sport begonnen werden. Durch einen Urintest auf Ketonkörper ist eine Ketoazidose unbedingt auszuschließen. Ist diese ausgeschlossen, sollte zunächst mit Insulin korrigiert werden. Erst wenn der Blutzucker eindeutig wieder unter 250 mg/dl abgefallen ist, am besten unter 200 mg/dl, darf mit dem Sport begonnen werden.

Leistungssport und Diabetes

Auch Leistungssport ist mit Diabetes möglich. Weltmeister und Olympiasieger im Gewichtheben, Weltumsegler, Leistungsschwimmerinnen, und Deutscher Meister im 200 m-Sprint sind nur einige Titel und Erfolge, die Patienten mit Diabetes erreicht haben. Jedoch muss die Insulinbehandlung dann ganz genau auf die einzelnen Anforderungen des Leistungssportlers abgestimmt werden.

Skifahren und Diabetes

Beim Skifahren wird man mit Zusatz-KHE gar nicht auskommen. Erfahrungsgemäß kommt man allerdings erst am späteren Vormittag dazu, sich richtig zu bewegen. Deshalb werden Sie aller Voraussicht nach morgens das Kurzzeitinsulin oder den Insulin-Bolus zum Frühstück unverändert belassen, aber das Verzögerungsinsulin um gut 20 Prozent reduzieren. Andere Jugendliche spritzen trotzdem die gleiche Menge und essen dann einfach mehr.

Langanhaltende Bewegung wie Skifahren führt längerfristig zu einer Absenkung des Blutzuckers. Sie müssen deshalb vor allem abends daran denken, sowohl Kurzzeit- als auch Verzögerungsinsulin um wenigstens zehn Prozent zu senken. Mitunter fahren Jugendliche so intensiv Ski, dass ihre Dosis an Verzögerungsinsulin um ⅓ bis ½ reduziert werden muss. Patienten mit einer Pumpe sollten die Basalrate zunächst um 20 Prozent, falls notwendig noch weiter absenken. Anfangs werden Sie mit Ihrem Diabetes-Team sicherlich besprechen, wie die Dosis beim Skifahren anzupassen ist. Später haben Sie dann ihre eigenen Erfahrungen gesammelt und können selbst die notwendigen Vorsichtsmaßnahmen treffen. Wichtig ist es vor allem, dass Sie ihrem Kind auf die Piste ausreichend Traubenzucker oder schnell wirksame »Riegel« mitgeben. Hilfreich wäre es natürlich auch, wenn zwischendurch bei einer Pause in der Skihütte ein Blutzucker-Test gemacht werden könnte.

Diabetes und Reisen

In der Anfangszeit nach der Diagnose haben Sie vielleicht das Gefühl bekommen, jetzt wegen des Diabetes nicht mehr, vor allem ins Ausland, verreisen zu können. Dies ist aber glücklicherweise nicht der Fall. Wir betreuen viele Kinder und Jugendliche mit Typ-1 Diabetes, die bereits im Ausland waren oder demnächst eine längere Reise zum Beispiel im Rahmen eines Schüleraustausches oder für ein Auslandsschuljahr antreten.

Auch sollten sie nicht voreilig nach Auftreten des Diabetes eine anstehende Reise oder einen Urlaub absagen. Oft hat sich nach einigen Wochen und intensiver Schulung gezeigt, dass Sie und Ihr Kind bereits gut mit dem Diabetes umgehen können und auch eine Reise oder Urlaub möglich und medizinisch vertretbar ist.

Oft können Sie im Urlaub die Insulindosis Ihres Kindes reduzieren. Gerade in südlichen Ländern mit hohen Temperaturen und viel Bewegung, etwa am Strand sind die Blutzuckerwerte häufig recht niedrig. Auch ist es zumindest am Anfang recht schwierig, die andere Ernährung im Urlaubsland richtig einzuschätzen. Wichtig ist dass sie regelmäßig die Blutzuckerwerte kontrollieren und ggf. die Insulindosis während des Urlaubs reduzieren. Nach dem Urlaub sollten Sie daran denken, in gewohnter Umgebung wieder das alte Insulinregime zu verwenden.

Verhalten bei Flugreisen

Kurze Flugreisen, wie etwa in Europa stellen kein besonderes Problem dar. Wichtig ist dass alle Insuline und die für die Behandlung notwendigen Utensilien immer ins Handgepäck gehören. Damit Sie beim Einchecken am Flughafen keine Probleme bekommen, hat sich das Mitführen einer sogenannten Zollbescheinigung bewährt. Darin ist eine Aufstellung aller Medikamente, Spritzen oder Pumpenmaterialien, die Ihr Kind mitführen muss, enthalten. Mit dieser Zollbescheinigung gibt es unserer Erfahrung nach am Zoll keine langen Diskussionen.

Vergessen Sie bitte die Glucagonspritze nicht und bedenken Sie, wenn Ihnen das Insulin im Ausland ausgeht, dass es dort evtl. in einer anderen Konzentration vorliegt als bei uns, wir hatten dies beim Kapitel über die Insulinkonzentrationen schon dargestellt.

Zeitverschiebung

Bei Flugreisen über mehrere Zeitzonen, zum Beispiel nach Amerika oder Australien, ist eine Anpassung der Basalinsulindosis an den verkürzten (beim Flug nach Osten) oder den verlängerten Tag (beim Flug nach Westen) erforderlich. Anhand der Flugdaten sollte für jedes Kind oder Jugendlichen und für seine Familie ein individuell zugeschnittener »Reiseplan« für den Hin- und Rückflug von ihrem Diabetes-Team erstellt werden. Als Beispiel haben wir einen solchen Plan für einen Flug nach San Francisco für eine Jugendliche mit Pumpentherapie aufgeführt.

> **INFO**
>
> ### Individueller Flugplan
>
> **Flug nach San Francisco/ Kalifornien, USA**
>
> Hallo Carolin,
>
> hier ist Dein Plan für das Management beim Flug nach Amerika. Dein Tag wird sich ja um neun Stunden verlängern.
>
> Am Abflugtag (06.08.) normale Insulin-Bolusgaben und Basalrate. Während des Fluges alle drei Stunden den BZ kontrollieren, ggf. korrigieren, für Mahlzeiten normal Insulin nach Bolus-Faktoren verabreichen.
>
> Ankunft: 12.30 Uhr Ortszeit, Umstellung der Uhr auf Ortszeit.
>
> **Basalrate auf die niedrigste Insulingabe, in Deinem Fall auf 0,7, einstellen und bis zum nächsten Morgen so belassen. Mahlzeiten nach üblichem Bolus-Faktor, ggf. korrigieren**
>
> Am nächsten Morgen Basalrate wie sonst einstellen, Mahlzeiten nach Bolus-Faktoren.
>
> Rückflug nach Deutschland
>
> Abflug 31.08. 15.55 Uhr
>
> Mahlzeitenbezogene Bolusgaben wie sonst, Basalrate wie sonst. Während des Fluges alle drei Stunden den BZ kontrollieren, ggf. korrigieren, für Mahlzeiten normal Insulin nach Bolus-Faktoren verabreichen
>
> Nach Ankunft (01.09, 11.25 Uhr) Zeitumstellung auf Ortszeit.
>
> Basalrate auf neue Zeit einstellen, Mahlzeiten nach üblichen Bolus-Faktoren. Verzögert sich der Flug, dann Basalrate erstmals nach amerikanischer Zeit belassen
>
> Viel Erfolg und tolle Erlebnisse
>
> Dr. Martin Holder
>
> PS: Ansichtskarten bitte an das Diabetes-Team im Olgäle, z. Hd. von Dr. M. Holder, Bismarckstr. 8, 70176 Stuttgart, Germany

DIABETES UND BESONDERE SITUATIONEN

Operationen bei Kindern mit Diabetes – was ist zu beachten?

Steht bei ihrem Kind eine Operation an, sollte aufgrund des Diabetes im Vorfeld einiges beachtet werden. Um die Risiken der Operation möglichst zu minimieren, sollte ihr Kind gesund sein und eine weitgehend gute, stabile Stoffwechsellage haben.

Grundsätzlich wird zwischen kleinen Operationen mit einer Dauer unter 1 Stunde und größeren Operationen mit längerer Narkosezeit unterschieden. In der Regel werden die kleinen Operationen (Dauer bis zu einer Stunde) ambulant durchgeführt und Ihr Kind kann am gleichen Tage wieder nach Hause entlassen werden. Ein-

▼ Diese Faktoren wirken auf den Blutzucker meines Kindes während der Operation.

flüsse auf die Stoffwechseleinstellung sind dabei kaum zu erwarten. Größere Operationen mit einer verlängerten Narkosezeit bergen dagegen ein höheres Risiko für eine metabolische Entgleisung, eine Entlassung am gleichen Tag ist in der Regel nicht möglich.

Da Kinder und Jugendliche mit Typ-1 Diabetes einen Insulinmangel haben, sind sie während einer Operation gefährdet, eine ketoazidotische Entgleisung ihres Stoffwechsels zu erlangen.

Operation und Narkose führen zu einer Ausschüttung gegenregulatorischer, kontrainsulinärer Hormone wie Epinephrin, Glukagon, Cortison, Wachstumshormon und bestimmten Zytokinen. Diese Hormonveränderungen führen zu verschiedenen

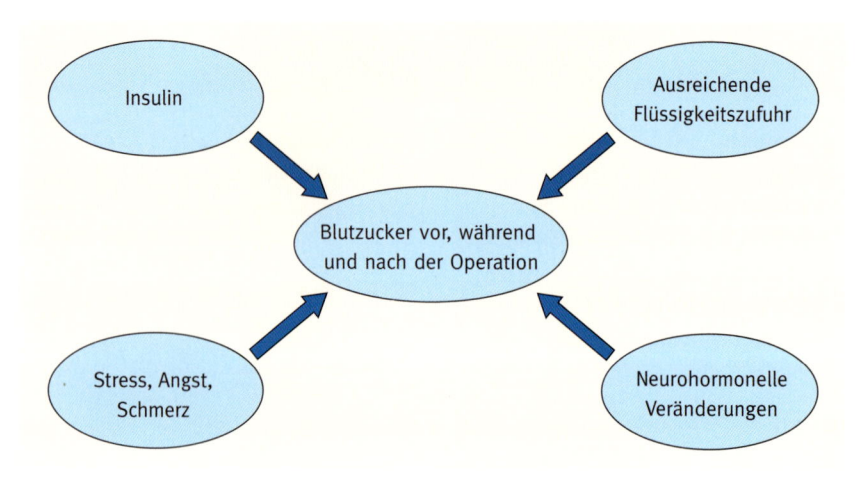

Stoffwechselstörungen, welche alle zu höheren Blutzuckerwerten und evtl. auch zu einer Übersäuerung (Ketose) durch Bildung von Aceton bzw. Ketonkörpern führen.

Diese hormonellen Veränderungen sind individuell verschieden und in ihrer Ausprägung abhängig von der Art der Narkose, Dauer der Operation und dem klinischen Verlauf nach der Operation.

Insbesondere dem Vorhandensein von Komplikationen wie zum Beispiel Infektion und Schmerzen.

Um diese hormonellen Veränderungen möglichst zu vermeiden, sollte die Narkose die folgenden Ziele möglichst erfüllen.

Ziele einer guten Narkose
- Ausreichende Flüssigkeitszufuhr
- Normnahe Blutzuckereinstellung
- Vermeidung von Unterzuckerungen (Hypoglykämien)
- Verringerung der stressbedingten Überzuckerung (Hyperglykämie) nach der Operation
- Verringerung der Gefahr einer ketoazidotischen Entgleisung
- Verringerung des Infektionsrisikos nach der Operation

Verhalten bei kleineren Operationen

Damit meinen wir Operationen oder Prozeduren, die eine Narkosedauer bis zu einer Stunde haben.

Vor dem Eingriff sollte der Blutzuckerwert weitgehend im Normbereich sein. In der Regel kann das Langzeitinsulin an diesem Tag normal oder nur leicht reduziert injiziert werden. Kurzzeitinsulin sollte erst nach dem Eingriff oder zur Korrektur höherer Blutzuckerwerte vorher verwendet werden. Bei kleineren Patienten oder bei längeren Nüchternzeiten vor der Operation ist möglicherweise eine intravenöse Flüssigkeitszufuhr vor, während und nach dem Eingriff erforderlich. Je nach aktuellem Blutzuckerwert Ihres Kindes wird eine entsprechende Lösung mit viel, wenig oder gar keinem Glukosegehalt verwendet. Falls möglich, sollten auch kleinere Eingriffe/Untersuchungen in Narkose möglichst morgens als erstes durchgeführt werden. Optimale Blutzuckerwerte während des Eingriffes liegen zwischen **90 bis 180 mg/dl (5 bis 10 mmol/l)**.

Hat Ihr Kind morgens eher niedrigere Blutzuckerwerte, sollte in der Nacht vor der Operation das Langzeitinsulin leicht reduziert werden, um Hypoglykämien wegen des Nüchternseins zu vermeiden. Im Gegensatz dazu können Aufregung, geänderter Tagesablauf und Schlafstörung in der Nacht vor der Operation zu höheren Nüchternblutzuckerwerten am Operationstag führen.

Verhalten bei größeren Operationen

Ihr Kind wird ein Tag vorher stationär aufgenommen. In der Regel bekommt Ihr Kind zunächst die gleiche Insulindosis wie normal. Höhere Blutzuckerwerte werden korrigiert, mögliche Flüssigkeitsdefizite (Ketose) ausgeglichen. Vor der Operation werden wichtige Laborwerte wie Blutbild, die Elektrolyte Natrium, Kalium und Calcium, der Nierenwert Kreatinin, die Blutgase und eventuell die Gerinnungswerte kontrolliert. Zur Einschätzung der Stoffwechseleinstellung sollten HbA1c und Aceton bzw. Ketonkörper (im Blut oder Urin) bestimmt werden.

Der geplante Eingriff sollte, falls möglich, als erstes erfolgen, am besten morgens, um die Dauer des Nüchternseins möglichst kurz zu halten. Am Operationstag bekommt Ihr Kind keine reguläre Insulingabe mehr. Da Ihr Kind am Operationstag nüchtern sein sollte, erfolgt ca. zwei Stunden vor dem Eingriff eine standardisierte intravenöse Insulingabe mit gleichzeitiger Flüssigkeitsgabe. Intravenös gegebenes Insulin wirkt wesentlich kürzer und erlaubt eine genauere Glukose-Kontrolle. Während der Operation wird regelmäßig der Blutzucker kontrolliert und gegebenenfalls auf höhere oder niedrigere Blutzuckerspiegel reagiert.

Auch nach der Operation wird engmaschig der Blutzucker kontrolliert, solange Insulin über die Vene (intravenös) verabreicht wird. Nachdem Ihr Kind aus der Narkose aufgewacht ist und es wieder essen und trinken darf, wird wieder auf ihr normales Insulinregime gewechselt, die intravenöse Insulingabe und auch die Flüssigkeitszufuhr beendet. Der optimale Blutzucker-Bereich während der Operation ist **90 bis 180 mg/dl (5 bis 10 mmol/l)**. Nach dem Aufwachen sind Blutzuckerwerte zwischen **80 bis 160 mg/dl (4,5 bis 8 mmol/l)** anzustreben. Korrekturen höherer Blutzuckerwerte erfolgen nach dem bisherigen Korrekturfaktor Ihres Kindes.

Die Internationale Kinderdiabetes-Organisation ISPAD empfiehlt in ihren Richtlinien, dass größere Operationen an Kindern mit Diabetes an dafür spezialisierten Zentren durchgeführt werden, die eine (Mit-) Betreuung durch einen Kinder-Diabetologen (Pädiatrischer Diabetologe) gewährleisten können. Bei Notfalloperationen sollte sobald wie möglich Kontakt mit einem Kinderdiabetes-Zentrum (pädiatrisch-diabetologisches Zentrum) aufgenommen werden.

Mein Kind trägt eine Pumpe – was ist bei Operationen zu beachten?

In der Regel kann die Pumpe bei kleineren Eingriffen weiter getragen werden. Die Katheterstelle sollte aber ausreichend gesichert werden. Die Basalrate kann zunächst unverändert beibehalten werden, bei niedrigen Blutzuckerwerten sollte die Basalrate temporär abgesenkt werden. Am Operationstag darf kein morgendlicher Bolus mehr gegeben werden, nur höhere Blutzuckerwerte sollten korrigiert werden. Falls notwendig, können Korrekturen höherer Blutzuckerwerte während und nach dem Eingriff über die Pumpe abgegeben werden. Wenn Ihr Kind nach der Operation wieder wach und bereit zu essen ist, erfolgt der normale Mahlzeiten-Bolus.

Welche Fragen sollten im Vorfeld gestellt werden?

1. Sind bei Ihnen bereits Kinder mit Diabetes operiert worden?
2. Verfügt der zuständige Narkosearzt (Anästhesist) über Erfahrungen im Management von Kindern und Jugendlichen mit Diabetes?
3. Was/Wen empfiehlt mein zuständiger Kinder-Diabetologe?
4. Wer betreut mein Kind nach der Operation? Wer achtet auf die Blutzuckerwerte?

CHECKLISTE

Mein Kind mit Diabetes wird operiert – An was sollte ich denken?

- Ist mein Kind gesund?
- Sind die Blutzuckerwerte bei meinem Kind derzeit weitgehend stabil?
- Gibt es in der Einrichtung, in der der Eingriff/Untersuchung stattfindet genügend Erfahrung im Management von Kindern und Jugendlichen mit Diabetes?
- Ist die Operation ambulant möglich? Wie lange wird sie voraussichtlich dauern?
- Hat ein ausführliches Vorgespräch mit dem Operateur und dem Narkosearzt stattgefunden mit Abklärung des optimalen Operationszeitpunktes, Festlegung des individuell angepassten Insulinregimes und der engmaschigen Kontrolle danach.

Fazit

Steht bei Ihrem Kind eine Operation an, sollte im Vorfeld einiges beachtet werden. Ihr Kind sollte gesund sein und eine weitgehend gute, stabile Stoffwechsellage haben. Kleinere Eingriffe/Untersuchungen mit einer Narkosedauer bis zu einer Stunde werden in der Regel ambulant durchgeführt, am besten morgens. Das Insulinregime sollte an die jeweiligen, individuellen Erfordernisse angepasst werden. Größere Operationen an Kindern mit Diabetes sollten an dafür spezialisierten Einrichtungen mit einer pädiatrisch-diabetologischen Mitbetreuung durchgeführt werden.

Wenn Kinder erwachsen werden

Es wird die Zeit kommen, wenn Ihr Kind aus der kinderärztlichen Behandlung im wahrsten Sinne des Wortes herauswächst und wir uns über die weitere Versorgung in der Erwachsenendiabetologie Gedanken machen. Um für Ihr Kind und für Sie diesen Übergangsprozess zu erleichtern, ist ein gemeinsames Vorgehen von den bisherigen Betreuern aus der Kinderklinik und den künftigen internistischen Kollegen und Kolleginnen notwendig.

Der Zeitpunkt des Übergangs in die Erwachsenenmedizin ist auch von Patient zu Patient unterschiedlich und hängt neben dem Alter und der persönlichen Reife des Heranwachsenden auch davon ab, wie lange die Kinderklinik und die Kostenträger die Behandlung beim Kinderarzt ermöglichen. Der Wechsel in die Erwachsenenmedizin erfolgt meist zwischen 16 und 21 Jahren, wobei die meisten Jugendlichen ab dem 17. und bis zum 20. Lebensjahr die kinderdiabetologische Betreuung verlassen. Da der Wechsel vorhersehbar ist, sollte er auch rechtzeitig und gut geplant erfolgen. Untersuchungen haben gezeigt, dass der vorbereitete Übergang für den Patienten die Sicherheit bietet, den Diabetes »nahtlos« weiter zu behandeln, ohne dass es zu gefährlich langen Zeiten ohne ärztlicher Versorgung kommt.

Bewährt haben sich Informationsabende in der Diabetesambulanz, um dort die Fragen zum Wechsel zusammen mit dem Diabetes-Team zu besprechen. Viele Jugendliche und Eltern interessiert es, wie weit die Patientenakten weitergeleitet werden, ob die Mutter noch zu den ersten Sprechstunden beim Erwachsenen-Diabetologen mit gehen soll (oder darf) oder welche Praxen bzw. Kliniken überhaupt in Frage kommen. Manchmal können auch die jungen Erwachsenen eine diabetologische Schwerpunktpraxis besuchen, um zu sehen, was sie dort erwartet. Für Sie als Eltern ist es auch erleichternd, wenn Sie wissen, dass Ihr bisheriger Kinder-Diabetologe Kontakt zu dem neuen Arzt bzw. Ärztin Ihres Kindes hat und die wichtigsten Informationen über den bisherigen Verlauf und Behandlung des Diabetes ausgetauscht wurden. Aber auch Ihre Kinder können vom Diabetes-Team direkt auf den Übergang vorbereitet werden, in dem man mit ihnen bespricht, auf was sie achten und welche Fragen sie von sich aus stellen sollten. Schließlich ist der Übergang ein Prozess, also ein Weg, und so können bei rechtzeitigem Beginn alle Hindernisse ausgeräumt werden.

Wichtig ist, dass die jungen Erwachsenen nicht längerer Zeit ohne diabetologische Betreuung bleiben, nicht in fremde Städte zum Studieren oder zur Ausbildung gehen ohne dort eine sichere Anlaufstelle für ihren Diabetes zu haben und dass es medizinische Ansprechpartner für den Fall gibt, dass ihre Blutzuckereinstellung überprüft werden muss.

Wenn das gewährleistet ist, werden Sie Ihr Kind viel leichter seinen weiteren Weg gehen lassen und die Gewissheit haben, dass sein Diabetes weiter gut versorgt wird.

Soziale Hilfen und Diabetes – was gibt es an Unterstützung?

Das Sozialgesetzbuch (SGB IX) ermöglicht Menschen mit Diabetes in einigen Lebensbereichen gewisse finanzielle Erleichterungen. Leider werden diese als „Nachteilsausgleiche" genannten Hilfen auch für Kinder und Jugendliche mit Diabetes nur dann gewährt, wenn ein Antrag auf einen Schwerbehindertenausweis gestellt wird. Der Begriff „Schwerbehinderung" im Zusammenhang mit Diabetes löst häufig Unverständnis und Ablehnung aus. Es gibt Familien, die deshalb darauf verzichten und manche Jugendliche möchten nicht mit so einem Ausweis auffallen und nutzen ihn deshalb kaum. Ein Argument für den Ausweis ist, dass damit einige Nachteile der chronischen Erkrankung etwas ausgeglichen werden. Allerdings sollten Sie und Ihr Kind gemeinsam entscheiden, ob sie den Ausweis beantragen möchten oder nicht.

Kinder und Jugendliche mit Diabetes erhalten auf Antrag beim Versorgungsamt einen Schwerbehindertenausweis. Der wird ab einem Grad der Behinderung (abgekürzt GdB) von 50 Prozent ausgestellt. Das kennzeichnet die Schwere der Behinderung. Er ist entsprechend der Grunderkrankung zu bemessen. Gemäß den »Anhaltspunkten für die ärztliche Gutachtertätigkeit im sozialen Entschädigungsrecht und nach dem Schwerbehindertenrecht« wird der Behinderungsgrad bei Typ1 Diabetes wie folgt bemessen:

- Behinderungsgrad von 30 bis 40 Prozent je nach Behandlungsaufwand und der Stoffwechseleinstellung. Bei Kindern und Jugendlichen, deren Therapie eine Hypoglykämie auslösen kann und die mindestens einmal täglich eine dokumentierte Überprüfung des Blutzuckerspiegels durchführen.
- Behinderungsgrad von 50 Prozent bei einer Insulintherapie mit täglich **mindestens vier Insulininjektionen**, wobei die Insulindosis in Abhängigkeit vom aktuellen Blutzucker, der folgenden Mahlzeit und der körperlichen Belastung selbstständig variiert werden muss. Die Blutzuckermessungen und Insulindosen müssen dokumentiert sein.

Auf dem Schwerbehindertenausweis werden gegebenenfalls zusätzliche Merkzeichen eingetragen. Kinder erhalten Merkzeichen, die Erwachsene bei derselben Erkrankung nicht bekommen. Durch die Erhöhung des Lebensalters können Kindern und Jugendlichen diese Merkzeichen wieder entzogen werden, obwohl der Behinderungsgrad nicht heruntergesetzt wird.

Diabetes und besondere Situationen

Das ist wichtig, wenn die Kinder das 16. Lebensjahr vollenden. Bis dahin wird bei Typ-1 Diabetes das Merkzeichen H, für hilflos vergeben. Die Hilflosigkeit ergibt sich bei Kindern und Jugendlichen aus der nötigen Aufsichtsnotwendigkeit wegen Unterzuckerungsgefahr und der Einhaltung der Insulinbehandlung. Dieses Merkzeichen fällt mit dem 16. Lebensjahr weg, weil der Gesetzgeber mit diesem Alter die Selbständigkeit voraussetzt. Der Behinderungsgrad bleibt aber weiter bestehen.

Der Erstantrag für den Schwerbehindertenausweis ist nicht an eine Frist gebunden. Sie können also auch erst nach Entlassung aus dem Krankenhaus und nach reiflicher Überlegung entscheiden, ob Sie ihn beantragen möchten.

Schwerbehindertenausweis

Steuerfreibetrag

Unabhängig vom GdB können die Eltern einen steuerfreien Pauschalbetrag von jährlich 3 700,- € geltend machen, anstelle des Pauschalbetrages können die tatsächlichen Aufwendungen infolge der Behandlung als außergewöhnliche Belastung geltend gemacht werden, wenn dies steuerlich günstiger ist (bei höheren Aufwendungen). Die Aufwendungen müssen dann im Einzelnen durch Belege nachgewiesen werden. Der Pauschalbetrag wird immer für ein ganzes Kalenderjahr gewährt, er muss jährlich neu beim Finanzamt beantragt werden.

Erforderliche Unterlagen dazu sind der Schwerbehindertenausweis bzw. die Feststellungsurkunde, also die Diagnose.

Pflegepauschale

Sie können einen Pauschalbetrag von 924,- € für Pflegepersonen geltend machen. Voraussetzung ist, dass die Pflegeperson keine Einnahmen durch die Pflege erhält. Der Pflegepauschalbetrag ist ein Jahresbetrag. Haben die Voraussetzungen nicht während des ganzen Jahres vorgelegen, erfolgt keine Kürzung. Die Zuständigkeit ist beim Finanzamt. Erforderliche Unterlagen sind der Schwerbehindertenausweis bzw. der Feststellungsbescheid.

Haushaltshilfe

Ebenso kann man Aufwendungen für eine Haushaltshilfe von jährlich 924,- € absetzen. Für jeden vollen Kalendermonat, in dem die Voraussetzungen nicht vorgelegen haben, ermäßigt sich der Höchstbetrag von 924,- € im Jahr um je $1/12$.

Die Zuständigkeit liegt beim Finanzamt. Erforderliche Unterlagen sind der Schwerbehindertenausweis bzw. der Feststellungsbescheid sowie ein Nachweis über die geleisteten Arbeiten der Haushaltshilfe (Quittungen).

Kraftfahrzeugsteuerbefreiung von 100 Prozent

Das Fahrzeug, für das der behinderte Mensch eine Steuerbefreiung beantragt, muss auf seinen Namen zugelassen sein. Dies ist auch bei Minderjährigen möglich, aber: Das Auto muss ausschließlich für die Belange des behinderten Kindes eingesetzt werden.

Achtung! Keine Nutzung durch ein Elternteil für die Fahrten zwischen Wohnung und Arbeitsstätte. Auch wenn Güter oder entgeltlich Menschen befördert werden, erlischt die Steuerbefreiung. Die Zuständigkeit liegt beim Finanzamt. Die erforderlichen Unterlagen sind Schwerbehindertenausweis bzw. Feststellungsbescheid. Die 100-prozentige Kfz-Steuerbefreiung hat evtl. auch einen Nachlass bei der Kfz-Versicherung zur Folge. Sie können bei Ihrer Kfz-Versicherung nachfragen, ob sie einen Rabatt gewährt. Beim Neuwagenkauf gibt es bei einigen Automobilherstellern/Autohändlern einen Rabatt.

Freifahrt

Auf Anforderung übersendet das Versorgungsamt ein Beiblatt mit Wertmarke zur unentgeltlichen Beförderung. Gleichzeitig zur Freifahrt kann die Kfz-Steuerbefreiung beantragt werden.

In Baden-Württemberg können Eltern von einem behinderten Kind (unabhängig von der anerkannten Hilflosigkeit), für das sie Kindergeld erhalten den Landesfamilienpass beantragen, mit ihm können Familien die staatlichen Schlösser, Gärten und Museen kostenlos, bzw. zu einem ermäßigten Eintritt besuchen. Die Zuständigkeit liegt bei der Gemeinde des Wohnorts. Erforderliche Unterlagen: Schwerbehindertenausweis bzw. Feststellungsbescheid.

Ohne das Merkzeichen H bleiben Jugendlichen und Erwachsenen noch folgende Vorteile

- ab GdB 30: erhöhter Kündigungsschutz
- bei GdB 40 Steuerfreibetrag von 430,– € jährlich
- bei GdB 50 Steuerfreibetrag von 570,– € jährlich
- ab GdB 50 eine Woche Zusatzurlaub

Rückgabe des Schwerbehindertenausweises

Man kann eine einmal festgestellte Schwerbehinderung nicht dadurch wieder ablegen, indem man vergisst seinen Ausweis verlängern zu lassen. Der Ausweis kann auch nicht einfach zurückgegeben werden, da er an den tatsächlichen Gesundheitszustand gebunden ist, die Versorgungsbehörde stellt die eigentliche Behinderung nur noch fest und gibt den Ausweis aus, damit der Betroffene seine Schwerbehinderung nachweisen kann.

Die Behinderung besteht faktisch und rechtlich weiter, solange sich am Gesundheitszustand nichts ändert.

Der Betroffene kann aber einen Antrag auf Neufeststellung des GdB stellen, mit dem Ziel, einen GdB von 40 zu erhalten, dann liegt keine Schwerbehinderung mehr vor und der Ausweis wird eingezogen. Ebenso besteht die Möglichkeit, dem Amt gegenüber den Verzicht auf Leistungen nach dem Schwerbehindertenrecht zu erklären.

Vor- und Nachteile des Schwerbehindertenausweises

Kinder und Jugendliche mit Diabetes sind zwar in ihrer Leistungsfähigkeit nicht eingeschränkt, aber Behinderung bedeutet auch »Beeinträchtigung in der (altersmäßigen) Teilhabe am Leben in der Gesellschaft«. Familien in denen Kinder/Jugendliche an Diabetes erkrankt sind, wissen nur allzu gut um die Einschränkungen und Belastungen im Alltag durch die Diabetestherapie. Die Möglichkeiten, die der Schwerbehindertenausweis bietet, sollen hier einen Ausgleich für diese Nachteile darstellen. Die möglichen Vorteile durch den Schwerbehindertenausweis mit Diabetes betreffen die Bereiche: Steuer, Mobilität, Berufswahl und Arbeitsplatzsicherung. Ob ein Ausweis für ein an Diabetes erkranktes Kind ratsam ist oder nicht, muss jede Familie individuell für sich entscheiden. Vor- und Nachteile sollten gegeneinander abgewogen werden. So wird zum Beispiel der Steuerfreibetrag nicht vom Finanzamt ausbezahlt, sondern das zu versteuernde Einkommen gemindert, hat man kein oder nur wenig Einkommen bringt der Steuerfreibetrag nicht viel. Je jünger das Kind beim Antrag auf Schwerbehinderung ist, je länger kann es davon profitieren, desto älter die Kinder sind, desto mehr ist zu überlegen, ob der Schwerbehindertenausweis, nachdem ab dem 16. Lebensjahr das Merkzeichen H entfällt, überhaupt noch genügend Vorteile bringt. Es gibt Familien, die die Vorteile des Schwerbehindertenrechtes nutzen, aber auch Familien, die Angst haben ihr Kind damit zu belasten.

Pflegestufe

Der Medizinische Dienst der Krankenkassen (MdK) stellt auf Antrag die Pflegebedürftigkeit fest. Menschen mit Pflegestufe 1 (erheblich Pflegebedürftige) sind Personen, die bei der Körperpflege, der Ernährung oder der Mobilität für wenigstens zwei Verrichtungen aus einem oder mehreren Bereichen mindestens einmal täglich der Hilfe bedürfen und zusätzlich mehrfach in der Woche Hilfe bei der hauswirtschaftlichen Versorgung benötigen. Die Hilfe muss im Tagesdurchschnitt mindestens 90 Minuten in Anspruch nehmen, davon müssen mehr als 45 Minuten auf die Grundpflege entfallen.

Bei kranken oder behinderten Kindern wird der zusätzliche Pflegebedarf im Vergleich zu einem gesunden Kind gleichen Alters bewertet.

Bei einer Diabeteserkrankung liegen in der Regel die Voraussetzungen für eine Einstufung in die Pflegestufe nicht vor. Bei der Grundpflege fällt ein Mehrbedarf nur in der häuslichen Versorgung, beim Zubereiten und Bemessen der Nahrung an und kein krankheitsbedingter Mehrbedarf. Blutzuckerkontrollen und die Gabe von Insulin werden gar nicht berücksichtigt, sie fallen unter die Behandlungspflege.

Kommt aber zum Diabetes eine weitere Erkrankung dazu, können die Voraussetzungen für einen Pflegegeldanspruch erfüllt sein.

Führerschein

Die Eignung zur Teilhabe am Straßenverkehr ist in der Fahrerlaubnisverordnung (FeV) festgelegt.

Insulinpflichtige Diabetiker können einen Führerschein der Klassen A (Motorrad) und B (PKW bis 7,5 t), meist ohne Auflagen erwerben. Die Führerscheinklassen C (LKW-Klassen über 7,5 t) und D (Bus-Klassen) werden nur in Ausnahmefällen gewährt. Menschen mit Diabetes müssen dafür Sorge tragen, dass andere Verkehrsteilnehmer und sie selbst nicht gefährdet werden.

Führerscheinantrag

Wird im Führerscheinantrag nach Krankheiten gefragt, ist man zu wahrheitsgemäßen und vollständigen Angaben verpflichtet, da es sich um ein behördliches Verfahren handelt (im Gegensatz zum Bewerbungsverfahren). Wird eine Fahrerlaubnis auf der Basis unwahrer Angaben erteilt, kann das zu erhebliche Problemen führen, der Führerschein kann sogar aufgrund von unwahren Angaben wieder eingezogen werden. Wird in dem Antrag zur Fahrerlaubnis nicht nach Erkrankungen gefragt, sollte man dazu keine Angaben machen. Ihr Kind ist nicht dazu verpflichtet, unaufgefordert seine Diabetes-Erkrankung zu melden. Die Führerscheinbehörde hat das Recht ein ärztliches Gutachten über die Fahrtauglichkeit zu verlangen. Dies muss ein Arzt mit verkehrsmedizinischer Qualifikation erstellen, die Kosten für das Gutachten muss man selbst tragen.

Berufswahl

Die Berufswahl sollte sich wie bei allen Jugendlichen an Neigungen, Begabungen und Fähigkeiten des Jugendlichen orientieren. Grundsätzlich sind fast alle Berufe für Menschen mit Diabetes geeignet. Es sollte aber auf die Selbst- und Fremdgefährdung durch Hypoglykämie geachtet werden. Deshalb bleiben gewisse Einschränkungen bei der Berufswahl.

Als ungeeignete Berufe gelten: Berufskraftfahrer, Berufe mit Personenbeförderung, Berufe mit berufsmäßigem Schusswaffengebrauch, Berufe auf hoher See, Berufstaucher und Berufe mit Überwachungstätigkeiten.

Wechselnde Arbeitszeiten oder Schichtarbeit sind bei gut geschulten Menschen mit Diabetes kaum ein Problem, wie weit das sinnvoll ist, muss jeder für sich selbst entscheiden.

Bewerbungsverfahren

Fragen nach Erkrankungen sind im Bewerbungsverfahren nicht zulässig, deshalb muss auch der Diabetes im Bewerbungsgespräch nicht angegeben werden. Man darf sogar bewusst die Unwahrheit sagen. Auch die Frage nach einer Schwerbehinderung stellt eine Diskriminierung dar und muss nach neuester Rechtsauffassung nicht mehr wahrheitsgemäß beantwortet werden.

Studium

Behinderte und chronisch kranke Menschen können auf Antrag Erleichterungen beim Studium erhalten. Nachteilsausgleiche sind in manchen Prüfungsordnungen oder Hochschulgesetzen beschrieben, je nach Bundesland, oder liegen im Ermessen der jeweiligen Universität/Hochschule.

Versicherungen

In Versicherungsverträgen wird nach dem Gesundheitszustand bzw. Krankheiten oder Behinderungen gefragt, die Fragen müssen vollständig und wahrheitsgemäß beantwortet werden, sonst muss die Versicherung später nicht bezahlen.

Vor Versicherungsabschlüssen empfiehlt es sich, Angebote zu vergleichen oder sogar einen Versicherungsmakler zu beauftragen.

Private Krankenversicherung. Viele private Krankenversicherungen verlangen Risikozuschläge.

Gesetzliche Krankenversicherung. Keine gesetzliche Krankenversicherung kann Diabetiker ablehnen.

Zuzahlungen zur gesetzlichen Krankenversicherung

Chronisch Kranke müssen im Gesundheitssystem weniger zuzahlen als andere Patienten. Man kann bei der Krankenkasse beantragen, dass die Zuzahlungen auf höchstens ein Prozent des jährlichen Bruttoeinkommens begrenzt werden. Die Zuzahlungen werden als »Familienzuzahlungen« betrachtet, das heißt, es werden die Zuzahlungen des Versicherten mit den Zuzahlungen seiner Familienmitglieder, die im gemeinsamen Haushalt leben, zusammengerechnet. Überschreiten die Zuzahlungen ein Prozent des jährlichen Bruttoeinkommens einer Familie, kann man sich von Zuzahlungen befreien lassen. Die Zuzahlungsbefreiung gilt dann für die gesamte Familie. Die Zuständigkeit liegt bei Ihrer Krankenkasse. Erforderliche Unterlagen: Ärztliche Bescheinigung (Formular auf Zuzahlungsbefreiung der Krankenkasse), Zuzahlungsquittungen.

Dieser Überblick ist eine erste Information über soziale Hilfen. Zögern Sie nicht, sich an Ihr Diabetes-Team zu wenden um mehr Details zu erfahren. Bestimmt gibt es dort auch einen Sozialdienst, der Sie bei individuellen Fragen berät.

DIABETES UND BESONDERE SITUATIONEN

Diabetes jetzt und in der Zukunft

Vergleicht man die Situation der Kinder mit Diabetes weltweit, stehen den Kindern und Jugendlichen mit Diabetes in Deutschland alle anerkannten, modernen Behandlungsmethoden zur Verfügung. Fast alle Kinder werden mit einer intensivierten Insulintherapie behandelt. Ein großer Anteil, vor allem bei den Kleinkindern, verwendet eine Insulinpumpe. Selbst im Vergleich mit vielen anderen europäischen Ländern ist der Anteil mit einer intensivierten Insulintherapie und damit auch mit einer Insulinpumpentherapie bei uns sehr hoch. Diese intensive Behandlung von Beginn des Diabetes an bedeutet für alle Betroffene mehr Engagement und Anstrengungen im täglichen Umgang mit ihrem Diabetes. Aber es macht sich auch bezahlt: Die durchschnittlichen Langzeitergebnisse unserer Kinder und Jugendliche haben sich in den letzten zwei Jahrzehnten deutlich verbessert und können sich im europäischen Vergleich gut sehen lassen.

Nach wie vor nimmt die Anzahl der neu entdeckten Kinder und Jugendlichen mit Typ-1 Diabetes deutlich zu. Vor allem sind immer mehr sehr junge Kinder davon betroffen. Auch die Anzahl der Kinder und Jugendlichen mit Typ-2 Diabetes oder einer anderen, selteneren Diabetes-Form wird zunehmen, hoffentlich nicht in dem Ausmaß wie in anderen Ländern, zum Beispiel der USA. Um alle Kinder gut versorgen zu können, müssen in den nächsten Jahren gewaltige Anstrengungen von allen Seiten (Gesundheitsstrukturen, Krankenkassen, Selbsthilfe-Organisationen) unternommen werden. Auf jeden Fall muss die qualifizierte Betreuung unserer Kinder und Jugendlichen durch ein multiprofessionelles Diabetes-Team erhalten bleiben und an vielen Stellen weiter ausgebaut werden.

Kinder und Jugendliche sind heute insgesamt vielfältigen Anforderungen ausgesetzt. Durch den Diabetes und seiner anspruchsvollen Behandlung kann es zu psychosomatischen Belastungen kommen, die besonders die Lebensqualität beeinträchtigen. Hierfür müssen künftig mehr spezialisierte Einrichtungen und Stellen geschaffen werden.

Nach der Ursache des Typ-1 Diabetes wird weiterhin weltweit intensiv geforscht. Wir haben ihnen ja im Kapitel »Prävention« die Möglichkeiten auf den verschiedenen Ebenen ausführlich dargestellt, welche erforscht werden, um den Ausbruch des Diabetes zu verhindern oder dessen Verlauf abzumildern. Wahrscheinlich wird in Zukunft nach der Manifestation neben der Insulintherapie auch eine sogenannte immunmodulatorische Behandlung durchgeführt, um die Remissionsphase und damit eine gute Stoffwechseleinstellung so lange wie möglich zu erhalten.

Auch der »geschlossene Kreislauf oder Closed-Loop«, bestehend aus Insulinpumpe, kontinuierlicher Glucosemessung und computerisierter Steuerungseinheit, von manchen auch »künstlicher Pankreas« genannt, wird nicht nur nachts, sondern in einigen Jahren auch tagsüber und daheim zur Anwendung kommen. Dieses System wird sicherlich nicht für Alle die ideale Lösung für ihr Diabetes-Management sein. Ist man aber bereit, sich auf die Technik einzulassen, kann es ein weiterer Schritt zu mehr Unabhängigkeit, Freiheit und Verbesserung im Umgang mit seinem Diabetes sein.

Stammzellen erscheinen vielen Menschen als eine Wunderwaffe in der Behandlung verschiedenster Erkrankungen, auch des Diabetes. Der Ersatz der insulinproduzierenden Betazellen durch die Transplantation der gesamten Bauchspeicheldrüse oder der einzelnen Pankreasinseln ist vor allem für Patienten geeignet, die mit Insulin nicht ausreichend eingestellt werden können. Diese Verfahren kommen derzeit für Kinder und Jugendliche mit Typ-1 Diabetes noch nicht in Frage, da es zu wenige Spenderorgane und zu viele Risiken durch die notwendige Unterdrückung der Immunreaktion (Immunsuppression) gibt. Leider ist es auf diesem Gebiet auch schon zu einer Kommerzialisierung gekommen. Gegen viel Geld wird Heilung durch die Anwendung von noch ungeprüften, in kontrollierten Studien nicht getesteten Stammzell-Verfahren oder Eigenblutgaben versprochen. Aber es wird weiter auf diesem Gebiet intensiv geforscht. Durch die Herstellung von differenzierten Betazellen aus körpereigenen Stammzellen könnte eine individuelle, risikoarme Zelltherapie entwickelt werden, um die Autoimmunerkrankung Typ-1 Diabetes ursächlich und endgültig zu heilen.

Im Vergleich zur Entwicklung im medizintechnischen Bereich verläuft der Ausbau der psychosozialen Versorgung nicht so zügig. Vor allem nach der Entlassung aus dem Krankenhaus und bei Problemen im Verlauf des Diabetes sind immer noch viele Familien auf sich gestellt.

Die Integration der Kinder hängt oft mehr vom Engagement einzelner Betreuer, Lehrer oder Erzieher ab als vom gesicherten Anspruch auf Teilhabe am vorschulischen und schulischen Leben. Auch müssen wir uns künftig mehr anstrengen, Kinder und Jugendliche mit Diabetes und Migrationshintergrund bei der Behandlung zu unterstützen. Schließlich müssen wir darauf achten, dass Kinder und Jugendliche auch weiter von Kinderärzten und einem pädiatrisch-orientiertem Team behandelt werden. Deshalb ist darauf zu achten, dass die Kinderkliniken ihre diesbezüglichen Angebote trotz finanzieller Engpässe erhalten und ausbauen können.

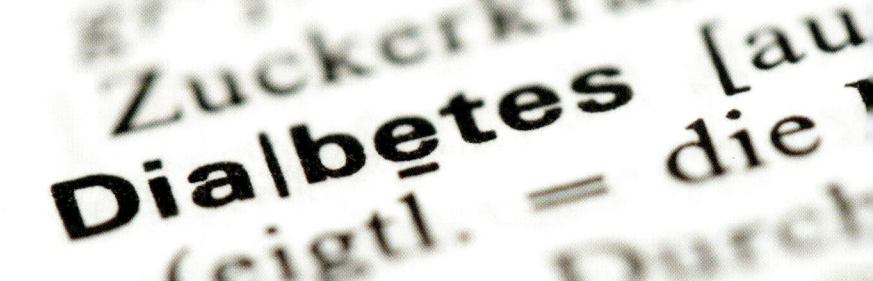

Nützliches

Hier finden Sie weiterführende Literatur, Links und eine alphabetische Auflistung der Stichwörter.

Anhang

Die nachfolgende Tabelle stellt die beiden Maßeinheiten für den Langzeitwert HbA1c im Verhältnis zu den mittleren Blutzuckerwerten gegenüber:

Blutzuckerwerte in mg/dl und mmol/l in Beziehung zu beiden HbA1c-Maßeinheiten und HbA1c.

mittlerer BZ in mg/dl	HbA1c-Wert in mmol/mol Hb	HbA1c-Wert in %	mittlerer BZ in mmol/l
29,3	14	3,4	1,8
35,1	16	3,6	2,1
40,9	17	3,7	2,3
46,7	19	3,9	2,7
52,4	21	4,1	3,1
58,2	22	4,2	3,2
64,0	25	4,4	3,6
69,8	26	4,5	3,7
75,6	28	4,7	4,1
81,4	30	4,9	4,4
87,2	31	5,0	4,7
93,0	33	5,2	5,0
98,8	36	5,4	5,4
104,6	37	5,5	5,6
110,4	39	5,7	5,9
116,1	40	5,8	6,0
122,0	42	6,0	6,4
127,7	44	6,2	6,8
133,5	45	6,3	7,0
139,3	48	6,5	7,3

NÜTZLICHES

mittlerer BZ in mg/dl	HbA1c-Wert in mmol/mol Hb	HbA1c-Wert in %	mittlerer BZ in mmol/l
145,1	50	6,7	7,7
150,9	51	6,8	7,9
156,7	53	7,0	8,2
162,5	54	7,1	8,4
168,3	56	7,3	8,8
174,1	58	7,5	9,1
179,8	60	7,6	9,3
185,6	62	7,8	9,7
191,4	64	8,0	10,0
197,2	65	8,1	10,2
203,0	67	8,3	10,5
208,8	68	8,4	10,7
214,6	70	8,6	11,1
220,4	73	8,8	11,4
226,2	74	8,9	11,6
232,0	76	9,1	12,0
237,7	78	9,3	12,3
243,5	79	9,4	12,5
249,3	81	9,6	12,9
255,1	83	9,7	13,0
260,9	85	9,9	13,4
266,7	87	10,1	13,8
272,5	88	10,2	13,9
278,3	90	10,4	14,3
284,1	92	10,6	14,7
289,9	93	10,7	14,8
295,7	96	10,9	15,2
301,4	97	11,0	15,4
307,2	99	11,2	15,8

mittlerer BZ in mg/dl	HbA1c-Wert in mmol/mol Hb	HbA1c-Wert in %	mittlerer BZ in mmol/l
313,0	101	11,4	16,1
318,8	102	11,5	16,3
324,6	104	11,7	16,7
330,4	105	11,8	16,8
336,2	108	12,0	17,1
342,0	110	12,2	17,5
347,8	111	12,3	17,7
353,6	113	12,5	18,1
359,4	115	12,7	18,4
365,1	116	12,8	18,6
370,9	119	13,0	19,0
376,7	120	13,1	19,1
382,5	122	13,3	19,5
388,3	124	13,5	19,9
394,1	125	13,6	20,0
405,7	127	13,8	20,4
408,2	130	14,0	20,8

Glossar

Acetonurie. Ausscheidung von Aceton und anderen Ketonkörpern, deshalb wird auch von Ketonurie gesprochen. Nachweisbar bei Infekten oder bei nicht ausreichend behandeltem Diabetes (schlechter Stoffwechseleinstellung), bei stoffwechselgesunden Kindern bei unstillbarem Erbrechen oder beim Fasten.

Acidose. Übersäuerung des Körpers durch Überschuss saurer Stoffwechselprodukte, zum Beispiel die Ketonkörper. Auch dann Ketoazidose genannt.

Adrenalin. Stresshormon, gebildet im Nebennierenmark, hebt den Blutzuckerspiegel an, wird auch beim Gesunden bei Krankheit oder Stress vermehrt ausgeschüttet.

Albuminurie (Mikroalbuminurie). Ausscheidung von Albumin, einem Eiweiß, im Urin. Kann auf eine Nierenbeteiligung durch den Diabetes hindeuten. Ist ein hervorragenden Suchtest für eine mögliche Mikroangiopathie an den Nieren.

Aminosäuren. Bausteine des Eiweiß.

Anorexia nervosa. Magersucht.

Auto-Antikörper. Antikörper, die gegen den eigenen Organismus gerichtet sind.

Autoimmunthyreoditis. Häufigste Begleiterkrankung bei Kindern und Jugendlichen mit Typ-1 Diabetes. Auftreten von Auto-Antikörpern gegen Schilddrüsengewebe.

Basis-Bolus-Konzept. Andere Bezeichnung für die intensivierte konventionelle Insulintherapie ICT. Kombination aus Basalinsulin mit schnell wirksamen Insulinanalog nach KHE/BE-Faktoren zu den Mahlzeiten.

Basalrate. Menge an Insulin, die für den Grundbedarf des Körpers ohne Nahrungszufuhr gebraucht wird. Sie macht je nach Alter des Kindes oder Jugendlichen 25 bis 45 Prozent der gesamten Insulin-Tagesmenge aus

Bauchspeicheldrüse (Pankreas). Drüsiges Organ von etwa 75 bis 150 g Gewicht, dient zu 98 Prozent der Verdauung, in den restlichen Zellen werden lebensnotwendige Hormone wie Insulin und Glucagon gebildet.

Beta-Zelle. Bestimmte Zellen der Langerhansschen Inselzellen in der Bauchspeicheldrüse, die das lebensnotwendige Hormon Insulin produzieren.

Blutzucker (BZ) Gehalt des Zuckers (= Glucose) im Blut. Kapillär, das heißt durch Stich zum Beispiel in die Fingerbeere, venös, das heißt durch Entnahme von Blut aus der Vene messbar.

Bolus. Insulingabe zum Essen oder zur Korrektur höherer Blutzuckerwerte.

Broteinheit (BE). Herkömmlicher Begriff für eine Berechnungseinheit oder Schätzgröße der Nahrung, bezieht sich auf die in einem Nahrungsmittel enthaltenen Kohlenhydrate. 1 BE entspricht 12 Gramm Kohlenhydraten.

Bulimie. Krankhafte Essattacken gefolgt von selbst herbeigeführtem Erbrechen.

Cortisol. Hormon, wird v. a. bei Stress ausgeschüttet und dient der Energiebereitstellung für den Körper in Belastungssituationen.

C-Peptid. Connecting peptid. Als Peptid wird eine Aneinanderreihung bestimmter Aminosäuren bezeichnet. Das C-Peptid verbindet die A-und B-Kette des Insulins, es dient als Maß für die Restaktivität des Pankreas.

CGM. Kontinuierliche Glukosemessung, engl. »continuous glucose monitoring«.

Closed-Loop. Synonym für »geschlossener Kreislauf« oder »künstlicher Pankreas«, bestehend aus Insulinpumpe, CGM und computergesteuertes System, welches unabhängig vom Patienten die Insulindosierung regelt.

CSII. Continuous subcutaneous insulin infusion (engl. Wort für Insulinpumpentherapie).

Dawn oder »Morgengrauen-Phänomen«. Anstieg der Blutzuckerwerte in den frühen Morgenstunden durch die Ausschüttung kontrainsulinärer Hormone, vor allem des Wachstumshormons. Dieses Phänomen tritt vor allem in der Pubertät, also in der Zeit des größten Längenwachstums und der stärksten hormonellen Veränderungen auf.

Diabetisches Koma. Lebensbedrohlicher Zustand infolge massiver Blutzucker-

GLOSSAR

erhöhung mit schwerster Ketoazidose.

Diabetes mellitus. Zuckerkrankheit. Das Wort Diabetes stammt aus dem Griechischen und bedeutet »Hindurchfließen«, das Wort mellitus ist lateinisch und heißt honigsüß. Chronische, unheilbare Stoffwechselstörung (Autoimmunerkrankung) durch Insulinmangel. Im englischen Sprachraum: insulin dependent diabetes mellitus = IDDM.

Diabetologie. Medizinische Fachrichtung, die sich mit der Behandlung und Erforschung der Zuckerkrankheit (Diabetes mellitus) beschäftigt.

Diagnose. Erkennen und Benennen einer Krankheit.

Dialyse. Nierenersatztherapie im Endstadium des Nierenversagens (Nephropathie).

Dosis. Menge eines Medikamentes verabreicht als Tabletten oder in einer Spritze.

DPV. Diabetes Patienten Verwaltungssystem: Spezialisiertes, computergesteuertes Dokumentationssystem für Kinder, Jugendliche und junge Erwachsene mit Diabetes, welches in der Pädiatrie (Kinderheilkunde) in Deutschland und Österreich nahezu flächendeckend eingesetzt wird.

Eiweiß. Aufbaustoffe aller Körpergewebe, setzen sich aus Aminosäuren, den Eiweißbausteinen zusammen.

Eiweiß = Protein. ist ein lebensnotwendiger Grundnährstoff, kommt vor in Fleisch, Fisch, Milch, Ei, Getreide und anderen pflanzlichen Stoffen.

1 g Eiweiß liefert 4,1 kcal an Energie.

Enuresis. Einnässen, meist nachts (nocturna = lat. nächtlich). Kommt mitunter in der Zeit unmittelbar vor der Diagnosestellung vor, wenn solche großen Urinmengen nachts anfallen, dass das Kind sie nicht mehr halten kann.

FPE-Einheit. Fett-Eiweiß-(Protein)-Einheit: 1 FPE = 100 kcal, das heißt Eine Fett-Protein-Einheit entspricht der Menge an Fett und Eiweiß, die 100 kcal liefern.

Fruktose. Fruchtzucker. Wird als Zuckeraustauschstoff verwendet, weil er weitgehend insulinunabhängig in der Leber verwertet wird.

Gentechnologie. Modernes Verfahren zur Herstellung von Insulin und Insulinanaloga.

Glucagon. In den Alpha-Zellen des Pankreas gebildetes Hormon, sozusagen der »Gegenspieler« des Insulins. Es setzt aus der Leber den dort gespeicherten Zucker frei. Wird deshalb als Notfall-Spritze eingesetzt bei einer schweren Unterzuckerung. Kann subkutan, intramuskulär und intravenös verabreicht werden.

Glukose. Traubenzucker.

Glukosevariabilität. Unterschiede zwischen den Blutzuckerwerten. Von einer hohen oder starken Glukosevariabilität spricht man, wenn die Blutzuckerwerte stark schwanken. Um eine gute Stoffwechseleinstellung zu erzielen, sollten die Schwankungen der Blutzuckerwerte möglichst gering

sein. Neben dem HbA1c gilt eine geringe Glukosevariabilität als weiterer wichtiger Faktor für die Langzeitprognose.

Glukosurie. Zuckerausscheidung im Harn. Gesunde scheiden keinen Zucker aus.

Glykogen. Speicherform des Zuckers in der Leber und Muskulatur.

Glykämischer Index. Hilfe zur Abschätzung der Wirkung von Nahrungsmitteln auf den Blutzuckerspiegel.

Hämoglobin. Roter Blutfarbstoff in den roten Blutkörperchen. Abkürzung: Hb.

HbA1c. Abkürzung für Hämoglobin A1c. »Verzuckerter« Anteil des roten Blutfarbstoffes. Zeigt die durchschnittliche Blutzuckerhöhe der letzten 2 Monate an und stellt somit einen hervorragenden Langzeitwert für die Stoffwechseleinstellung dar. Manche sprechen auch vom individuellen Blutzuckergedächtnis.

HLA-Typisierung. Untersuchung bestimmter Eigenschaften auf den weißen Blutkörperchen (HLA = Humane Leukozyten-Antigene). Bestimmte Veränderungen können die Entwicklung eines Diabetes begünstigen.

Hormone. Körpereigene Botenstoffe. Werden von bestimmten Drüsen produziert und direkt ins Blut abgegeben. Sie steuern unseren Körper.

Humaninsulin. Insulin, das in seiner Zusammensetzung dem menschlichen Insulin entspricht. Die Herstellung von Humaninsulin erfolgt

Glossar

heute ausschließlich biosynthetisch durch gentechnologische Verfahren.

Hyperglykämie. Überzuckerung, erhöhter Zuckergehalt im Blut.

Hypoglykämie. Unterzuckerung, stark herabgesetzter Zuckergehalt des Blutes.

Infektion. Entzündung im Körper.

Insulin. In den Beta-Zellen der Bauchspeicheldrüse gebildetes, lebensnotwendiges Hormon, senkt den Blutzucker. Besteht aus 51 Aminosäuren.

Insulinanaloga. Gentechnologisch veränderte Insuline, die so in der Natur nicht vorkommen. Durch Veränderung in der Abfolge der einzelnen Aminosäuren lässt sich die Wirkweise gegenüber dem natürlichen Insulin verändern.

Insulinantikörper. Gegen Insulin gerichtete, vom Körper produzierte Antikörper.

ICT. Intensivierte konventionelle Insulintherapie oder Mehrfachspritzentherapie.

I.E. Internationale Einheit. Dies ist die auf der ganzen Welt gültige Einheit für Insulin.

Intramuskulär. In den Muskel hinein; fehlerhafte Injektion des Insulins, kann zum Beispiel am Oberarm passieren, deshalb sollte nicht routinemäßig dort gespritzt werden.

Intravenös. In die Vene (Blutgefäß) hinein; schnellster Weg, den Blutzucker bei einer schweren Unterzuckerung anzuheben. In die Vene hinein über einen Perfusor wird auch das Insulin bei einer schweren Stoffwechselentgleisung (diabetischen Ketoazidose) gegeben.

Kapillär. Kleinste Blutgefäße betreffend. Blutentnahme am Finger, Ohrläppchen oder Handballen im Gegensatz zur »richtigen« venösen Blutentnahme.

Kardiovaskulär. Das Herz und Gefäßsystem betreffend.

Ketone, Ketonkörper. Abbaustoffe des Fettstoffwechsels. Da sie chemisch organische Säuren sind, kommt es bei massivem Anfall dieser Stoffe nicht nur zur Ketonurie, sondern schließlich zur Ketoazidose.

Ketonurie. Ausscheidung von Ketonkörpern im Urin.

Ketoazidose. Übersäuerung des Körpers durch Ketonkörper im Rahmen einer schweren Stoffwechselentgleisung. Sofortige Hilfe ist erforderlich.

Körpergewicht (KG). In der Regel wird der Tagesinsulinbedarf eines Kindes in IE = Insulineinheiten pro Kilogramm (kg) Körpergewicht (KG) pro Tag angegeben = IE/kg KG/Tag.

KHE. Berechnungseinheit der Kohlenhydrate zur besseren Abstimmung mit der Insulindosis. 1 KHE = 10 g Kohlenhydrate.

Kohlenhydrate (KH). Ein Hauptbestandteil unserer Nahrung: wichtiger Grundnährstoff und Kalorienlieferant, 1 g KH liefert die Energie von 4,1 Kilokalorien

Kontrainsulinär. Dem Insulin entgegenwirkend.

Langerhans-Inseln. Hormonproduzierende Zellinseln im Pankreas. Benannt nach einem Göttinger Studenten, der sie im letzten Jahrhundert zum ersten Mal beschrieb. Sie enthalten u. a. Alpha-Zellen, die Glucagon produzieren, und Beta-Zellen, in denen die Produktion des Insulins stattfindet.

Lanzette. Stechhilfe. Notwendig zum »Piksen« beim Messen des Blutzuckers.

Makroangiopathie. Veränderungen der großen Blutgefäße.

Manifestation. Auftreten der Diabetes-Erkrankung.

Mikroalbuminurie. Ausscheidung kleinster Eiweißmengen im Urin. Hinweis auf beginnende Nierenschädigung. Bestätigung des Befundes durch wiederholte Teste erforderlich.

Mikroaneurysmen. Typische Veränderungen der Netzhaut des Auges: kleine Aussackungen von Kapillaren der Netzhaut (s. auch Mikroangiopathie).

Mikroangiopathie. Veränderungen der kleinsten Gefäße (= Kapillaren). Die Netzhaut und die Nierenkörperchen sind besonders davon betroffen. Deshalb sind regelmäßige Untersuchungen des Augenhintergrundes und der Mikroalbuminurie erforderlich.

MODY-Diabetes. »Maturity onset of diabetes in the young«, engl. Abkürzung für angeborene, genetisch bedingte Störungen der Funktion der Beta-Zellen in der Bauchspeicheldrüse.

GLOSSAR

Nierenschwelle. Blutzuckerkonzentration, bis zu der die Niere den im Blut fließenden Zucker zurückhalten kann. Ab diesem Wert, der bei etwa 160 bis 180 mg% Blutzucker liegt, wird Zucker im Urin ausgeschieden.

Nykturie. Nächtlicher Harndrang, kommt bei hohen Blutzuckerwerten (Hyperglykämie) vor.

Pankreas. Bauchspeicheldrüse.

Pathophysiologisch. Die Lehre von den krankhaft veränderten Körperfunktionen sowie ihrer Entstehung und Entwicklung betreffend.

Perfusor. Gerät zur Verabreichung größerer Mengen an Medikamenten zum Beispiel Insulin in 50 ml Spritzen.

Phobie. Angstreaktion, die durch bestimmte Situationen (zum Beispiel Fahrstuhl, Brücke) oder durch bestimmte Ereignisse (Prüfung, Zahnarzt) hervorgerufen wird. Schon der Gedanke daran löst starke Ängste aus, die in keinem Verhältnis zu den wirklichen Gefahren stehen. Eine Phobie kann das Leben der Betroffenen deutlich einschränken. Die Behandlung erfolgt meist durch eine Verhaltenstherapie.

Polydipsie. Vermehrtes Trinken.

Polyurie. Vermehrtes Wasser lassen.

Proteinurie. Eiweißausscheidung im Harn.

Remissionsphase (»honeymoon period«). Zeitraum unmittelbar nach dem Auftreten der Diabetes-Erkrankung, in der die Insulindosis deutlich reduziert werden kann.

Resorption. Aufnahme.

Retina. Netzhaut des Auges.

Somogyi-Effekt. Anstieg der Blutzuckerwerte durch überschießende Gegenregulation nach stattgefundener Hypoglykämie, benannt nach dem Arzt Somogyi, der diese Beobachtung als erster gemacht hat.

Subkutan. Im Unterhautfettgewebe liegend, typischer Ort der Insulingabe.

Süßstoff. Chemische Stoffe mit hoher Süßkraft wie Saccharin, Cyclamat, Aspartam. Enthalten keine Kohlenhydrate, sind deshalb nicht anrechnungspflichtig.

Transplantation. Übertragung von Zellen, Gewebe oder Organen von einem Spender auf einen Empfänger.

Verzögerungsinsulin. Insulin mit verzögertem Wirkeintritt. Werden auch als NPH-Insuline bezeichnet.

Wachstumshormon. Steuert und stimuliert das Wachstum und erhöht den Blutzucker.

Zelle. Kleinste lebende Einheit jedes Organismus.

Zöliakie. Erkrankung des Dünndarms mit einer Überempfindlichkeit gegenüber Gluten (Gliadin). Gluten, oder auch Klebereiweiß genannt, ist in allen Getreidearten enthalten.

Zuckeraustauschstoffe. Zuckeraustauschstoffe sind süß schmeckende Kohlenhydrate, die insulinunabhängig verstoffwechselt werden, aber den Blutzuckerverlauf beeinflussen. Verwendet werden sie zur Geschmacksgebung in Kaugummis, Bonbons und zuckerreduzierten Lebensmitteln.

Links

www.arteficialprojekt.com

Offizielle Webseite der Forschungsgruppe »Juvenile Diabetes Research Foundation«, die sich das Ziel gesetzt hat, Forschungen im Diabetes-Bereich zu unterstützten. Ein Hauptanliegen ist die Weiterentwicklung des Closed-Loops, des »künstlichen Pankreas«.

www.bund-diabetischer-kinder.de

BdKJ. Schulung der an Diabetes mellitus erkrankten Kinder und Jugendlicher und Aufklärung und Information über den Diabetes.

www.childrenwithdiabetes.com

Internationale Internetseite zur Information und Erfahrungsaustausch für Kinder und Jugendliche.

www.das-zucker kranke-kind.de

Gemeinnützige Stiftung, fördert und ermöglicht wissenschaftliche Projekte zur Vorbeugung und Heilung von Diabetes bei Kindern.

www.diabetes-deutschland.de

Ausführliche Informationen zu allen Gebieten des Diabetes mit Experten, Stellungnahmen und Links.

www.diabetes-eltern-journal.de

Alles Wissenswerte für Eltern und Kindern mit Diabetes, herausgegeben von Prof. T. Danne und Frau Prof. K. Lange. Seit neuestem offizielles Organ der AGPD.

www.diabetes-kids.de

Private und größte virtuelle deutschsprachige Selbsthilfegruppe für Kinder und Jugendliche mit Diabetes mellitus und deren Eltern.

www.diabetes-kinder.de

Offizielle Internetseite der Arbeitsgemeinschaft für Pädiatrische Diabetologie (AGPD). Sie hat sich zur Aufgabe gemacht, die Verbesserung der Versorgung von Kindern und Jugendlichen mit Diabetes voranzutreiben. Sie vermittelt Wissen über den Diabetes mellitus und seine Behandlung sowie über alle damit zusammenhängenden medizinischen, pädagogischen, sozialen und psychologischen Probleme. Wissenschaftliche Tätigkeiten auf diesem Gebiet werden von der Arbeitsgemeinschaft unterstützt. Die AGPD ist verankert in der Deutschen Diabetes Gesellschaft (DDG) sowie in der Deutschen Gesellschaft für Kinderheilkunde und Jugendmedizin (DGKJ).

www.diabetes-sport.de

Webseite der Arbeitsgemeinschaft Diabetes & Sport der Deutschen Diabetes Gesellschaft DDG. Eines der Ziele dieser Arbeitsgemeinschaft ist es, für Typ-1 Diabetiker eine Anleitung und praktische Erfahrungen für den Umgang mit Insulin bei körperlicher Aktivität zu vermitteln.

www.diabetes-teens.net

Information und Erfahrungsaustausch vor allem für Jugendliche mit Diabetes.

www.diabetes-world.net

Informationen zu Diabetes.

www.diabetesDE.org

DiabetesDE ist die relativ neue gemeinsame Dach-Organisation von Ärzten, Wissenschaftlern, Beratern und Patienten. Ziel von DiabetesDE ist es, die zahlreichen Aktivitäten zu bündeln und gemeinsam wirkungsvoller einzusetzen.

www.diabetikerbund.de

Deutscher Diabetiker Bund e.V. ist die größte Selbsthilfeorganisation für Menschen mit Diabetes in Deutschland. In jedem Bundesland vertreten mit Jugendreferenten für Fragen rund um den Diabetes bei Kindern und Jugendlichen.

www.d-p-v.eu

Datenbank, in die fast alle deutschen und österreichischen Diabetes-Zentren für Kinder und Jugendliche ihre anonymisierten Behandlungsdaten eingeben.

www.dzg-online.de

Internetseite der Deutschen Zöliakie Gesellschaft (DZG). Bietet viele Hilfen und praktische Tipps für die Durchführung der glutenfreien Diät« bei zusätzlicher Zöliakie-Erkrankung an.

www.familienratgeber.de

Familienratgeber für Menschen mit Behinderungen und ihrer Familien.

www.idf.org
Internationale Diabetes Gesellschaft (International Diabetes Federation)

www.ispad.org
Internetseite der Internationalen Gesellschaft für Diabetes bei Kindern und Jugendlichen (International Society for Pediatric and Adolescent Diabetes)

www.runsweet.com
Internationale Informationen über Sport und Diabetes, insbesondere auch gute Informationen für Leistungssportler

www.stiftung-dianino.de
Hilft betroffenen Kindern und Jugendlichen und ihren Eltern in schwierigen Lebenssituationen.

www.sweet-project.eu
Genaue Angaben über die Behandlung von Kindern und Jugendlichen mit Diabetes in Europa

Literatur

Allgemein

Diagnostik, Therapie und Verlaufskontrolle des Diabetes mellitus im Kindes- und Jugendalter. Leitlinien der Arbeitsgemeinschaft für Pädiatrische Diabetologie (AGPD) und der Deutschen Diabetes-Gesellschaft (DDG), 2009

Global IDF/ISPAD Guideline for Diabetes in Childhood and Adolescence 2011

KiGGS-Studie: Studie zur Gesundheit von Kindern und Jugendlichen in Deutschland. Robert Koch-Institut

Kirchheim-Verlag, Mainz: Dt. Gesundheitsbericht Diabetes 2012.

Kompendium pädiatrische Diabetologie. Hrsg.: Hürter, Kordonouri, Lange, Danne. Springer-Verlag 2007

Kapitel Diabetes bei Kindern und Jugendlichen

Betschart-Roemer, J.: Diabetes? Packen wir's an. Hirzel Verlag, 5. Auflage 2009.

DIARY Epidemiologische Langzeituntersuchung für Baden-Württemberg. Leitung: S. Ehehalt und A. Neu, Universitäts-Kinderklinik Tübingen

Fallzahl nach Altersgruppe: Ehehalt S, Dietz K, Willasch AM, Neu A; Baden-Württemberg Diabetes Incidence Registry (DIARY) Group. Epidemiological perspectives on type 1 diabetes in childhood and adolescence in Germany: 20 years of the Baden-Württemberg Diabetes Incidence Registry (DIARY). Diabetes Care. 2010 Feb;33(2):338-40.

Inzidenzrate nach Jahren: Ehehalt S, Dietz K, Willasch AM, Neu A; for the DIARY-Group Baden-Württemberg. Prediction model for the incidence and prevalence of type 1 diabetes in childhood and adolescence: evidence for a cohort-dependent increase within the next two decades in Germany. Pediatr Diabetes. 2011.

Kapitel Diabetes und Ernährung

Alexy, Claussen, Kersting; Die Ernährungspyramide des FKE für Kinder; Umschau 2008.

Alexy, Claussen, Kersting; Die optimierte Mischkost; Kinderernährung aktuell; Umschau 2009.

Kalorien mundgerecht, 14. Auflage, Umschau Buchverlag 2010.

Kasper; Ernährungsmedizin und Diätetik; Urban & Fischer; 10. Auflage 2008.

Kersting; Kinderernährung aktuell; Ernährungsumschau, 2009.

Reinehr, Kersting, van Teeffelen-Heithoff; Widhalm; Pädiatrische Ernährungsmedizin; Schattauer 2012.

Unilever Deutschland; Nutrition Letter; Ausgabe 15 Herbst 2011.

SERVICE

Liebe Leserin, lieber Leser,

hat Ihnen dieses Buch weitergeholfen? Für Anregungen, Kritik, aber auch für Lob sind wir offen. So können wir in Zukunft noch besser auf Ihre Wünsche eingehen. Schreiben Sie uns, denn Ihre Meinung zählt!

Ihr TRIAS Verlag
E-Mail-Leserservice: heike.schmid@medizinverlage.de
Lektorat TRIAS Verlag, Postfach 30 05 04, 70445 Stuttgart, Fax: 0711-8931-748

Register

A
Abendessen 90, 113, 114, 115
Aceton 126
– Ausatemluft 35, 182
– Urin 126, 158, 180, 182, 244, 262
Adipositas.
  Siehe Übergewicht
Adrenalin 26, 154, 155, 158, 262
Albumin 50, 204, 205, 262
Alkohol 121, 136, 156, 161
Angst 66, 210, 229, 230, 234, 252
Antidiabetika
– oral 32, 96, 97
Anzeichenmännchen 166
Auto-Antikörper 31, 33, 34, 41, 198, 199, 200, 201, 262
Auto (Kfz) 172, 251

B
Ballaststoffe 108
Basalinsulin.
  Siehe Verzögerungsinsulin (NPH)
Basalrate 158, 174, 183, 237, 241, 245, 262
– temporär 90, 183, 238
Basis-Bolus-Konzept 48, 80, 82, 99, 262
Bauchspeicheldrüse 23, 24, 27, 30, 32, 33, 77, 96, 160, 262, 264, 265
Belastung
– seelisch 20, 209
Beruf 145, 254
Beta-Zelle 25, 31, 33, 40, 77, 262, 264
Bewusstlosigkeit 155, 160, 181, 182, 220
Blutdruck 184, 203, 205, 206, 208, 237
Blutfett 105, 208
Blutzucker
– Abfall 156, 158, 236
– Anstieg 26, 81, 82, 88, 108, 112, 113, 114, 238, 262
Blutzuckerkontrolle.
  Siehe Blutzuckertests
Blutzuckertests 66, 127, 189, 193, 237
Bolus 174
Bolusarten 88
Broteinheit (BE) 82, 111, 112, 159, 160, 161, 193, 224, 237, 262

C
Cholesterin 104, 208
Closed-Loop. Siehe Glukosemessung, kontinuierlich (CGM)
Cortisol 26, 201, 262
C-Peptid 27, 262
Cystische Fibrose 33

D
Dawn-Phänomen 81, 84, 87, 95, 127, 135, 262
Diabetes
– insipidus 34
Diabetes mellitus 23, 27, 263
– Anzeichen 35, 36
– Diagnose 126, 218
– Ernährung 100, 113
– Geschichte 23
– Pubertät 134
– Typ 1 30, 36, 79, 198
– Typ 2 31, 32
– Typ 3 32
Diabetes Patienten Verwaltungssystem (DPV) 40, 131, 263
Diabetes-Schulung 149, 171
Diabetes-Team 18, 19, 20, 57, 66, 70, 73, 78, 89, 92, 98, 122, 128, 132, 136, 140, 145, 149, 158, 182, 184, 185, 194, 208, 210, 212, 214, 216, 217, 218, 221, 225, 239, 241, 247, 255
Diabetischer Fuß 206
Diät, Diabetes mellitus.
  Siehe Diabetes-Diät
Doppelter Diabetes (Double-Diabetes) 97
Down-Syndrom 34

E
Einnässen, Enuresis noctura 35, 263
Einstichstelle 58
– bevorzugte 194
Eiweiß 26, 27, 29, 49, 88, 102, 106, 113, 114, 126, 130, 262, 263
Erbrechen 126, 156, 161, 182, 184, 200, 227, 262
Erkrankungen
– am Auge 202
– der Niere 97, 202
– des Nervensystems 206
– des Stoffwechsels 208, 243

F
Fieber 91, 180, 181, 182, 184, 205
Folgeerkrankungen.
  Siehe Erkrankungen
FPE-Einheit 88, 103, 114, 263
Freifahrt 251
Fruktose 105, 263
Führerschein 253
Fuß, diabetischer.
  Siehe Diabetischer Fuß

G
Gefäßveränderungen 202, 207, 208, 264
Gestationsdiabetes 32
Glossar 262
Glucagon 25, 26, 33, 158, 160, 180, 236, 262, 263, 264
Glucagonspritze 160, 161, 220, 240
Glukose 26, 105, 114, 160, 236, 263
– Mangel 154, 155
Glukosemessung, kontinuierlich (CGM) 93, 94, 95, 153, 157, 262
Glutenunverträglichkeit 199, 200, 201, 265
Glykämischer Index 113, 263

Register

Grad der Behinderung (GdB) 249

H
Hämoglobin 130, 131, 263
HbA1c 20, 125, 130, 131, 135, 157, 199, 244, 259, 263
HbA1c-Wert 148, 149
Hilfe
– Haushalt 250
– sozial 249
Hormon 26, 34, 81, 127, 132, 134, 135, 154, 160, 173, 180, 198, 199, 236, 242, 263
Hyperglykämie 33, 47, 90, 94, 96, 102, 126, 179, 180, 181, 183, 184, 206, 208, 243, 264, 265
Hypo-Box 193, 222
Hypoglykämie 27, 90, 94, 95, 127, 130, 152, 153, 154, 155, 156, 157, 158, 159, 162, 168, 169, 170, 172, 173, 174, 176, 177, 190, 194, 199, 200, 210, 217, 219, 220, 221, 223, 224, 226, 238, 243, 249, 254, 264, 265
– Angst 174
– Anzeichen 154, 163, 164, 166, 167
Hypoglykämie-Wahrnehmungs-Training 171, 175, 176, 177

I
Infektion. Siehe Virusinfektion
Injektionsstelle. Siehe Einstichstelle
Insulin 23, 25, 26, 27, 30, 33, 35, 43, 45, 46, 47, 49, 50, 51, 52, 53, 55, 58, 59, 67, 80, 85, 87, 91, 92, 114, 116, 126, 129, 135, 158, 181, 185, 188, 216, 236, 244, 264
– Aufziehen, richtiges 53
– Konzentration 51, 52, 240
– Lagerung 53
– Mischen, richtiges 49, 50, 82, 109

– Verzögerungsinsulin NPH 47, 49, 50, 53, 55, 81, 82, 182, 238, 265
Insulinanaloga 45
– lang wirksam 46, 47, 49, 50, 55, 81, 82, 83, 84, 99, 182, 238
– schnell wirksam 46, 47, 48, 49, 50, 51, 58, 59, 80, 82, 83, 84, 86, 99, 116, 262
Insulinbolus 81, 87, 99, 181, 188
Insulindosis 46, 55, 58, 77, 82, 96, 111, 114, 116, 129, 135, 138, 144, 156, 182, 195, 237, 238, 240, 244, 249, 264, 265
Insulinmangel 26, 30, 31, 35, 36, 77, 180, 238, 242, 263
Insulinpen. Siehe Pen
Insulinpumpe 52, 64, 65, 82, 84, 85, 88, 93, 95, 96, 116, 188, 193, 211, 216, 219, 223, 226, 237, 238, 262
– Patch-Pumpe 85
Insulinpumpentherapie 79, 84, 89, 98, 188
Insulinresistenz 32, 135
Insulintherapie
– Anpassung 62, 90, 135, 181, 237, 241
Insulintherapie, intensiviert konventionell (ICT) 80, 262, 264
Insulintherapie, konventionell (CT) 79, 98

J
Jugendlicher 19, 20, 27, 30, 32, 37, 81, 83, 99, 121, 128, 132, 134, 135, 138, 139, 140, 142, 143, 144, 145, 146, 147, 171, 174, 185, 195, 196, 206, 209, 210, 211, 221, 239, 247, 254

K
Katheter. Siehe Pumpenkatheter
Ketchup 109, 118, 123

Ketoazidose 18, 34, 47, 48, 92, 126, 182, 183, 184, 238, 239, 262, 263, 264
Keton. Siehe Ketonkörper
Ketonkörper 34, 126, 184, 264
Kindergarten 115, 187, 191, 216, 217
Kleinkind 157, 163, 188, 189, 190
Kohlenhydrate 105, 107, 109, 111, 116, 122, 157, 159, 183, 190, 191, 222, 262, 264
Kohlenhydrateinheit-Faktor (KHE-Faktor) 82, 90, 95, 129, 195, 238, 262, 264
Kohlenhydrateinheit (KHE) 82, 87, 114, 115, 118, 119, 156, 159, 161, 183, 193, 219
Kohlenhydrateinheit-Menge (KHE-Menge) 132, 193, 223
Koma
– diabetisches 36, 159, 181, 183, 184, 262
Koronare Herzkrankheit (KHK) 207
Körpergewicht 43, 48, 55, 110, 132, 135, 264
Körpergröße 132
Kortison 34
Krampfanfall 153, 155, 160, 194, 201
Krankenhaus
– Aufenthalt 18, 19, 43, 65, 117, 218, 230
– Entlassung 228, 250

L
Langerhans-Insel 24, 27, 30, 264
Lanzette 127, 128, 264
Links 266

M
Magen-Darm-Infekt 111, 183, 206
Mahlzeiten 80, 82, 85, 87, 95, 96, 98, 99, 103, 112, 119, 120, 129, 188, 190, 225, 241

- Abendessen 90, 113, 114, 115
- Frühstück 85, 113, 114, 115, 239
- Mittagessen 90, 114, 115, 223
- Spätmahlzeit 81, 114, 115
- Zwischenmahlzeit 85, 90, 192, 193, 222, 227

Makroangiopathie. Siehe Gefäßveränderungen
Metformin 96, 97
Mikroalbuminurie 204, 205, 262, 264
Mineralstoff 102, 112, 123
Mittelmeerblutarmut 32
MODY-Diabetes 33, 34, 40, 264
Müdigkeit 126, 155, 158, 182, 199, 201, 226
Mukoviszidose 33. Siehe Erkrankungen des Stoffwechsels

N
Nephropathie. Siehe Erkrankungen der Niere
Neuropathie. Siehe Erkrankungen des Nervensystems
Nierenschwelle 35, 125, 265
Normalinsulin 47, 48, 49, 52, 53, 55, 59, 80, 82, 157
Notfall 27, 52, 160, 162, 182, 184, 190, 220, 244, 263

O
Operation 242, 243, 244, 246
Overprotection 146

P
Pankreas. Siehe Bauchspeicheldrüse
Pen 45, 50, 51, 57, 180

Pflegepauschale 250
Polydispsie 97
Polyurie 35, 97, 265
Pubertät 171
Pumpenkatheter 45, 60, 62, 91, 92, 189, 194, 238
Pumpentherapie 48, 51, 83. Siehe Insulinpumpentherapie

R
Rauchen 136, 143, 202, 205, 206, 208
Reisen. Siehe Urlaub
Remission 31, 43
Retinopathie. Siehe Erkrankungen am Auge
Routineuntersuchung 197, 198

S
Schilddrüse 112, 132, 198, 199, 262
Schule 65, 82, 114, 121, 128, 187, 192, 193, 195, 210, 218, 220, 222, 223, 224, 226
Schulkind 73, 99, 118, 120, 128, 169, 192, 193, 194, 222
Schwerbehindertenausweis 250, 251, 252
Skifahren 239
Somogyi-Effekt 127, 265
SOS-Anhänger 162
Sport 46, 91, 96, 118, 156, 161, 170, 193, 223, 226, 236, 237, 238, 266
Spritzenangst 63, 64, 68, 70, 74
Spritz-Ess-Abstand 47, 59, 80, 87
Spurenelement 102, 112
Steuerfreibetrag 250, 251, 252
Stevia. Siehe Süßungsmittel

Stoffwechselstörungen. Siehe Erkrankungen des Stoffwechsels
Süßigkeit 42, 69, 112, 115, 118, 122, 193, 194
Süßungsmittel 109
- Stevia 110
- Süßstoffe 109
- Zuckeraustauschstoffe 110

T
Thalassämie. Siehe Mittelmeerblutarmut
Turbo-Insulin. Siehe Insulinanaloga, schnell wirksam

U
U-40 Insulin 51, 52, 53, 54, 55
U-100 Insulin 51, 52, 55, 56, 58
Übergewicht 32, 40, 97, 132
Überzuckerung. Siehe Hyperglykämie
Unterzuckerung. Siehe Hypoglykämie
Urlaub 57, 129, 240

V
Vererbung 40
Virusinfektion 31, 126
Vitamin 41, 102, 112, 113, 123
Vorschulkind 167

W
Wachstum 26, 81, 120, 132, 134, 140, 180, 236, 265
Wolfram-Syndrom 34

Z
Zöliakie. Siehe Glutenunverträglichkeit
Zuckeraustauschstoffe. Siehe Süßungsmittel

IMPRESSUM

**Bibliografische Information
der Deutschen Nationalbibliothek**
Die Deutsche Nationalbibliothek verzeichnet diese Publikation in der Deutschen Nationalbibliografie; detaillierte bibliografische Daten sind im Internet über http://dnb.d-nb.de abrufbar.

Programmplanung, Redaktion und Bildredaktion:
Kerstin Schmenger

Umschlaggestaltung und Layout:
CYCLUS Visuelle Kommunikation, Stuttgart

Umschlagfoto vorn: corbis
Umschlagfoto hinten: corbis
Fotos im Innenteil:
aid infodienst, Idee: S. Mannhardt: S. 101; dpa picture alliance: S. 125 (Urintest); fotolia_klickerminth: S. 37 (Aufmacher 3); fotolia_mbt studio: S. 197 (Aufmacher Diab und Folgen); fotolia_somenski: S. 152 (Aufmacher Hypoglykämie); fotolia_tuja66: S. 123 (Ketchup); Image State: S. 186 (Aufmacher Diab. Schulung) S. 235 (Aufmacher bes. Situationen); Kirchheim-Verlag, Mainz. Dt. Gesundheitsbericht Diabetes 2012: S. 80, 136; Novo Nordisk Pharma GmbH 2011: S. 161; PhotoAlto: S. 15, 22, 44 (Aufmacher Beh. u. Therapief.), 179 (Aufmacher Hyperglykämie), 203, 215 (Aufmacher Diab. im Alltag); Pixland: S. 133 (Aufmacher Pubertät); Thieme Verlagsgruppe Michael Zimmermann: S. 258 (Aufmacher Nützliches); westend 61: S. 100 (Aufmacher Ernährung); westend 61/F1 online: S. 124 (Aufmacher Selbstkontrolle)

Die abgebildeten Personen haben in keiner Weise etwas mit der Krankheit zu tun.

Alle Zeichnungen: Heike Hübner, Berlin

1. Auflage 2002
2. vollständig überarbeitete Auflage

© 2012 TRIAS Verlag in MVS Medizinverlage
Stuttgart GmbH & Co. KG
Oswald-Hesse-Straße 50, 70469 Stuttgart

Printed in Germany

Satz und Repro: Fotosatz Buck,
84036 Kumhausen
gesetzt in: Adobe InDesign CS5
Druck: AZ Druck und Datentechnik GmbH,
87437 Kempten

Gedruckt auf chlorfrei gebleichtem Papier

ISBN 978-3-8304-6633-8   1 2 3 4 5 6

Wichtiger Hinweis: Wie jede Wissenschaft ist die Medizin ständigen Entwicklungen unterworfen. Forschung und klinische Erfahrung erweitern unsere Erkenntnisse, insbesondere was Behandlung und medikamentöse Therapie anbelangt. Soweit in diesem Werk eine Dosierung oder eine Applikation erwähnt wird oder Ratschläge und Empfehlungen gegeben werden, darf der Leser zwar darauf vertrauen, dass Autoren, Herausgeber und Verlag große Sorgfalt darauf verwandt haben, dass diese Angaben dem Wissensstand bei Fertigstellung des Werkes entsprechen, jedoch kann eine Garantie nicht übernommen werden. Eine Haftung des Autors, des Verlags oder seiner Beauftragten für Personen-, Sach- oder Vermögensschäden ist ausgeschlossen.

Geschützte Warennamen (Warenzeichen) werden nicht besonders kenntlich gemacht. Aus dem Fehlen eines solchen Hinweises kann also nicht geschlossen werden, dass es sich um einen freien Warennamen handelt.

Das Werk, einschließlich aller seiner Teile, ist urheberrechtlich geschützt. Jede Verwertung außerhalb der engen Grenzen des Urheberrechtsgesetzes ist ohne Zustimmung des Verlags unzulässig und strafbar. Das gilt insbesondere für Vervielfältigungen, Übersetzungen, Mikroverfilmungen und die Einspeicherung und Verarbeitung in elektronischen Systemen.